AI 신약개발 첫걸음:
이론부터 응용까지

AI 신약개발 첫걸음:
이론부터 응용까지

김우연·한국제약바이오협회 AI신약연구원 지음

First Steps in AI-Based Drug Discovery:
From Theory to Application

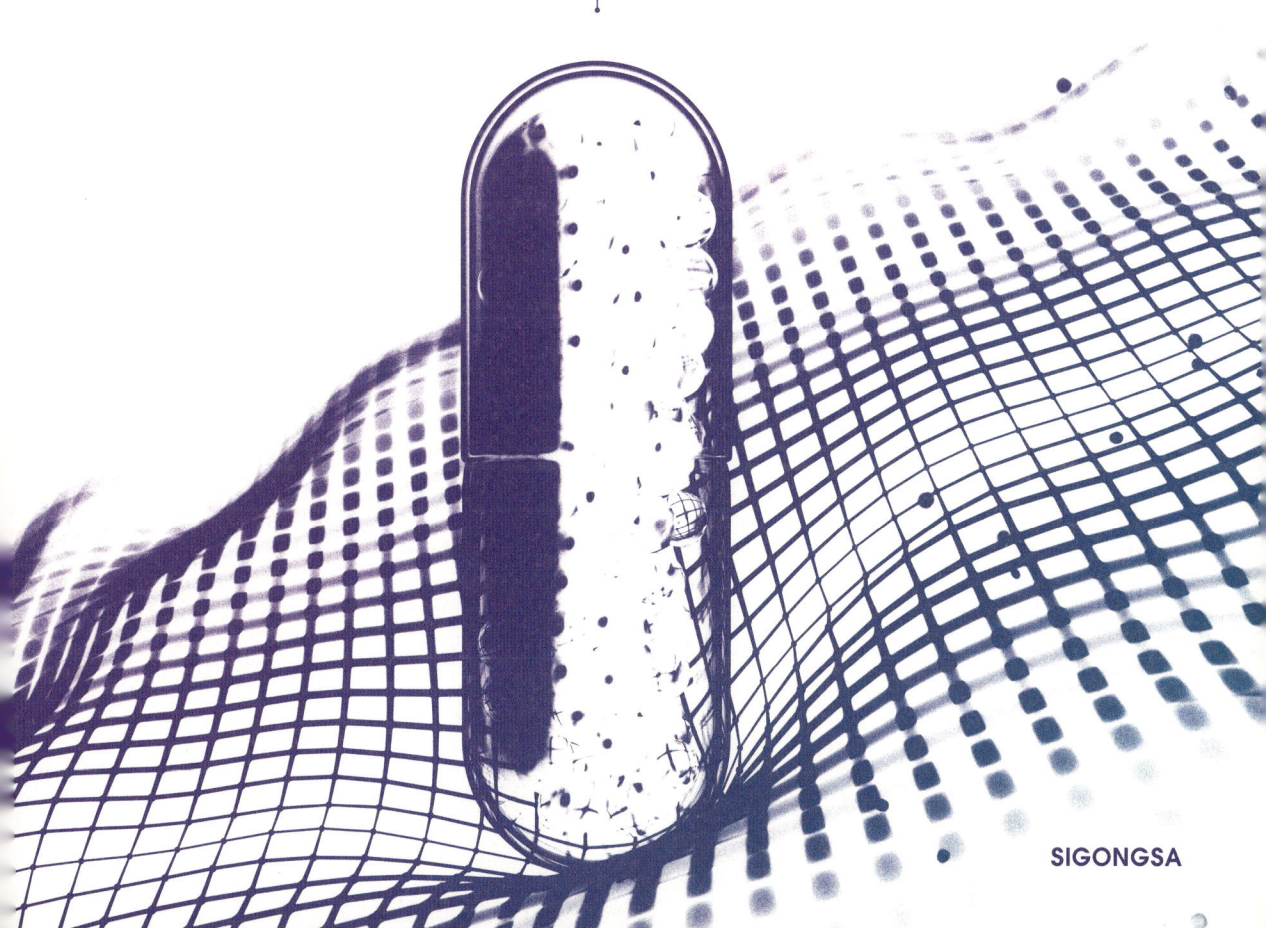

SIGONGSA

책을 펴내며

제약바이오산업은 오랜 세월 과학적 성취를 바탕으로 인류의 건강과 삶의 질을 향상시켜온 핵심 분야입니다. 그러나 신약 한 건을 개발하는 과정에는 여전히 오랜 시간과 막대한 비용, 그리고 수많은 실패의 위험이 뒤따르고 있습니다. 이는 우리가 반드시 해결해야 할 과제입니다.

오늘날 이러한 한계를 극복하기 위한 열쇠로 인공지능이 주목받고 있습니다. AI는 방대한 데이터를 기반으로 기존의 연구 방식만으로는 발견하기 어려운 패턴을 찾아내고, 새로운 후보물질을 제시하며, 신약개발 과정의 속도와 효율을 높이고 있습니다. 이미 세계 각국에서는 AI를 활용한 신약개발이 실질적인 성과를 내며 산업 경쟁력을 좌우하는 핵심 요소로 자리 잡고 있습니다.

이러한 흐름 속에서 출간된 『AI 신약개발 첫걸음』은 AI를 통해 한 단계 도약하는 데 든든한 밑거름이 될 것으로 기대합니다. 신약개발의 기본 개념부터 최신 AI 기법의 실제 적용까지 폭넓게 다루며, 학생과 연구자, 산업계 종사자 모두에게 든든한 가이드가 될 것입니다. 특히 이론부터 응용을 균형 있게 담아내어 학문적 이해와 산업 현장의 실천을 유기적으로 연결해 준다는 점에서 그 가치가 더욱 크다고 생각합니다.

끝으로, 과거 AI신약개발지원센터의 센터장으로 AI 신약개발 생태계 조성에 기여하시고, 이 책의 집필을 주도하신 김우연 교수님께 깊은 감사의 뜻을 표합니다. 아울러 협회의 AI신약연구원은 온·오프라인 교육과 AI 신약개발 경진대회 등을 통해 교육·홍보·협력의 저변을 꾸준히 확장해 왔습니다. 이번 출간은 이러한 노력의 뜻깊은 결실입니다. 한국제약바이오협회는 앞으로도 교육, 데이터, 인프라, 협력 네트워크를 기반으로 AI 신약개발 생태계의 활성화를 위해 최선을 다하겠습니다. 이 책이 더 많은 인재들에게 영감을 주고, 우리나라 제약바이오산업이 첨단 전략사업으로 도약하는 데 중요한 밑거름이 되기를 진심으로 기대합니다.

노연홍 한국제약바이오협회 회장

AI 기술은 제약바이오산업의 혁신 동력이 되고 있습니다. 산업 경쟁력은 단일 조직의 역량을 넘어 신뢰할 수 있는 데이터의 축적과 안전한 활용, 표준과 거버넌스, 이를 운용할 인재와 체계가 함께 갖춰질 때 비로소 강화됩니다. 한국제약바이오협회 AI신약연구원은 이러한 관점에서 산·학·연·병·정이 연결되는 허브를 지향하며, 디지털 융합 연구를 수행하고 보건복지부와 한국보건산업진흥원의 지원 아래 인공지능(AI) 활용 신약개발 교육 및 홍보 사업을 지속적으로 발전시켜 왔습니다.

본 교재는 산업 현장의 기술적 수요를 반영하여 편찬하였으며, 현장의 실무와 교육을 잇는 실질적인 안내를 담았습니다. 신약개발의 핵심 개념에서 출발해 생성형 AI 기술과 향후 전망까지 연결된 맥락으로 정리하여, 다양한 배경의 독자들이 학습을 진행하면서 용어와 개념을 자연스럽게 이해할 수 있도록 구성하였습니다. 이 교재가 입문 단계에서 개념 정리의 우선순위화와 학습 내용의 확장에 이정표 역할을 할 것으로 기대합니다.

집필을 이끄신 김우연 교수님은 학계에서의 이론 연구와 산업 현장의 경험을 함께 갖춘 연구자로, 축적된 학문적 토대 위에 기업 활동에서 얻은 통찰이 더해져, 교재에는 이론과 실제가 균형 있게 다루어져 있습니다. 과장된 수사보다 검증 가능한 방법과 기술 적용의 맥락을 중시하는 접근법은 현장의 실행 가능성을 높이는 데 기여합니다.

AI신약연구원은 앞으로도 교육 사업을 확장하고, 다양한 협력 모델을 지원하며, 데이터 거버넌스와 표준 마련, 정책 연구, 네트워크 활성화 및 포럼 운영 등을 통해 제약·바이오산업의 AI 신약개발 생태계가 활성화될 수 있도록 뒷받침하겠습니다. 본 교재가 입문자들에게는 출발선의 이정표가 되고, 조직에는 역량을 점검하는 기준서로 활용되기를 기대합니다. 이는 우리 산업이 한 단계 더 도약하기 위한 공동의 기반을 다지는 일과 직결됩니다.

표준희 한국제약바이오협회 AI신약연구원 원장

머리말

인류는 오랜 시간 동안 질병과의 싸움을 계속해 왔습니다. 그 싸움의 가장 강력한 무기 중 하나는 바로 '신약'입니다. 20세기 후반부터 과학의 발전에 힘입어 신약개발 연구는 괄목할 만한 성과를 이루었습니다. 천연물에서 유래된 약물 개발에서 벗어나 표적항암제, 면역항암제, 항체-약물 접합체, 표적단백질 분해약물 등 혁신적인 기술들이 등장했습니다. 하지만 하나의 신약이 탄생하기까지는 여전히 평균 10년이 넘는 시간과 수조 원에 달하는 천문학적인 비용이 소요됩니다. 후보물질 탐색부터 임상시험에 이르기까지, 이 길고 험난한 과정에서 수많은 실패의 가능성을 극복하기 위해 기존 연구 방식에만 의존하기에는 한계가 있습니다. 만약 새로운 기술을 통해 이 과정을 더 빠르고, 더 정확하며, 더 효율적으로 만들 수 있다면 어떨까요?

바로 이 질문에 대한 가장 유력한 해답으로 '인공지능(AI)'이 주목받고 있습니다. AI는 방대한 데이터를 학습하여 인간이 미처 발견하지 못했던 패턴을 찾아내고, 새로운 후보물질을 설계하며, 약물의 효능과 독성을 예측합니다. 이처럼 AI 기술은 전통적인 신약개발의 패러다임을 뿌리부터 바꾸며 새로운 가능성의 시대를 열고 있습니다. 2024년 노벨화학상이 그 대표적인 증거입니다. AI는 지난 반세기 동안 숙제로 남아 있던 '아미노산 서열만으로 단백질의 3차원 구조를 예측하는' 난제를 해결했습니다. 나아가, 이제는 생성형 AI를 이용해 누구나 새로운 단백질을 설계할 수 있게 되었습니다.

이 책, 『AI 신약개발 첫걸음』은 바로 이 혁신의 중심부로 여러분을 안내하기 위해 집필되었습니다. 신약개발이라는 복잡한 분야와 AI라는 첨단 기술의 결합 앞에서 어디서부터 어떻게 시작해야 할지 막막함을 느꼈을 학생, 연구자, 현업 전문가들을 위한 충실한 길잡이가 되는 것이 이 책의 가장 큰 목표입니다.

이 책을 통해 무엇을 얻을 수 있는가

저는 이 책을 통해 독자 여러분이 두 가지 핵심 목표를 달성하기를 바랐습니다. 첫째는 신약개발 과정에 대한 이해이며, 둘째는 AI 기술이 왜, 어떻게 신약개발을 혁신할 수 있는지 그 잠재력을 체험하는 것입니다.

이를 위해 책의 전반부(1-3장)에서는 신약개발의 기본 개념과 단백질-리간드 상호작용과 같은 핵심 원리, 그리고 AI, 머신러닝, 딥러닝의 기초를 탄탄히 다집니다. 두 분야의 기초 지식이 없는 독자라도 충분히 따라올 수 있도록 개념을 명확히 설명하는 데 중점을 두었습니다.

중반부(4-5장)에서는 본격적으로 AI 모델을 신약개발 문제에 적용하는 방법을 탐구합니다. 분자 구조를 표현하는 SMILES부터 3차원 구조까지, 다양한 데이터 형태를 대표적인 딥러닝 모델로 어떻게 다루는지 배웁니다. 이를 통해 약물의 특성을 예측하고, 방대한 데이터베이스 속에서 유효물질을 효율적으로 찾아내는 '가상탐색'의 원리와 실제를 익히게 될 것입니다.

후반부(6-7장)에서는 AI 신약개발의 꽃이라 할 수 있는 '생성 모델 기반 신약 설계'로 나아갑니다. 비교적 단순한 생성 모델을 이용해 세상에 없던 새로운 분자를 직접 설계하고, 원하는 특성을 갖도록 최적화하는 과정을 배우며 이 분야의 최전선을 경험하게 될 것입니다. 마지막으로 AI와 로봇의 결합을 통해 소위 설계-합성-테스트-분석 사이클을 자동화함으로써 신약개발을 더욱 가속화하는 자율실험실 비전을 소개합니다.

이 책을 집필하며 중점을 둔 점

무엇보다 '이론과 응용의 균형'을 맞추는 데 가장 큰 노력을 기울였습니다. 단순히 최신 AI 모델을 나열하는 데 그치지 않고, 각 기술이 신약개발의 어떤 단계를 왜, 어떻게 혁신할 수 있는지 그 연결고리를 설명하고자 했습니다. 독자 여러분이 단편적인 지식이 아닌, 전체

파이프라인을 아우르는 통찰력을 얻을 수 있도록 목차를 체계적으로 구성했습니다. 각 장은 신약개발의 실제 과정인 '유효물질 탐색 → 선도물질 최적화'의 흐름을 따라 자연스럽게 이어집니다.

이 책을 활용하는 방법

이 책은 AI 신약개발 분야에 첫발을 내딛는 분들을 위해 설계되었습니다. 따라서 처음부터 끝까지 순서대로 읽어나가시기를 권장합니다. 생명과학이나 화학 분야 전공자라면 1장의 내용을 복습 삼아 가볍게 읽고 2장부터 집중하시면 좋고, 컴퓨터공학 분야 전공자라면 2-3장의 AI 기본 개념을 빠르게 확인한 후 1장의 도메인 지식과 4장 이후의 응용 파트에 집중하신다면 효과적인 학습이 가능할 것입니다. 각 장의 내용을 충분히 소화한 뒤, 소개된 기술이나 데이터베이스를 직접 찾아보고 관련 논문을 읽어보는 등 능동적인 학습을 병행한다면 지식의 깊이와 넓이를 한층 더 확장할 수 있을 것입니다.

AI 기술은 하루가 멀다 하고 눈부시게 발전하고 있습니다. 이 책을 작성하던 지난 1년 동안에도 혁신적인 AI 모델들이 계속해서 등장하고 있습니다. 비록 입문서로 작성된 이 책에 최첨단 AI 기술들을 모두 담아낼 수 없었지만, 낯설고 어렵게만 느껴졌던 AI 신약개발의 세계로 들어서는 여러분의 여정에 든든한 첫걸음이 되어주기를 바랍니다. 이 책을 통해 얻은 지식과 영감이 씨앗이 되어, 미래의 신약개발을 이끌어갈 여러분의 위대한 잠재력이 꽃 피우기를 진심으로 기원합니다.

주저자 **김우연**

추천의 말

『AI 신약개발 첫걸음』은 신약개발을 혁신하고 있는 인공지능 기술의 실험기법부터 딥러닝 모델링 기술을 종합적으로 정리한 매우 유용한 정보를 담고 있습니다. 특히 카이스트 교수로서의 오랜 이론 연구와 인공지능 신약개발 회사 히츠(HITS) 창업을 통해 쌓은 다양한 실질적인 경험을 가진 김우연 저자가 집필을 주도했습니다. 이론과 실제가 최적의 균형을 이룬 보기 드문 교재의 출판을, 같은 학문 분야와 산업계에 종사하는 연구자의 입장에서 매우 감사하게 생각합니다. 인공지능 신약개발의 매우 유용한 입문서가 될 것으로 확신합니다.

김선 서울대학교 교수

AI는 신약개발 패러다임을 근본적으로 바꾸고 있으며, 그 잠재력으로 인해 이제는 선택이 아닌 필수가 되었습니다. 『AI 신약개발 첫걸음』은 AI 신약개발을 처음 접하는 분들뿐만 아니라 실제 연구자들에게도 도움이 될 알찬 내용으로 가득합니다. 이 책이 더 많은 연구자와 인재들이 AI 신약개발의 여정에 함께하도록 이끄는 귀중한 첫걸음이 되기를 바랍니다.

신현진 목암생명과학연구소 소장

『AI 신약개발 첫걸음』은 신약개발의 기본 원리부터 최신 AI 인공지능 기술까지 아우르는 탁월한 입문서입니다. 특히 AI를 활용한 신약개발의 현재와 미래에 대한 깊이 있는 통찰을 제공하며, 미래 제약·바이오 연구의 방향을 제시하는 중요한 학술적 길잡이로서의 가치를 지닙니다.

박준석 대웅제약 신약센터장

오늘날 인공지능(AI)은 신약개발 분야에서도 혁신의 중심에 서 있습니다. 그러나 AI와 신약개발 모두 방대한 지식과 복잡한 이론을 요구해 입문자들에게는 큰 장벽으로 다가옵니다. 『AI 신약개발 첫걸음』은 AI 신약개발 분야의 중요한 기초 개념과 요소 기수들을 누구나 기초부터 차근차근 학습할 수 있도록 설계되었습니다. 단백질·질병·약물의 작용 기전과 신약개발 과정 같은 기본 개념부터 딥러닝·머신러닝의 원리, CNN·RNN·GNN 같은 최신 신경망 구조, 생성형 AI의 응용까지 차근차근 안내합니다. 복잡한 용어와 수식을 단순 암기가 아닌 이해 중심으로 풀어내고, 그림과 예시를 통해 직관적 학습을 돕는 점 또한 특징입니다. 신약개발의 미래는 분명 AI와 함께할 것이며, 이 책은 그 미래를 준비하는 가장 친절한 안내자가 될 것입니다.

김동섭 한국과학기술원(KAIST) 교수

김우연 저자의 풍부한 연구 경험이 녹아 있는 『AI 신약개발 첫걸음』은 신약개발 연구자들이 인공지능의 핵심 개념과 응용을 체계적이고 깊이 있게 이해할 수 있도록 안내합니다. AI가 신약개발의 새로운 패러다임으로 자리 잡아가는 지금, 이 책은 연구자들을 시의적이면서도 실질적인 통찰에 이르게 하는 소중한 나침반이 될 것입니다.

강재우 고려대학교 교수

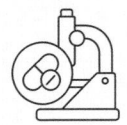

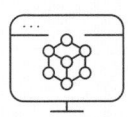

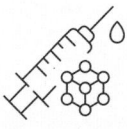

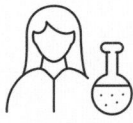

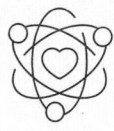

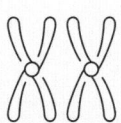

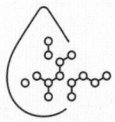

Table of contents

책을 펴내며 004   머리말 006   추천의 말 009

Chapter 1.
신약개발의 기본 개념

1. 질병과 신약개발 020
- 1-1. 단백질과 질병 (Protein and disease) 020
- 1-2. 약물의 작용 기전 (Mechanism of action) 022
- 1-3. 약물 발굴 및 개발 과정 (Drug discovery & development process) 024
- 1-4. 생체분석 (Bioassay) 027
- 1-5. 약물 개발 효율성 지속적인 저하 033

2. 컴퓨터 기반 신약개발과 인공지능 034
- 2-1. 컴퓨터 기반 신약개발 (Computer-Aided Drug Design; CADD) 034
- 2-2. 구조 기반 가상 탐색 (Structure-Based Virtual Screening; SBVS) 036
- 2-3. 결합 구조 예측 (Binding pose prediction) 039
- 2-4. CADD 방법의 장점과 단점 040
- 2-5. AI 기반 신약개발 가속화 041
- 2-6. CADD 기술의 발전과 생성형 AI의 등장 043

3. 요약 045

Chapter 2.
딥러닝 입문 (Introduction to deep learning)

1. 개요 048

2. 선형 회귀 방법 050
- 2-1. 선형 회귀 050
- 2-2. 비용 함수 (Cost function) 051

2-3. 경사 하강법 053

2-4. 볼록 함수 (Convex function) 055

2-5. 경사 하강법 알고리즘 056

2-6. 가우시안 노이즈 (Gaussian noise) 059

2-7. 최대 우도 (Maximum likelihood) 061

3. 선형 분류 (Linear classification) 063

3-1. 분류 (Classification) 063

3-2. 결정 경계 (Decision boundary) 064

3-3. 로지스틱 회귀 (Logistic regression) 067

3-4. 로지스틱 함수의 비용 함수 069

3-5. 다중분류와 softmax 함수 072

4. 딥러닝의 개념 (Concept of deep learning) 076

4-1. 딥러닝의 개념 076

4-2. 왜 딥러닝인가? 077

4-3. 인공 신경망 (Artificial neural network) 079

4-4. 퍼셉트론 (Perceptron) 081

4-5. 논리 게이트 (Logic gate) 086

5. 다층 구조 퍼셉트론 090

5-1. 다층 구조 퍼셉트론의 개념 090

5-2. 비선형성과 활성화 함수 (Nonlinearity and activation function) 091

5-3. 보편 근사 정리 (Universal approximation theorem) 093

5-4. 왜 더 깊은 인공 신경망이 필요한가? 096

6. 순전파를 통한 예측 098

7. 역전파 기반 학습 100

7-1. 역전파 기본 개념 100

7-2. 확률적 경사 하강법 101

7-3. 역전파 과정 102

Chapter 3.
정규화 방법 (Regularization)

1. 일반화 (Generalization) — 108
- 1-1. 일반화에 대한 기본 개념 — 108
- 1-2. 과소적합과 과적합 (Underfitting and overfitting) — 109
- 1-3. 분산과 편향 (Variance and bias) — 111

2. 모델의 용량 (Model capacity) — 114
- 2-1. 모델 용량과 과소적합/과적합 — 114
- 2-2. 표현 용량 (Representational capacity) — 117
- 2-3. 적절한 모델 선택 (Optimal model selection) — 118

3. 정규화 기법 (Regularization techniques) — 124
- 3-1. 데이터 증강 (Data augmentation) — 125
- 3-2. 교차 검증 (Cross validation) — 126
- 3-3. L1/L2 정규화 — 128
- 3-4. 드롭아웃 (Dropout) — 132

Chapter 4.
딥러닝 모델 1 (Deep learning models 1)

1. 분자 표현법 (Molecular representation) — 136
- 1-1. 분자 지문 — 138
- 1-2. SMILES — 141

2. 합성곱 신경망 (Convolution Neural Network; CNN) — 145
- 2-1. 심층 신경망의 단점 — 145
- 2-2. 합성곱 신경망의 기본 개념 — 146
- 2-3. 합성곱 연산 — 150
- 2-4. 다중 채널 (Multiple channel) — 152

- 2-5. 풀링 (Pooling) ... 154
- 2-6. 심층 신경망과 합성곱 신경망의 비교 ... 155
- 2-7. 패딩 (Padding) ... 158
- 2-8. 합성곱 신경망 ... 159
- 2-9. 3차원 합성곱 신경망과 신약개발 분야에서의 응용 ... 162
- 2-10. 3차원 합성곱 신경망 기반 신약개발 연구 사례 ... 163

3. 순환 신경망 (Recurrent Neural Network; RNN) ... 167
- 3-1. 왜 순환 신경망이 필요한가? ... 167
- 3-2. 순환 신경망 원리 ... 170
- 3-3. 순환 신경망 연산 ... 171
- 3-4. 순환 신경망의 가중치 공유 방식 ... 173
- 3-5. 자기회귀 구조와 확률적 시퀀스 모델링 ... 174
- 3-6. 순환 신경망 연산 예시 ... 175
- 3-7. 순환 신경망에서의 기울기 소실 문제 ... 178
- 3-8. LSTM (Long Short-Term Memory) ... 179
- 3-9. LSTM 구조적 복잡성과 GRU의 등장 ... 183

Chapter 5.
딥러닝 모델 2 (Deep learning models 2)

1. 귀납적 편향의 개념 및 역할 ... 188
- 1-1. 귀납적 편향 (Inductive bias) ... 189
- 1-2. 관계적 추론 (Relational reasoning) ... 190
- 1-3. 완전 연결 신경망과 가중치 공유 ... 191
- 1-4. 합성곱 신경망과 순환 신경망에서의 가중치 공유 ... 192
- 1-5. 귀납적 편향의 역할 ... 194

2. 그래프 신경망 (Graph Neural Network; GNN) ... 195
- 2-1. 소셜 네트워크 예제 ... 195
- 2-2. 그래프 표현 (Graph representations) ... 197

2-3. 분자 표현 (Molecular representation)	198
2-4. 분자 그래프	200
2-5. 원자 특징 행렬 (Atom feature matrix)	202
2-6. 인접 행렬 (Adjacency matrix)	203
2-7. 그래프 합성곱 신경망 (Graph Convolutional Network; GCN)	204
2-8. 그래프 합성곱 신경망에서 은닉 상태 업데이트	206
2-9. 그래프 합성곱 신경망의 일반화된 업데이트 방식	207
2-10. 합성곱 신경망과 그래프 신경망 비교	209
2-11. 리드아웃 (Readout) 과정	210
2-12. 리드아웃의 특징 및 구현 방식	212
2-13. 그래프 합성곱 신경망의 전체 구조	213
2-14. 귀납적 편향의 요약	215
2-15. 가상 탐색 적용 사례	217
2-16. 그래프 합성곱 신경망 모델을 활용한 예제 연구	218
2-17. 거리 인식 그래프 어텐션 신경망 (Distance-aware Graph Attention Network)	220
2-18. 거리 인식 그래프 어텐션 신경망의 상호작용 효과	221
2-19. 상호작용 효과를 반영한 차감	222
2-20. 데이터셋 구성	223
2-21. 결합 포즈 예측 결과	223
2-22. DUD-E 데이터셋 결과	226
2-23. 일반화 문제	227

Chapter 6.
생성 AI 기반 약물 설계 (Generative AI for drug design)

1. 생성 AI의 개념	232
1-1. 생성 AI란 무엇인가?	232
1-2. 약물 발견에 미치는 영향	234
2. 지도 학습과 비지도 학습	235

3. 생성 AI의 핵심 개념 ... 236

4. 생성 모델의 분류 ... 238

5. Kullback-Leibler (KL) 발산 ... 240

6. 오토인코더 (AE)와 변분 오토인코더 (VAE) ... 241
    6-1. 오토인코더 (AutoEncoder; AE) ... 241
    6-2. 변분 오토인코더 (Variational AutoEncoder; VAE) ... 244

7. 생성적 적대 신경망 (Generative Adversarial Network; GAN) ... 250

8. 생성 AI 기반 분자 설계 사례 연구 ... 255

Chapter 7.
향후 전망

1. 바이오 분야에서 딥러닝의 급격한 발전 ... 262

2. 멀티모달 AI의 출현 ... 265

3. 합성 및 실험 자동화 로봇의 등장 ... 268

4. 자율 약물 설계 (Autonomous drug design) ... 269

5. AI 에이전트 ... 271

6. AI 기반 신약개발의 약속과 한계 ... 272

참고문헌 274   보충자료 277

Chapter 1.
신약개발의 기본 개념

1. 질병과 신약개발

- 1-1. 단백질과 질병 (Protein and disease)
- 1-2. 약물의 작용 기전 (Mechanism of action)
- 1-3. 약물 발굴 및 개발 과정 (Drug discovery & development process)
- 1-4. 생체분석 (Bioassay)
- 1-5. 약물 개발 효율성 지속적인 저하

2. 컴퓨터 기반 신약개발과 인공지능

- 2-1. 컴퓨터 기반 신약개발 (Computer-Aided Drug Design; CADD)
- 2-2. 구조 기반 가상 탐색 (Structure-Based Virtual Screening; SBVS)
- 2-3. 결합 구조 예측 (Binding pose prediction)
- 2-4. CADD 방법의 장점과 단점
- 2-5. AI 기반 신약개발 가속화
- 2-6. CADD 기술의 발전과 생성형 AI의 등장

3. 요약

Chapter 1.
신약개발의 기본 개념

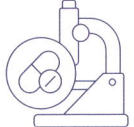

🧪 1. 질병과 신약개발

| 1-1. 단백질과 질병 (Protein and disease)

단백질은 생명체에서 다양한 기능을 수행하며, 거의 모든 생물학적 과정에 필수적인 역할을 합니다. 단백질은 효소로 작용하여 화학 반응을 촉매하거나, 세포의 구조적 성분으로서 세포 형태를 유지하고, 신호 전달 분자로서 세포 간 소통에 기여합니다. 이러한 단백질의 구조와 기능은 아미노산 서열에 의해 결정됩니다. DNA 염기서열은 전사(transcription)와 번역(translation) 과정을 거쳐 단백질의 아미노산 서열을 지정하며, 이 서열은 단백질의 고유한 3차원 구조를 형성하며, 이러한 구조는 단백질의 기능을 결정합니다.

그러나 유전자에 돌연변이가 발생할 경우 단백질의 아미노산 서열이 변할 수 있습니다. 아미노산 서열의 변화로 단백질이 비정상적인 구조로 접히거나, 과발현을 유도하거나, 기능을 완전히 상실할 수 있습니다. 이러한 단백질의 이상은 정상적인 세포 활동을 방해하고, 심각한 경우 질병으로 이어지게 됩니다. 그림 1.1은 질병 유무에 따른 프리온 단백질의 구조를 보여줍니다. 정상 단백질은 알파-나선(α-helix) 구조로 구성되어 있지만, 질병 상태의 프리온 단백질은 베타-병풍(β-sheet) 구조로 변형된 구조를 가지고 있는 것을 확인할 수 있습니다.

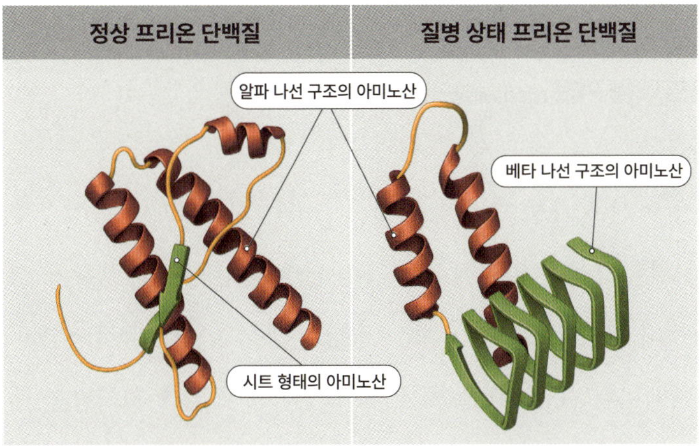

그림 1.1. 정상적인 프리온 단백질과 질병 상태의 프리온 단백질의 구조 차이

예를 들어, 낭포성 섬유증(cystic fibrosis)은 CFTR 단백질을 코딩하는 유전자에 돌연변이로 인해 발생하는 유전 질환입니다. 돌연변이로 인해 CFTR 단백질이 정상적으로 접히지 못하고, 그 결과 염화이온의 세포 내 이동이 방해됩니다. 이러한 기능 상실은 끈적한 점액이 축적되게 하며, 호흡기와 소화계에서 여러 가지 문제를 유발하여 질병으로 이어집니다.

알츠하이머병(alzheimer's disease)은 아밀로이드-베타(amyloid-beta)와 타우(tau) 단백질의 비정상적 응집과 관련이 있습니다. 단백질들이 뇌조직에 응집되어 플라크(plaques)와 엉킴(tangles)을 형성하게 되고, 결과적으로 뇌세포의 정상적인 기능을 방해하여 신경세포의 사멸을 야기합니다. 이와 같은 단백질 응집은 알츠하이머병의 주요 병리적 특징 중 하나입니다. 암에서는 종양 억제 기능을 하는 p53 단백질이 변형되는 경우가 많습니다. p53 단백질은 정상적으로 세포 손상을 감지하고, 손상이 심각할 경우 세포 자살(apoptosis)을 유도하여 암의 발생을 억제합니다. 그러나 p53 단백질이 변형될 경우 이러한 기능이 상실되며, 손상된 세포가 통제 없이 증식하게 되어 종양으로 발전할 수 있습니다. 이처럼 단백질의 구조적 또는 기능적 이상은 다양한 방식으로 질병과 직접적으로 연결될 수 있습니다.

1-2. 약물의 작용 기전 (Mechanism of action)

약물의 작용 기전은 약물이 생체 내에서 질병을 치료하거나 증상을 완화하는 작용 원리를 의미합니다. 약물은 일반적으로 특정 단백질이나 그 외 생체 구성 요소를 타겟으로 삼아, 타겟의 기능을 조절함으로써 질병의 증상을 개선하거나 병의 진행을 늦출 수 있습니다. 단백질의 기능 이상으로 인해 발생하는 질병을 치료하는 데 있어 약물은 단백질과 다양한 방식으로 상호작용하여 단백질의 기능을 조절합니다. 다음은 질병과 관련된 단백질과 상호작용하는 약물의 대표적인 작용 기전입니다.

(1) 과활성화된 단백질 억제 (Inhibiting overactive protein)

일부 질병에서는 특정 단백질이 비정상적으로 활성화되어 세포 기능을 저해합니다. 약물은 과활성화된 단백질에 결합하여 그 활성을 억제함으로써 질병 진행을 조절합니다. 예를 들어, 암에서는 일부 단백질이 세포의 비정상적인 증식을 촉진하는데, 키나아제 억제제(kinase inhibitor)와 같은 약물은 이러한 단백질에 결합하여 암세포의 증식을 억제합니다.

(2) 잘못 접힌 단백질 안정화 (Stabilizing misfolded protein)

잘못 접힌 단백질은 기능이 저하되거나 상실되어 질병을 유발할 수 있습니다. 비정상적으로 접힌 단백질의 경우, 특정 약물이 단백질에 결합하여 구조를 안정화하고 정상적인 기능을 유지할 수 있도록 작용합니다. 예를 들어, 낭포성 섬유증 치료제 중 일부는 CFTR 단백질을 안정화하고 기능을 개선하여 질병 증상 완화에 기여합니다.

(3) 단백질 접힘 보정 (Correcting protein folding)

샤페론(chaperone) 약물은 잘못 접히기 쉬운 단백질이 정상적으로 접히도록 유도하는 역할을 합니다. 단백질 접힘이 개선되면 정상적인 기능이 회복될 수 있으며, 비정상적인 접힘이 원인으로 작용하는 신경퇴행성 질환과 같은 질병의 치료에 활용될 수 있습니다.

(4) 단백질 간 상호작용 조절 (Modulating protein-protein interaction)

일부 약물은 단백질 간의 특정 상호작용을 방해하거나 강화함으로써 질병의 진행을 억제하거나 증상을 완화하는 데 작용합니다. 알츠하이머병에서 병리적인 단백질 간 상호작용을 차단하여 비정상적인 단백질 응집을 방지하는 약물이 존재하고 반대로 생리적 상호작용을 촉진하는 약물도 개발되고 있습니다.

(5) 타겟 단백질 분해 (Targeted protein degradation)

타겟 단백질 분해 기전은 비정상적이거나 손상된 단백질을 세포에서 제거하는 방식으로 질병을 치료합니다. 예를 들어, PROTAC(PROteolysis-TArgeting Chimeras)이라는 약물은 특정 단백질에 결합하여 해당 단백질이 세포의 분해 시스템으로 전달되어 제거되도록 유도합니다. 결과적으로 세포 내에 비정상적인 단백질의 축적을 억제함으로써 병리적 상태를 개선합니다.

앞에서 소개한 주요 약물의 작용 기전들은 단백질의 기능을 조절함으로써 질병을 억제하거나 증상을 완화하는 데 핵심적인 기능을 수행합니다. 교재에서는 다양한 약물 유형 가운데 소분자 화합물을 초점을 맞춰 작용 기전을 설명합니다. 이를 통해 독자들이 약물의 작용 기전을 보다 깊이 이해할 수 있도록 구성하였습니다.

1-3. 약물 발굴 및 개발 과정 (Drug discovery & development process)

약물 발굴 및 개발 과정은 질병의 발병 원인에 작용하거나, 증상을 완화하는 효과적인 약물을 연구하고 개발하는 일련의 과정입니다. 이 과정은 새로운 후보물질을 발굴하고, 해당 물질의 안전성과 유효성을 입증하여 시장에 출시하는 단계까지 포함합니다. 신약개발에는 막대한 비용과 오랜 시간이 요구되며, 후보물질의 효과와 안전성을 입증하기 위한 복잡한 검증 절차를 거칩니다. 그림 1.2는 신약개발의 주요 프로세스를 보여줍니다.

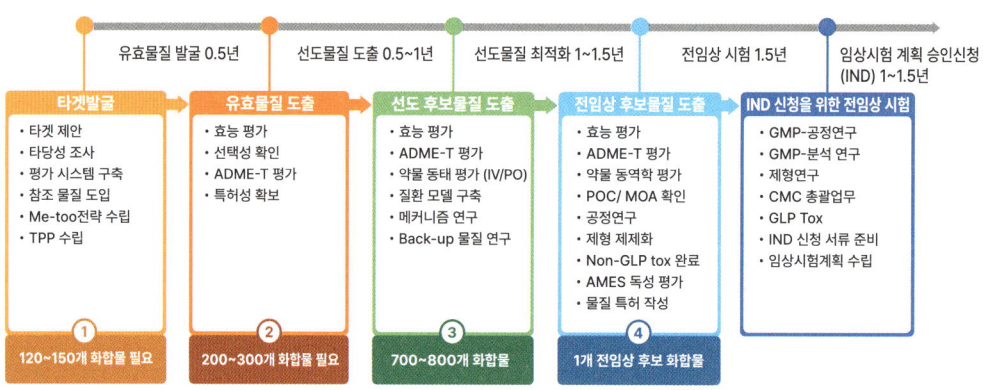

그림 1.2. 신약개발 주요 프로세스

(1) 타겟 발굴 및 검증 (Target identification and validation)

신약개발의 첫 단계는 질병 경로에 관여하는 특정 생물학적 타겟을 발굴하는 것입니다. 발굴된 타겟이 관심 질병에서 중요한 역할을 수행한다는 것을 검증하는 과정이 포함되며, 이를 통해 약물 설계의 전략적 기반이 마련됩니다.

- **타겟 발굴**: 질병과 연관된 특정 단백질 또는 유전자를 탐색하는 단계입니다. 주로 생화학적 및 유전적 연구를 통해 특정 단백질과 질병 사이 관련성을 규명합니다.
- **타겟 검증**: 해당 타겟을 조절했을 때 질병 상태가 개선될 가능성을 실험적으로 입증하는 과정으로 신약개발의 성공 가능성을 높이는 데 핵심적인 단계입니다.

(2) 유효물질 발굴 (Hit discovery)

타겟이 확정되면, 해당 타겟에 결합할 수 있는 잠재적인 후보 화합물을 탐색하기 위한 유효물질 발굴 단계가 시작됩니다. 이 단계에서는 대규모 화합물 라이브러리를 고속으로 스크리닝하여 초기 후보물질을 도출합니다.

- **고속대량 스크리닝** (High-Throughput Screening, HTS): 수많은 화합물을 타겟 단백질과 반응시켜 결합 가능한 분자를 식별하는 과정입니다.
- **구조 기반 신약 설계** (Structure-Based Drug Design, SBDD): 단백질과 리간드의 상호작용을 시각화하고 분석하는 방법으로, X선 결정학이나 분자 도킹을 통해 단백질 활성 부위에 결합할 수 있는 리간드를 찾습니다.
- **리간드 최적화**: 유효물질의 결합 친화도, 선택성, 약물 특성(예: 용해도, 안정성)을 개선하여 최적의 선도 화합물을 도출합니다.

(3) 선도물질 최적화 (Lead optimization)

선도 화합물이 확보되면, 화합물의 결합력을 향상시키고, 특이성을 강화하여 타겟 단백질에 보다 효과적으로 작용하도록 최적화가 진행됩니다.

- **결합 친화도 향상**: 리간드와 타겟 단백질 사이의 결합 강도를 높이기 위해 분자 간 상호작용을 최적화합니다.

- **특이성 향상**: 타겟 단백질에 선택적으로 결합하도록 하여 비의도적 상호작용(off-target effect)을 줄입니다.

(4) 전임상 개발 (Preclinical development)

최적화된 약물 후보는 동물 모델과 세포 실험을 통해 약물의 효능과 안전성을 종합적으로 검증합니다. 이 과정은 임상 시험에 앞서 약물의 효과와 안전성을 평가하는 단계입니다.

- **시험관 내 실험 및 생체 내 실험**: 세포(in vitro) 및 동물 모델(in vivo)을 활용하여 약물의 효능과 독성을 평가합니다.
- **약동학(PK) 및 약력학(PD)**: 약물의 체내 흡수(absorption), 분포(distribution), 대사(metabolism), 배설(excretion) 과정을 분석하고, 분자 수준에서 약물의 작용 메커니즘을 연구합니다.

(5) 임상 시험 (Clinical trials)

임상 시험은 사람을 대상으로 약물의 안전성과 효능을 평가하는 과정으로, 세 단계로 진행됩니다.

- **1상 시험**: 소수의 건강한 자원자를 대상으로 약물의 안전성과 적정 투여 용량을 평가합니다.
- **2상 시험**: 대상 질병을 가진 환자를 대상으로 약물의 효능과 부작용 발생 여부를 평가합니다.
- **3상 시험**: 대규모 환자 집단을 대상으로 약물의 장기적인 효과와 기존 치료법과의 비교를 통해 유효성과 안전성을 종합적으로 평가합니다.

(6) 규제 승인 및 시판 후 감시 (Regulatory approval and post-marketing)

임상 시험이 성공적으로 완료되면, 약물은 FDA나 EMA 등 규제 기관에 승인 신청을 제출하여, 시판 허가 여부에 대한 심사를 받습니다. 약물이 출시된 이후에도 장기적인 안전성과 효과는 지속적으로 관찰되고 평가됩니다. 시판 후 감시는 공식 임상 단계는 아니지만, 임상 4상 시험이라고 지칭하기도 합니다.

타겟 발굴부터 규제 승인에 이르는 과정을 거쳐 신약이 시장에 출시되며, 약물이 환자에게 안전하게 사용될 수 있는지 지속적으로 평가받습니다. 특히, 이 과정에서 단백질과 리간드의 상호작용은 약물의 효능과 안전성을 결정하는 중요한 역할을 합니다.

1-4. 생체분석 (Bioassay)

신약개발 과정에서 약물 후보물질의 효능, 안전성, 대사 및 작용 기전을 평가하는 것은 핵심적인 절차입니다. 이러한 평가는 약물의 작용 가능성을 평가하고, 최적의 후보물질을 선별하는 데 기여합니다. 이 과정은 크게 시험관 내 실험(in vitro assay)과 생체 내 실험(in vivo assay)으로 구분됩니다.

시험관 내 실험 (In vitro assay)

시험관 내 실험은 세포, 단백질, 또는 효소 등을 활용하여 약물 후보물질의 효능과 대사 특성을 평가하는 실험입니다. 주로 실험실에서 수행되며, 약물의 초기 특성과 타겟과의 상호작용을 파악하는 데 유리합니다.

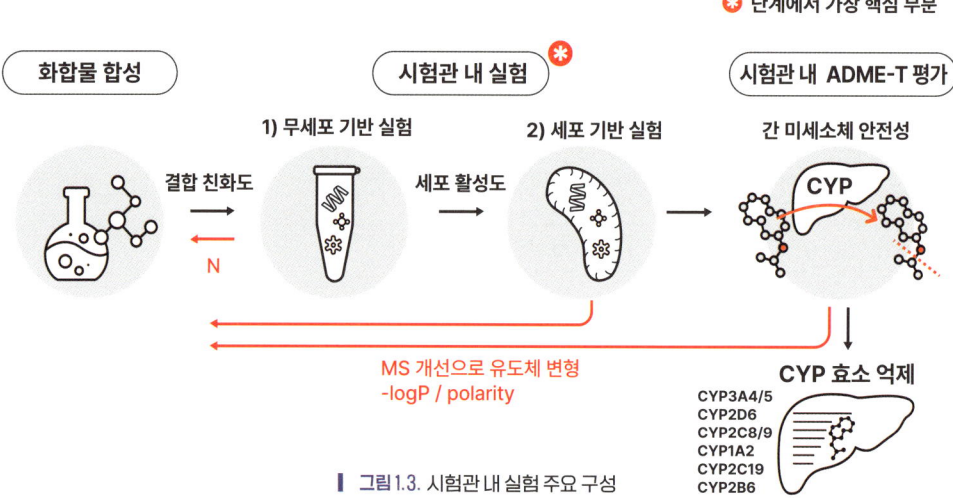

그림 1.3. 시험관 내 실험 주요 구성

(1) 무세포 기반 실험 (Cell-free assay)

- 합성된 약물 후보물질을 타겟 단백질과 결합시켜 결합 친화도를 측정하는 실험입니다. 세포를 사용하지 않고, 특정 단백질 또는 효소와의 결합력을 평가하는 방식으로, 약물과 목표 타겟 사이에 결합 강도 및 선택성을 확인합니다.
- 평가 항목: 결합 친화도, 타겟 특이적 상호작용

(2) 세포 기반 실험 (Cell-based assay)

- 세포를 이용하여 약물 후보물질의 세포 내 활성도를 평가하는 단계입니다. 세포 기반 실험을 통해 약물이 세포 내에서 어느 정도 활성을 나타내며, 어떤 생리학적 반응을 유도하는지 평가합니다. 또한 이 과정에서 약물의 세포 투과성 및 안정성 등의 물리화학적 특성도 함께 파악할 수 있습니다.
- 평가 항목: 세포 활성도를 포함한 세포 내 약물의 효과

(3) 체외 약물동태 (PK) 및 독성 분석 (In vitro ADME-T)

- In vitro ADME-T는 약물 후보물질의 약동학적 특성과 독성을 시험관 내에서 평가하는 단계입니다. 이 단계에는 간 미세소체 안정성(liver microsomal stability) 및 CYP 효소 억제(CYP inhibition) 실험이 포함됩니다.
- 간 미세소체 안정성: 간에서 약물이 얼마나 빠르게 대사되는지 측정하여, 약물의 대사 안정성을 평가합니다.
- CYP 효소 억제: CYP 효소에 의한 약물 대사를 파악하고, 특정 CYP 효소와의 상호작용을 기반으로 약물의 독성 및 상호작용 가능성을 평가합니다.

생체 내 실험 (In vivo assay)

In vivo assay는 동물 모델과 같은 생체 시스템을 사용하여 약물의 체내 작용을 종합적으로 분석하고 평가하는 실험입니다. 약물이 체내에서 어떻게 흡수, 분포, 대사, 배설되며, 또한 어떤 독성(toxicity)을 나타내는지를 평가함으로써, 약물의 실제 효과와 안전성을 예측하는 데 보다 신뢰할 수 있는 정보를 제공합니다.

In vivo PK 분석은 약물의 체내 이동 경로와 농도를 평가하여 생체 내 동태를 수치적으로 파악하는 단계입니다. 약물이 체내에서 어떻게 흡수, 분포, 대사, 배설되는지 분석하여 최적의 용량과 투여 경로를 설계하는 데 중요한 정보를 제공합니다.

- **반감기**($T_{1/2}$): 약물이 체내에서 절반 농도로 감소하는 데 걸리는 시간으로, 약물의 작용 지속 시간을 예측하는 데 활용됩니다.
- **최대 농도**(C_{max}): 약물투여 후 최고 혈중농도로서 치료적 반응을 나타낼 정도로 전신순환에 충분히 흡수되었는지를 가리키는 지표입니다. 또한 독작용을 일으킬 수 있는지에 대한 정보도 제공합니다.
- **곡선 아래 면적**(AUC): 시간에 따른 혈중 농도 변화 곡선 아래의 면적으로 약물의 총 노출량을 나타내며, 약물의 생체 이용률을 평가할 수 있는 지표입니다.

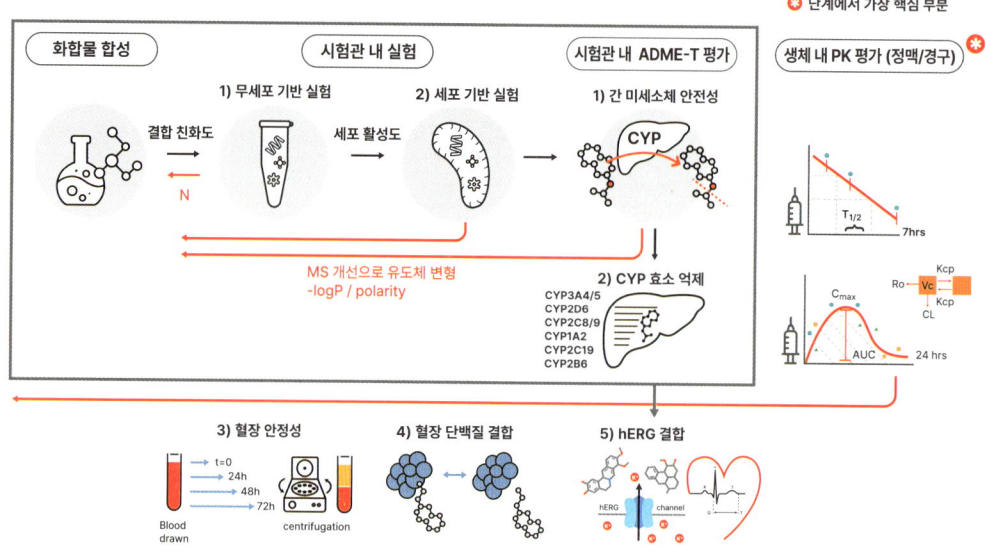

┃ 그림 1.4. In vivo PK 분석 주요 구성

- **분포 용적**(Vd): 약이 체내에서 어느 정도 분포되는지를 나타내는 지표입니다. 약물의 분포 특성을 이해하는 데 활용됩니다.
- **청소율**(CL): 단위 시간당 체내에서 제거되는 약물의 양을 의미하며, 배설 속도와 제거 효율을 평가하는 핵심 지표입니다.

In vivo PD 분석은 신약 후보물질이 생체 내에서 목표로 하는 생리학적 반응을 유도하는지, 그리고 질병 상태를 개선하는 효과를 나타내는지를 종합적으로 평가하는 과정입니다. 이를 위해 동물 모델을 사용하여 약물 투여 후 혈장/혈액 비율, 생체 이용률, 분포 특성 등을 분석함으로써 임상 이전 단계에서 치료 효과의 정량적 특성을 파악하고, 최적의 용량 및 투여 조건을 설계하는 데 근거를 얻을 수 있습니다.

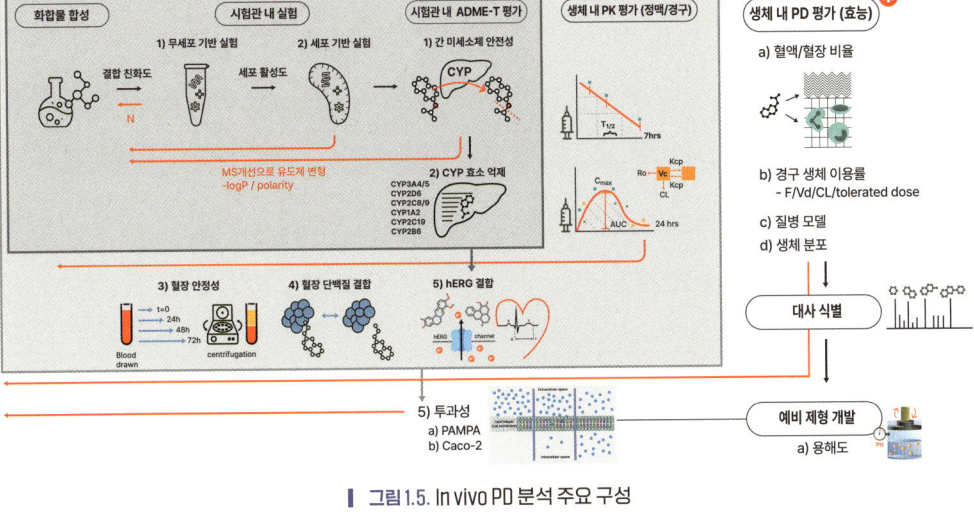

그림 1.5. In vivo PD 분석 주요 구성

(1) 혈액/혈장 비율 (Blood/plasma ratio)

- 혈액과 혈장 내 약물의 분포 비율을 분석함으로써 약물의 체내 분포 특성을 파악합니다. 이는 약물이 혈관 내에 얼마나 오래 유지되는지, 그리고 체내 다양한 조직으로의 확산을 예측하는 데 도움이 됩니다.

(2) 경구 생체 이용률 (Oral bioavailability)

- 생체 이용률(F)은 경구 투여된 약물이 전신 순환에 도달하는 비율을 의미하며, 일반적으로 경구 및 정맥 투여 시 AUC를 비교하여 산출합니다. 이와 함께 분포 용적, 청소율, 내약 용량(tolerated dose) 등도 함께 분석하여 경구 투여 적합성을 종합적으로 판단합니다.

(3) 생체 분포 (Biodistribution)

- 약물이 체내 다양한 기관과 조직에 어떻게 분포하는지를 분석합니다. 표적 조직

도달 여부와 비표적 조직 내 축적 가능성을 평가하여, 약물의 효과와 안전성을 파악합니다.

(4) 대사 식별 (Metabolic identification)
- 약물이 체내에서 대사되는 과정에서 생성되는 대사체를 분석하여, 대사 경로 및 독성 유발 가능성을 평가합니다. 이를 통해 약물의 안전성 및 체내 지속성을 예측할 수 있습니다.

추가 ADME-T 평가
약물 후보의 체내 안정성과 안전성을 추가적으로 평가하기 위해 다음과 같은 항목들을 평가합니다.

(1) 혈장 안전성 (Plasma stability)
- 약물이 혈장에서 안정적으로 유지되는지 확인하여 체내 분해 속도를 예측합니다.

(2) 혈장 단백질 결합 (Plasma protein binding)
- 약물이 혈장 단백질에 얼마나 결합하는지를 평가하여, 체내에서 활성 상태로 남아 있는 약물의 농도를 예측합니다.

(3) hERG 결합 (hERG binding)
- 약물과 hERG 채널의 결합 여부를 평가하여 심장 독성 가능성을 확인합니다. hERG 채널과의 강한 결합은 심장 부작용을 유발할 수 있기 때문에 안전성을 보장하기 위해 중요한 항목입니다.

(4) 투과성 (Permeability)

- **PAMPA**: 인공 막을 통해 약물의 투과성을 평가하여 약물이 세포막을 쉽게 통과할 수 있는지를 파악합니다.
- **Caco-2**: 장내 상피세포를 모델로 하여 약물의 장내 투과성을 확인합니다. 경구 투여 약물의 흡수 가능성을 평가하는 데 중요한 지표입니다.

(5) 예비 제형 개발 (Pre-formulation)

- **용해도(solubility)**: 약물의 용해도를 측정하여 체내에서 쉽게 용해될 수 있는지 평가합니다. 용해도는 약물의 흡수와 생체 이용률에 영향을 미치는 중요한 요소입니다.

1-5. 약물 개발 효율성 지속적인 저하

이룸의 법칙 (Eroom's Law)

Eroom's Law는 과학기술의 발전에도 불구하고, 신약개발의 효율성은 오히려 지속적으로 감소하고 있는 현상을 설명하는 개념입니다. 이 용어는 무어의 법칙(Moore's Law)의 철자를 거꾸로 배열한 데서 유래하였으며, 기술이 발전함에 따라 처리 성능도 두 배로 향상된다고 예측한 것과는 달리, 신약개발에서는 10억 달러당 승인되는 신약의 수가 약 9년마다 절반으로 감소하고 있음을 의미합니다.

이러한 효율성 감소의 원인 중 하나로는 1960년대 탈리도마이드(thalidomide) 사건 이후 약물 규제의 대폭 강화가 있습니다. 해당 사건은 임신부가 복용한 진정제가 태아의 기형을 초래한 사례로, 이후 FDA를 비롯한 규제 기관은 약물 허가 과정에서 철저한 임상 근거와 안전성 검증을 요구하게 되었습니다. 이로 인해 신약개발은 더 많은 시간과 비용을 필요로 하게 되었습니다.

1980년대 이후에는 재조합 DNA 기술과 단일클론항체 기술을 기반으로 한 바이오 의약품이 도입되며 치료 전략에 새로운 전환점이 마련되었습니다. 그러나 생물학적 제제는 생산 공정의 복잡성, 높은 제조 비용, 그리고 엄격한 품질 관리 기준 등으로 인해 전체 개발 효율성 개선에는 한계가 존재했습니다.

또한 1990년대 HIV/AIDS 팬데믹은 신속한 치료제 공급의 필요성을 부각시키며, 1992년 미국에서는 PDUFA가 제정되었습니다. 이 제도는 제약사가 심사 수수료를 납부함으로써 FDA의 심사 인력 확충과 심사 기간 단축을 유도한 조치였습니다. 일정 부분에서는 심사기간 단축에 기여하였지만, 신약개발 전반의 효율성 하락 추세를 반전시키지 못했습니다.

해결을 위한 혁신적 기술의 필요성

이와 같은 신약개발 효율성 감소를 극복하기 위해 인공지능(AI)을 비롯한 혁신 기술이 핵심적인 방안으로 주목받고 있습니다. AI는 방대한 데이터를 기반으로 약물 후보물질의 발굴과 최적화를 지원하며, 임상 설계의 정밀도 향상 및 실패 위험 감소에도 기여할 수 있습니다. 이를 통해 신약개발 비용과 시간을 절감하고, 이룸의 법칙이 시사하는 효율성 감소의 흐름을 반전시킬 수 있는 기술로 평가되고 있습니다.

2. 컴퓨터 기반 신약개발과 인공지능

2-1. 컴퓨터 기반 신약개발 (Computer-Aided Drug Design, CADD)

컴퓨터를 이용한 약물 설계는 신약개발 초기 단계에서 컴퓨터 모델링을 통해 약물 후보물질을 탐색하고 최적화하는 방법입니다. CADD는 주로 구조 기반 약물 설계

(Structure Based Drug Design; SBDD)와 리간드 기반 약물 설계(Ligand Based Drug Design; LBDD)의 두 가지 방식으로 나뉩니다.

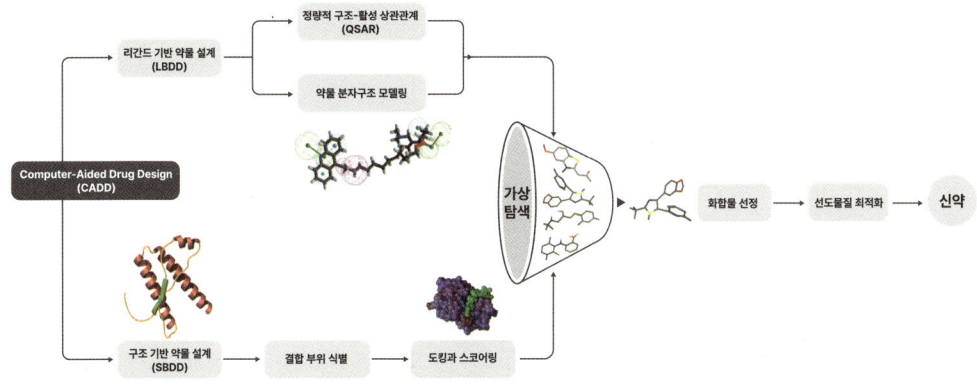

그림 1.6. 컴퓨터 기반 신약개발 개념도

(1) 구조 기반 약물 설계 (SBDD)

SBDD는 타겟 단백질의 구조 정보를 이용하여 약물 후보를 설계하는 방식으로, 타겟 단백질의 3차원 구조를 알고 있는 경우에 사용합니다. 이 방법을 통해 약물이 타겟 단백질의 특정 결합 부위에 어떻게 결합하는지 시뮬레이션하고, 최적화된 후보를 도출할 수 있습니다.

- **결합 부위 식별** (Binding site identification): 타겟 단백질의 활성 부위(결합 부위)를 식별하여, 약물이 결합할 수 있는 특정 부위를 파악합니다.
- **도킹과 스코어링** (Docking and scoring): 후보 약물을 타겟 단백질의 결합 부위에 도킹하여 결합 강도와 위치를 평가합니다. 도킹 점수는 후보 약물의 결합 친화도를 나타내며, 이 점수를 통해 후보물질을 최적화합니다.
- **가상 탐색** (Virtual screening): 다수의 화합물을 대상으로 가상 탐색을 수행하여, 결합 친화도가 높은 물질을 선별합니다.
- **분자동역학** (Molecular Dynamics, MD) **시뮬레이션**: 도킹된 약물과 단백질의 결합 안정성을

평가하기 위해 MD 시뮬레이션을 수행합니다. MD 시뮬레이션은 분자 수준에서 시간의 흐름에 따라 약물-타겟 상호작용을 시뮬레이션하여 결합의 안정성, 유연성, 그리고 타겟 단백질의 구조 변화 등을 분석합니다. 이를 통해 약물이 생체 환경에서 얼마나 안정적으로 결합을 유지할 수 있는지를 예측할 수 있습니다.

(2) 리간드 기반 약물 설계 (LBDD)

LBDD는 타겟 단백질의 구조 정보가 부족하거나 알려져 있지 않은 경우에 사용하는 방법으로, 기존에 알려진 활성 리간드의 정보에 기반하여 새로운 약물 후보를 설계합니다. LBDD는 타겟의 구조 대신 리간드의 생물학적 활성과 화학적 특성을 바탕으로 후보를 탐색합니다.

- Pharmacophore modeling: 활성 리간드의 핵심 구조적 특징을 모델링하여 약물의 필수적인 화학적 특성을 정의합니다. 이를 통해 약물의 필수 결합 요소를 파악하고, 이와 유사한 특성을 지닌 다른 후보물질을 탐색합니다.
- Quantitative Structure-Activity Relationship (QSAR): 분자 구조와 생물학적 활성 간의 상관 관계를 정량적으로 분석하는 방식입니다. QSAR 모델은 분자 구조의 특성과 활성도의 연관성을 파악하여, 유사한 구조를 가진 새로운 약물 후보가 타겟에 대해 유사한 효과를 낼 수 있는지 예측합니다.

2-2. 구조 기반 가상 탐색 (Structure-Based Virtual Screening; SBVS)

구조 기반 가상 탐색 탐색은 신약 후보물질을 타겟 단백질의 구조에 기반하여 선별하는 과정입니다. 이 접근법은 타겟 단백질과 약물 후보의 결합 친화도와 결합 위치를 예측하여 효과적인 약물 후보를 선별하는 데 활용됩니다. 다음은 이 과정의 주요 단계들입니다.

Step 1: Protein and ligand preparation

- 첫 번째 단계에서는 타겟 단백질과 후보 리간드(약물)의 3D 구조를 준비합니다. 이 과정에는 구조를 정리하고, 불필요한 원자(예: 물 분자)를 제거하며, 단백질과 리간드가 도킹 또는 상호작용 연구에 적합하도록 준비하는 작업이 포함됩니다.

Step 2: Binding pose prediction

- 이 단계에서는 리간드가 타겟 단백질의 활성 부위에 결합할 위치와 포즈를 예측합니다. 이 과정은 리간드가 단백질의 결합 부위에 가장 적합하게 결합하는 방식을 추정하는 데 중점을 둡니다.

Step 3: Binding affinity prediction

- 최적의 결합 포즈가 식별되면, 리간드와 단백질 간의 결합 강도를 예측합니다. 높은 결합 친화도는 리간드가 타겟과 강하게 결합함을 의미하며, 이는 약물의 효능과 밀접하게 연관됩니다.

Step 4: Virtual screening

- 결합 친화도를 계산한 후, 가상 탐색을 통해 강하게 결합하는 리간드를 선별합니다. 이 과정은 화학적 공간을 좁히고 잠재력이 높은 후보물질을 식별하여, 신약개발에 적합한 소수의 고효능 화합물로 최종 선정하는 데 기여합니다.

이 구조 기반 가상 탐색 과정은 다수의 후보물질 중에서 가장 유망한 약물 후보를 빠르게 식별하는 데 중요한 도구로, 신약개발 과정의 효율성을 높이고 시간과 비용을 절감하는 데 기여합니다.

Scoring function in Structure-based Drug Design (SBDD)

Scoring fuctions은 SBDD에서 도킹 과정을 통해 약물 후보와 타겟 단백질의 결합 친화도를 평가하는 데 사용됩니다. Scoring function은 약물이 타겟에 얼마나 강하게 결합할 수 있는지를 수치화하여 최적의 약물 후보를 선별하는 중요한 기준입니다. 일반적으로 Scoring function은 약물과 타겟 간의 결합 에너지를 예측하며, 값이 낮을수록 (또는 점수가 높을수록) 강한 결합을 의미합니다.

1. Force-field 기반 scoring fuctions

- 특징: 분자 간의 물리적 힘을 기반으로 결합 에너지를 계산
- 구성 요소: 반데르발스 힘, 전기적 인력, 결합 길이 및 각도 등을 포함하여 결합 친화도를 예측
- 장점: 물리적으로 정확한 계산을 제공하며, 다양한 시스템에 적용 가능
- 단점: 계산량이 많아 시간이 오래 걸릴 수 있음

$$U(\vec{R}) = \underbrace{\sum_{bonds} k_i^{bond}(r_i - r_o)^2}_{U_{bond}} + \underbrace{\sum_{angles} k_i^{angle}(\theta_i - \theta_o)^2}_{U_{angle}} + \underbrace{\sum_{dihedrals} k_i^{dihe}[1 + \cos(n_i\phi_i + \delta_i)]}_{U_{dihedral}} + \underbrace{\sum_i \sum_{j \neq i} 4e_{ij}\left[\left(\frac{\sigma_{ij}}{r_{ij}}\right)^{12} - \left(\frac{\sigma_{ij}}{r_{ij}}\right)^6\right] + \sum_i \sum_{j \neq i} \frac{q_i q_j}{er_{ij}}}_{U_{nonbond}}$$

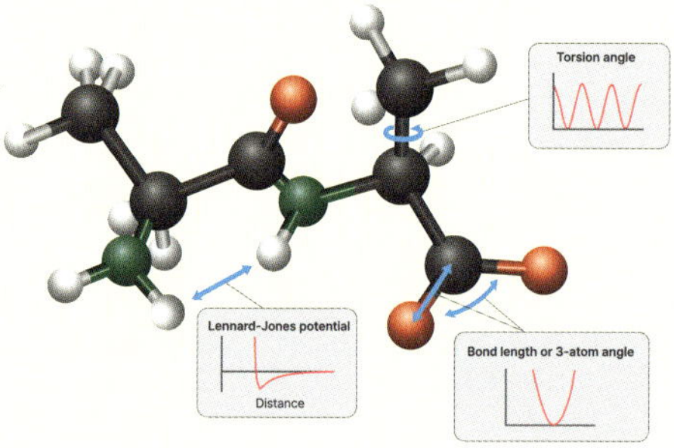

그림 1.7. Force-field 기반 scoring fuctions
결합 에너지 (Bond energy, U_{bond}): 결합 길이의 변화에 따라 발생하는 에너지
각도 에너지 (Angle energy, U_{angle}): 결합 각도의 변화에 따라 발생하는 에너지
이합각 에너지 (Dihedral/Torsional energy, $U_{dihedral}$): 분자 내 회전에 따른 에너지
비결합 에너지 (Nonbonded energy, $U_{nonbond}$): 분자 간 비결합 상호작용으로, 반데르발스 힘과 전기적 인력 포함

2. Empirical scoring functions (e.g., GlideScore)

- 특징: 결합 에너지를 실험적 데이터에 기반하여 계산
- 구성 요소: 결합 상수, 비결합 상호작용, 수소 결합 등 다양한 요소를 포함하여 결합 강도 평가
- 장점: 특정 타겟에 대해 높은 정확도
- 단점: 실험적 데이터에 의존하기 때문에 새로운 타겟에 적용이 어려움

3. Knowledge-based scoring functions (e.g, PMF and DrugScore)

- 특징: 기존의 많은 단백질-리간드 복합체 데이터 기반 통계적 분석을 통해 결합 친화도 예측
- 구성 요소: 기존 데이터로부터 얻은 결합 정보, 즉 분자 간 거리와 결합 패턴 기반 점수 계산
- 장점: 기존 데이터가 풍부할수록 정확도가 높아지며, 다양한 리간드에 대해 적용 가능
- 단점: 새로운 구조에 대한 적용 한계

4. Hybrid (Mixed approach functions) (e.g., GalaxyDock)

- 구성 요소: 전통적인 force-field 기반 에너지 계산(예: 반데르발스, 전기적 인력)과 경험적 조정 요소를 함께 사용하여 결합 에너지 평가
- 장점: 물리적 모델의 높은 신뢰성과 경험적 데이터의 실용성을 결합하여, 결합 친화도를 더 정확하게 예측
- 적용 사례: GalaxyDock은 물리적 상호작용에 대한 정밀한 계산과 데이터 기반 조정을 결합하여, 복잡한 분자 구조의 결합 친화도를 보다 신뢰성 있게 평가

2-3. 결합 구조 예측 (Binding pose prediction)

결합 구조 예측은 리간드(약물 후보)가 타겟 단백질의 활성 부위에 결합하는 정확한 위치와 포즈를 예측하는 과정입니다. 결합 친화도는 결합 포즈에 따라 크게 달라지므로, 신약 설계에서 높은 정확성을 달성하기 위해 신뢰할 수 있는 결합 포즈를 결정하는 것이 필수적입니다. Binding pose 과정은 다음과 같습니다.

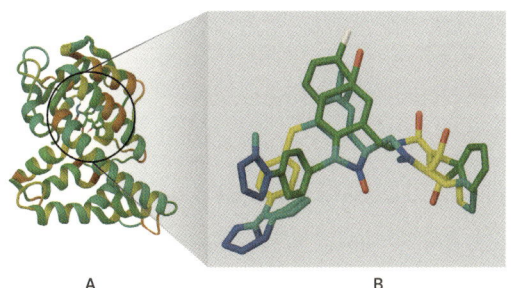

그림 1.8. 컴퓨터 기반의 binding pose prediction. A: 단백질 전체구조, B: 리간드의 단백질 활성 부위에 대한 결합 예측

(1) 리간드 준비 (Ligand preparation)

- 리간드의 다양한 구조적 형태와 원자 전하를 분자 역학이나 양자 역학을 통해 계산하여 준비합니다.

(2) 구조 탐색 (Search conformation space)

- Scoring function을 사용하여 리간드의 다양한 결합 구조를 탐색합니다. 이를 통해 리간드가 다양한 결합 형태로 타겟 단백질에 결합하는 방법을 모색합니다.

(3) 최적의 포즈 선택 (Select optimal pose)

- 탐색된 여러 결합 포즈 중에서 가장 높은 결합 친화도를 가진 포즈를 선택합니다. 이 과정에서 가장 안정적이고 강한 결합이 예상되는 포즈가 선정됩니다.

2-4. CADD 방법의 장점과 단점

CADD는 신약개발 과정에서 필수적인 도구로 자리 잡았지만, 이러한 물리 기반 접근 방식에는 여전히 한계가 존재합니다. 이러한 한계는 주로 정확도와 계산 속도 사이의 균형을 맞추는 데서 발생합니다.

방법	정확도 (kcal/mol)	계산 시간 (Time/molecule)	계산 시간 (Time/million)	참고문헌
Docking	4.2	~ 수 초/CPU	~ 수 시간/100 CPU core	
MMPBSA	4	~ 2시간/GPU	~ 수개월/100 GPU	JACS 138, 5722 (2016)
FEP	1.5	2~3일/GPU	~ 수년/100 GPU	Chem. Sci. 7, 207 (2016)

표 1.1. 주요 CADD 기술의 장단점 (Docking, MMPBSA, FEP)

(1) 정확도와 속도의 타협

- **Docking**: 이 방법은 분자 도킹을 빠르게 수행할 수 있지만, 결합 친화도와 포즈 예측의 정확도가 상대적으로 낮아 신뢰도가 떨어질 수 있습니다. 대규모 가상 탐색에는 적합하지만, 최종 후보 선별 단계에서는 부족한 정확도가 문제로 작용할 수 있습니다.
- **FEP** (Free Energy Perturbation): 이와 같은 고정밀 방법은 결합 에너지를 매우 정확하게 계산할 수 있어 신뢰성이 높습니다. 하지만 계산 소요 시간이 길고 자원 요구량이 높아, 수십만 개의 화합물을 포함하는 대규모 라이브러리에는 적용이 어렵습니다. 결과적으로, 정확도와 계산 효율성 간의 균형은 가상 탐색 전략에서 중요한 고려 요소로 작용합니다.

(2) 계산 자원의 한계

- Docking은 CPU로도 빠르게 처리할 수 있지만, FEP와 같은 고정밀 방법은 GPU 등 고성능 컴퓨팅 자원이 필요하며, 대규모 데이터 처리 시 자원의 부담이 큽니다. 특히, 대규모 화합물 라이브러리를 가상 탐색하려면 막대한 시간과 자원을 요구합니다.

이러한 한계를 극복하기 위해 AI 기반 접근 방식이 CADD의 새로운 대안으로 제시되고 있습니다. AI 기술은 대규모 데이터 학습을 통해 신약개발의 정확도와 속도를 동시에 개선할 수 있는 잠재력을 가지고 있습니다.

2-5. AI 기반 신약개발 가속화

AI는 신약개발의 각 단계를 가속화하고 비용을 절감하여 약물 발견 과정에 큰 변화를 가져오고 있습니다. AI는 수백만 개 화합물을 빠르게 탐색하고, 예측 정확도를 높여 초기 단계에서 비효율적인 후보를 배제함으로써 개발 비용을 절감할 수 있습니다. 또한, 개발 시간을 단축해 시장 출시를 앞당기고 성공률을 높여 임상 실패로 인한 경제적 손실을 감소시킵니다. 이로 인해 기업은 투자 수익을 극대화할 수 있으며, 보건 의료 산업 전체의 경쟁력 강화에도 기여할 수 있습니다. 다음은 주요 AI 기반 신약개발 기술의 설명입니다.

(1) 단백질-리간드 상호작용 예측 (Protein-ligand interaction prediction)

- **향상된 docking 예측**: AI 모델은 리간드가 단백질의 결합 부위와 어떻게 상호작용할지 예측할 수 있습니다. 여기에는 리간드의 결합 포즈뿐만 아니라 상호작용의 강도와 안정성을 예측하는 것도 포함됩니다. AI 기반 접근 방식은 대규모 데이터셋에서 학습된 패턴을 활용하여 전통적인 도킹 방법보다 우수한 성능을 발휘합니다.
- **구조 기반 설계**: 생성형 AI는 타겟 단백질과의 상호작용을 기반으로 리간드에 대한 최적화된 수정을 제안할 수 있습니다. 이는 결합 친화도와 선택성을 높이기 위해 리간드에 구조적 변화를 제안하는 방식입니다. AlphaFold와 같은 생성형 AI 모델은 단백질 구조 예측에서 혁신을 이뤘으며, 이를 통해 더욱 정밀한 구조 기반 약물 설계가 가능하게 되었습니다.

(2) 가상 탐색 (Virtual screening)

- **초고속 가상 스크리닝**: AI는 수백만 개의 화합물을 대상으로 신속하게 가상 탐색을 수행할 수 있으며, 이는 기존의 계산 방법으로는 오랜 시간이 걸릴 작업을 획기적으로 단축해줍니다. AI는 타겟과의 결합 가능성에 기반하여 화합물의 선별 우선순위를 자동으로 지정함으로써, 유효물질 발견 과정을 효율적으로 가속화합니다.

(3) 신규 분자 설계 (De novo molecule design)

- **새로운 화합물 생성**: Variational AutoEncoders(VAEs)와 같은 생성형 AI 모델은 새로운 화합물을 처음부터 설계할 수 있고 화학적 공간의 특성을 학습하여, 타겟 단백질에 결합할 가능성이 높은 새로운 분자를 제안할 수 있습니다.
- **목표 지향 분자 생성**: AI는 결합 친화도, 용해도, 독성 프로파일과 같은 특정 속성에 최적화된 분자를 생성할 수 있으며, 이를 통해 더 나은 약물 특성을 가진 화합물을 설계할 수 있습니다.

(4) ADME-T 예측

- AI는 약물의 용해도, 생체 이용률, 독성 등 중요한 약물의 특성을 예측하여, 개발 초기에 실패 가능성이 높은 후보물질을 효과적으로 배제할 수 있습니다. 이를 통해 후반 개발 단계에서의 실패 위험을 줄이고, 신약개발 파이프라인의 효율성을 높일 수 있습니다.

2-6. CADD 기술의 발전과 생성형 AI의 등장

CADD 기술은 시대별로 다음과 같은 단계들을 거치며 발전해 왔습니다.

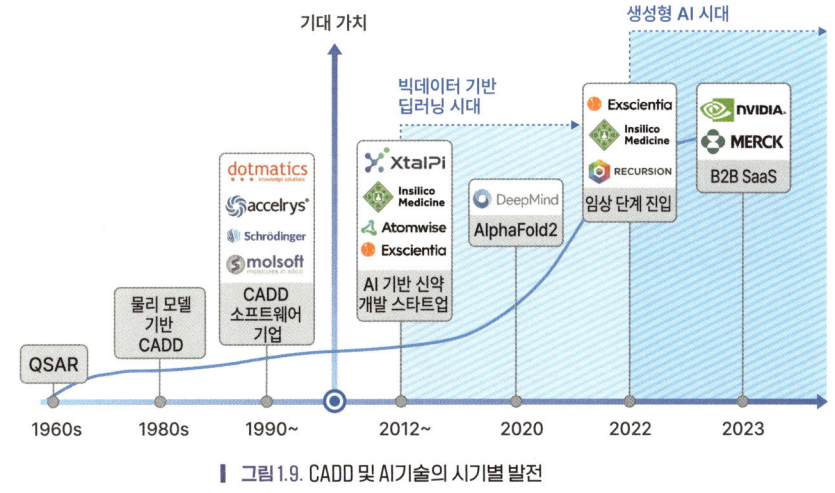

그림 1.9. CADD 및 AI기술의 시기별 발전

(1) QSAR (1960s)

초기 CADD 접근법으로, 화합물의 구조와 생물학적 활성 간의 관계를 통계적으로 분석해 약물 활성 예측을 수행했습니다.

(2) 물리 기반 CADD (1980s)

분자 동역학 및 양자 화학을 기반으로 약물-타겟 상호작용을 예측하는 기술이 등장하였고, 화합물과 단백질의 결합 에너지를 계산하여 잠재적 약물 후보를 탐색할 수 있습니다.

(3) CADD 소프트웨어 회사 (1990~)

Accelrys, Schrödinger와 같은 CADD 전문 소프트웨어 회사들이 등장하여 CADD 도구를 상업화하고 널리 보급했습니다.

(4) 빅데이터 기반 딥러닝 시대 (2012~2022)

XtalPi, Insilico Medicine, Atomwise, Exscientia와 같은 AI 신약개발 스타트업이 등장하며 빅데이터와 딥러닝을 활용한 약물 설계 및 스크리닝이 가능하게 되었습니다. 이 기술로 임상 시험 단계에 진입한 신약 후보물질들이 나오기 시작했습니다.

(5) Generative AI 시대 (2023~)

생성형 AI가 등장하면서 NVIDIA, MERCK와 같은 기업이 AI를 활용하여 새로운 화합물을 생성하고 최적화하는 B2B SaaS 모델을 구축했습니다. 생성형 AI는 신약개발의 예측 정확도와 효율성을 한층 더 높여주는 중요한 역할을 하고 있습니다.

이와 같은 기술의 발전을 통해 CADD는 점점 더 혁신적이고 효율적인 약물 설계 도구로 자리 잡아가고 있으며, AI의 도입은 약물 설계 정밀도를 높이고, 개발 시간을 단축하는 새로운 전환점으로 평가받고 있습니다.

3. 요약

이 교재는 신약개발에서의 AI 응용을 소개하며, 특히 초기 단계의 신약개발 프로세스에서 딥러닝 방법론에 중점을 둡니다. 여기에는 유효물질 발견, 선도물질 도출, 선도물질 최적화 단계가 포함됩니다. 최근 딥러닝 기술이 이러한 단계들에서 두드러진 성과를 보여주고 있기 때문에 중점을 두었습니다.

교재의 구성은 다음과 같습니다.
- 2장에서는 딥러닝의 기초 개념, 보편 근사 정리(universal approximation theorem), 역전파(backpropagation), 경사 하강(gradient descent) 알고리즘을 소개합니다.
- 3장에서는 정규화(regularization)의 의미와 일반적인 기법을 간략히 설명합니다.
- 4장에서는 CNN, RNN, GNN 등 주요 딥러닝 구조들을 다룹니다.
- 5장에서는 생성형 AI의 핵심 개념과 신약 설계에서의 응용을 탐구합니다.
- 6장에서는 AI 기반 신약개발의 미래 전망을 논의하며 마무리합니다.

이 교재는 독자들에게 딥러닝이 초기 신약개발에 어떻게 변화를 가져오고 있는지 종합적으로 이해할 수 있도록 돕는 것을 목표로 하고 있습니다.

Chapter 2.
딥러닝 입문
(Introduction to deep learning)

1. 개요

2. 선형 회귀 방법
- 2-1. 선형 회귀
- 2-2. 비용 함수 (Cost function)
- 2-3. 경사 하강법
- 2-4. 볼록 함수 (Convex function)
- 2-5. 경사 하강법 알고리즘
- 2-6. 가우시안 노이즈 (Gaussian noise)
- 2-7. 최대 우도 (Maximum likelihood)

3. 선형 분류 (Linear classification)
- 3-1. 분류 (Classification)
- 3-2. 결정 경계 (Decision boundary)
- 3-3. 로지스틱 회귀 (Logistic regression)
- 3-4. 로지스틱 함수의 비용 함수
- 3-5. 다중분류와 softmax 함수

4. 딥러닝의 개념 (Concept of deep learning)
- 4-1. 딥러닝의 개념
- 4-2. 왜 딥러닝인가?
- 4-3. 인공 신경망 (Artificial neural network)
- 4-4. 퍼셉트론 (Perceptron)
- 4-5. 논리 게이트 (Logic gate)

5. 다층 구조 퍼셉트론
- 5-1. 다층 구조 퍼셉트론의 개념
- 5-2. 비선형성과 활성화 함수 (Nonlinearity and activation function)
- 5-3. 보편 근사 정리 (Universal approximation theorem)
- 5-4. 왜 더 깊은 인공 신경망이 필요한가?

6. 순전파를 통한 예측

7. 역전파 기반 학습
- 7-1. 역전파 기본 개념
- 7-2. 확률적 경사 하강법
- 7-3. 역전파 과정

Chapter 2.
딥러닝 입문
(Introduction to deep learning)

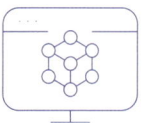

1. 개요

 이 장에서는 딥러닝의 기본 개념을 이해하고, 이를 바탕으로 다양한 데이터 패턴을 분석하는 방법을 설명합니다. 먼저, 통계적 모델링(statistical modeling)을 기본 원리로 삼아 관측된 데이터를 기반으로 가설(hypothesis)을 설정하고, 이를 통해 새로운 데이터를 예측하는 과정을 살펴봅니다. 통계적 모델링은 데이터를 분석하고 예측하는 모든 기초가 되는 중요한 개념으로, 특히 선형 회귀(linear regression)와 분류의 기초 개념은 딥러닝 모델의 구조를 이해하는 출발점이 되는 개념입니다. 이러한 개념은 복잡한 딥러닝 모델의 작동 원리를 파악하는 데 필수적입니다.

 또한, 이 장에서는 선형 모델을 넘어선 다층 구조 퍼셉트론(multi-layer perceptron)과 비선형성(non-linearity)을 도입하여, 복잡한 비선형 데이터 구조를 처리하는 능력을 갖춘 심층 신경망의 개념을 다룹니다. 비선형 활성화 함수는 단순한 선형 모델로는 학습

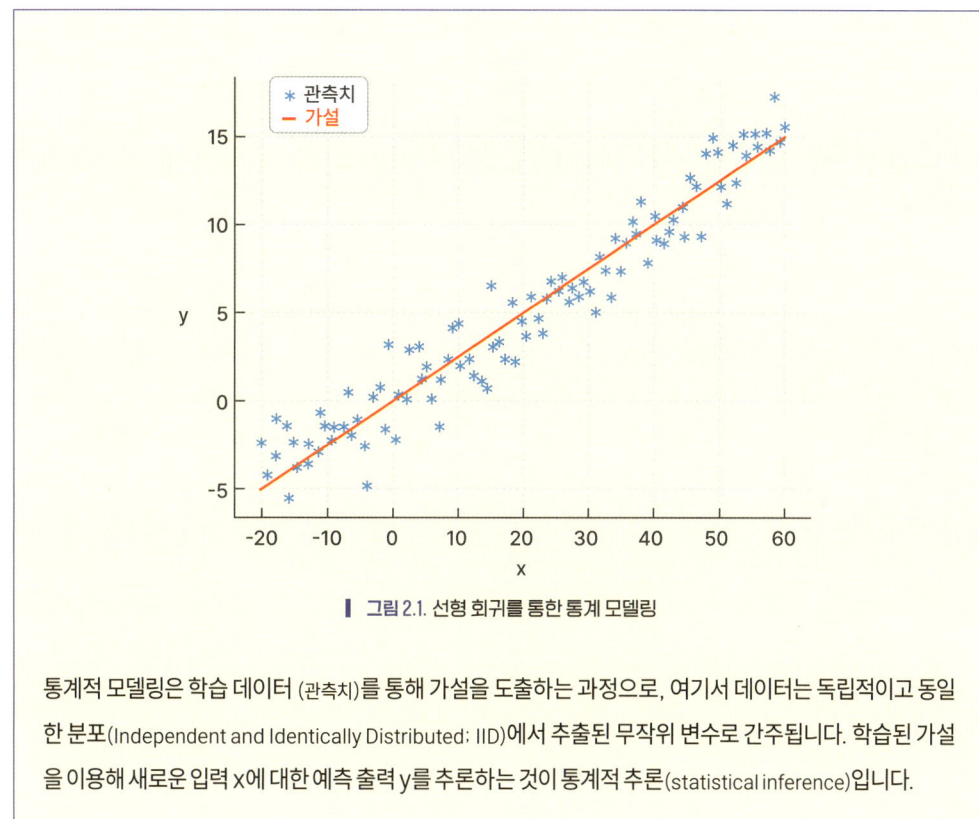

그림 2.1. 선형 회귀를 통한 통계 모델링

통계적 모델링은 학습 데이터 (관측치)를 통해 가설을 도출하는 과정으로, 여기서 데이터는 독립적이고 동일한 분포(Independent and Identically Distributed; IID)에서 추출된 무작위 변수로 간주됩니다. 학습된 가설을 이용해 새로운 입력 x에 대한 예측 출력 y를 추론하는 것이 통계적 추론(statistical inference)입니다.

할 수 없는 복잡한 데이터 관계를 학습할 수 있도록 하며, 딥러닝이 단순한 분석을 넘어 다양한 분야에서 강력한 성능을 발휘할 수 있도록 합니다.

이어서 순전파(forward propagation)와 역전파(backward propagation) 과정을 통해 예측과 학습의 기초를 다룹니다. 특히, 역전파와 경사 하강법(gradient descent)은 모델이 스스로 최적의 파라미터를 찾아가면서 학습을 진행하도록 하는 중요한 학습 알고리즘으로, 딥러닝 모델이 데이터에 맞춰 최적화되는 과정을 이해하는 데 필수적입니다. 딥러닝 모델이 어떻게 학습하고, 예측하며, 최적화되는지를 전반적으로 이해함으로써 딥러닝 모델의 기본 작동 원리와 확장 가능성을 체계적으로 학습합니다.

앞에서 언급된 개념들을 학습하여 지도 학습(supervised learning)의 기반을 마련하며, 관측된 데이터와 레이블 간의 관계를 학습하여 새로운 데이터를 예측하는 능력을 갖춘 모델을 설계하고 구축할 수 있도록 도와줍니다. 이는 약물의 구조를 기반으로 용해도, 독성, 약효, 결합 친화도 등 약물의 특성을 예측할 수 있는 AI 기반 QSAR 모델을 구축할 수 있는 토대가 됩니다.

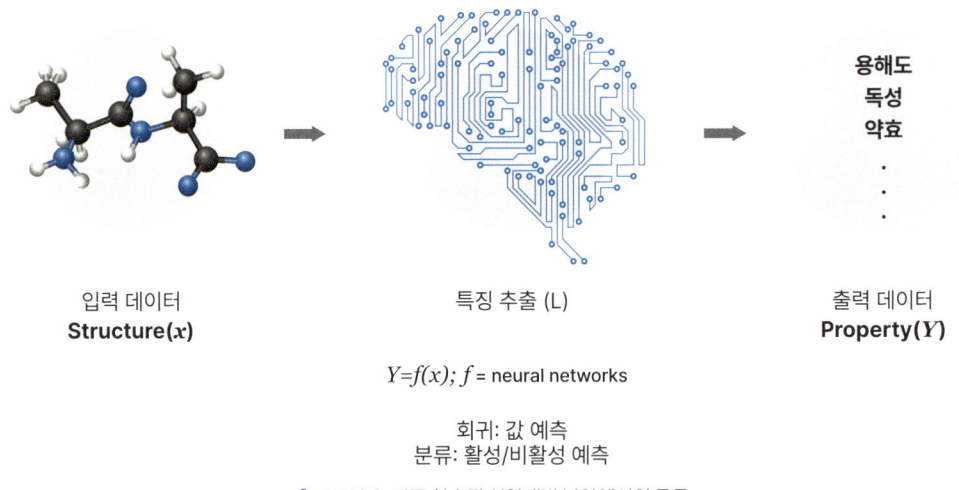

그림 2.2. 지도 학습과 신약개발 분야에서의 응용

2. 선형 회귀 방법

2-1. 선형 회귀

선형이라는 용어는 함수가 입력 변수와의 관계를 직선 형태로 표현할 수 있음을 의미합니다. 즉, 변수 간의 관계가 1차 함수의 형태를 따른다는 뜻입니다. 선형 회귀에서는 입력 변수 x와 출력값 y 사이에 선형적인 관계가 존재한다고 가정하며, 이 관계는 아래와 같은 수식으로 나타낼 수 있습니다.

$H(x) = Wx + b$

W: parameters of weights
b: bias

여기서 W는 기울기(또는 가중치)로, x가 증가할 때 y가 얼마나 변하는지를 나타내고, b는 절편으로, 직선이 y축과 만나는 지점을 나타냅니다. 선형 관계의 핵심은 변수 사이의 변화가 일정한 비율로 증가하거나 감소하는 것입니다.

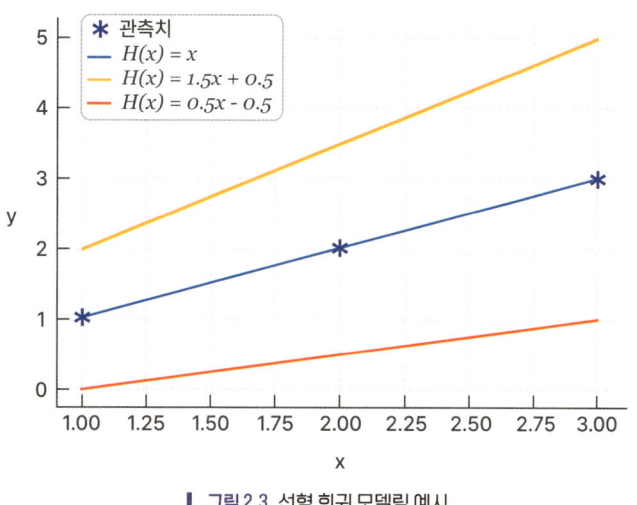

그림 2.3. 선형 회귀 모델링 예시

회귀는 주어진 데이터에서 변수들 간의 관계를 기반으로 미래의 값을 예측하는 통계적 방법입니다. 회귀의 목적은 관측된 데이터로부터 패턴을 찾아내어, 새로운 입력값에 대한 예측을 가능하게 하는 가설 함수를 도출하는 것입니다. 선형 회귀에서는 데이터 점들이 직선 주변에 퍼져 있다고 가정하며, 이 직선을 가장 잘 설명하는 가설 함수를 찾기 위해 최소제곱법(least squares method)을 사용하여 오차를 최소화합니다. 이 과정에서 실제 관측치와 예측값 간의 차이를 줄이기 위해 기울기 W와 절편 b를 조정합니다. 최적화된 회귀 모델은 새로운 데이터에 대해 예측을 할 수 있게 됩니다.

2-2. 비용 함수 (Cost function)

선형 회귀에서 비용은 모델이 예측한 값과 실제 값 사이의 오차를 수치로 나타낸

값으로, 모델의 예측 성능을 평가하는 데 사용됩니다. 모델의 성능을 향상시키기 위해 비용을 최소화하는 것이 핵심적인 목표입니다.

비용 함수는 이러한 오차를 계산하기 위한 수학적인 식으로, 모델의 성능을 정량적으로 평가하는 데 활용됩니다. 선형 회귀에서는 일반적으로 평균 제곱 오차(Mean Squared Error, MSE)를 비용 함수로 사용하고, 다음과 같은 수식으로 정의됩니다.

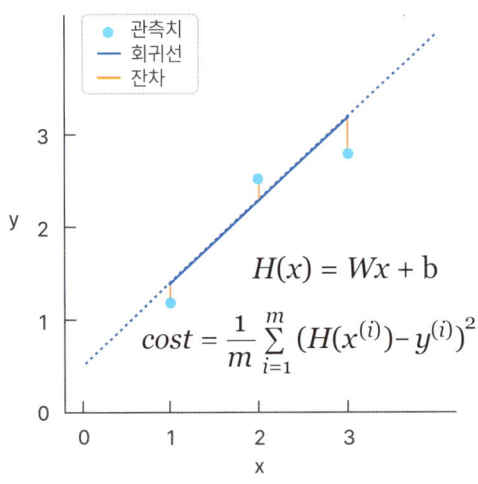

그림 2.4. 평균 제곱 오차 비용 함수

여기서 $H(x^{(i)})$는 가설 함수로 예측값을 의미하고, $y^{(i)}$는 실제 값입니다. m은 데이터 포인트의 개수를 의미합니다. 비용 함수는 예측값과 실제 값의 차이를 제곱하여 합산한 후 평균을 구하는 방식으로 정의되며, 예측 오차가 클수록 비용이 증가하도록 설계되어 있습니다.

모델을 최적화하기 위해서는 비용 함수의 값을 최소화해야 합니다. 비용 함수의 값을 최소화하면 예측값과 실제 값 간의 오차가 최소화되어 모델의 성능이 향상됩니다. 이 과정에서 경사 하강법 알고리즘을 사용할 수 있습니다. 경사 하강법은 비용 함수의 기울기를 따라 가장 낮은 지점으로 이동하는 방법으로, 점진적으로 비용을 줄이면서 최적의 W와 b를 찾습니다. 이 과정을 통해 모델은 데이터에 최적화되도록 점차 조정됩니다.

회귀 모델의 계산 복잡도를 줄이기 위해 편향 항 b를 생략하고 $H(x)=Wx$의 형태로 가설을 단순화하여 활용할 수 있습니다. 단순화된 가설은 계산 복잡도를 줄이고 모델의 구현과 학습을 더 효율적으로 만듭니다.

2-3. 경사 하강법

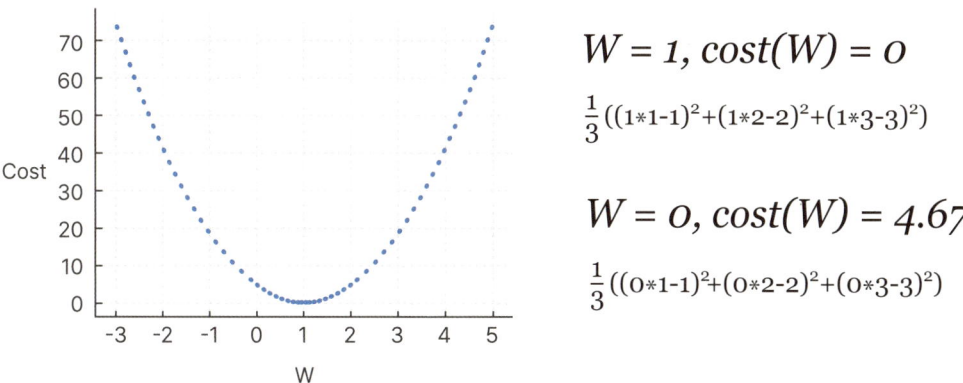

그림 2.5. 비용 함수 계산 예시

위 그래프는 선형 회귀 모델에서 가중치 W의 값에 따른 비용 함수 $cost(W)$의 변화를 나타냅니다. 가로축은 가중치 W를, 세로축은 비용 함수의 값을 의미합니다. 그래프는 W의 값이 특정 지점에서 최소가 될 때, 비용 함수가 최저점에 도달하는 모습을 보여줍니다.

이 최소 지점은 비용 함수를 최소화하는 최적의 가중치 W를 의미합니다. 최적의 가중치를 찾기 위한 대표적인 방법으로 경사 하강법이 있으며, 이는 선형 회귀 모델이 학습하는 과정에서 중요한 역할을 합니다.

$$W := W - \alpha \frac{\partial}{\partial W} cost(W)$$

경사 하강법은 비용 함수를 최소화하기 위해 반복적으로 가중치를 조정하는 최적화 알고리즘입니다. 이 방법은 딥러닝 및 머신러닝 모델이 학습을 통해 최적의 파라미터를 찾는 데 있어 핵심적인 원리로 작용합니다. 비용은 모델의 예측값과 실제 값 사이의 오차를 나타내며, 이 오차가 최소화되도록 가중치를 조정하는 것이 경사 하강법의 목표입니다. 비용 함수가 특정한 형태를 가진 경우(예: U자형), 이 함수는 최저점에서 가장 작은 비용을 갖게 됩니다. 경사 하강법은 비용 함수의 기울기(또는 미분값)를 계산하여, 기울기의 부호에 따라 비용이 감소하는 방향으로 가중치를 조정하면서 점진적으로 최솟값에 도달하도록 합니다. 앞서 제시한 수식과 같이, 경사 하강법 알고리즘은 다음과 같은 절차를 통해 비용 함수의 값을 지속적으로 낮추며 최적화를 수행합니다.

- **초기화**: 경사 하강법은 임의의 초기 가중치에서 시작합니다.
- **기울기 계산**: 비용 함수의 현재 가중치에 대한 기울기를 계산합니다.
- **가중치 업데이트**: 가중치를 현재 기울기의 반대 방향으로 이동시킵니다. 이동 크기는 학습률(learning rate)에 의해 결정됩니다.
- **반복**: 기울기가 0에 가까워지거나 설정한 반복 횟수에 도달할 때까지 이 과정을 반복합니다.

학습률이 너무 높으면 최솟값을 벗어나 발산할 수 있고, 너무 낮으면 수렴 속도가 느려질 수 있습니다. 따라서 적절한 학습률을 설정하는 것이 중요합니다. 경사 하강법은 선형 회귀, 로지스틱 회귀 등 다양한 모델의 학습에 사용되며, 딥러닝의 가중치를 최적화하는 데 필수적인 알고리즘으로 자리 잡고 있습니다.

비용 함수를 최소화하는 과정에서 주로 사용되는 방법으로 LMS(Least Mean Squares) 알고리즘이 있습니다. LMS 알고리즘은 선형 회귀에서 예측값과 실제 값 간의 차이를 최소화하기 위해 평균 제곱 오차를 비용 함수로 사용합니다. 비용 함수는 예측 오차의 제곱 평균으로 정의되며, 아래와 같은 수식으로 나타낼 수 있습니다.

$$cost(W) = \frac{1}{2m} \sum_{i=1}^{m} (Wx^{(i)} - y^{(i)})^2$$

여기서 m은 데이터의 총 개수이며, $x^{(i)}$와 $y^{(i)}$는 각각 입력값과 실제 출력값을 의미합니다. LMS는 이 비용 함수의 값을 최소화하는 가중치를 도출하는 과정에서 경사 하강법을 활용합니다. 비용 함수의 기울기는 가중치 W에 대한 변화율을 계산하여, 비용 함수를 최소화하는 방향으로 가중치를 조정하는 데 이용됩니다.

LMS 알고리즘은 가중치 W를 다음과 같은 방식으로 업데이트합니다.

$$W := W - \alpha \frac{1}{m} \sum_{i=1}^{m} (Wx^{(i)} - y^{(i)})x^{(i)}$$

여기서 α는 학습률을 나타내며, 크기에 따라 가중치가 조정되는 정도가 달라집니다. 학습률이 너무 크면 모델이 수렴하지 않고 발산할 수 있으며, 너무 작으면 수렴 속도가 느려질 수 있으므로 적절한 학습률을 선택하는 것이 중요합니다.

LMS 알고리즘은 경사 하강법을 통해 가중치를 반복적으로 조정함으로써 비용 함수를 최소화하고, 모델의 예측 성능을 향상시킬 수 있도록 합니다. 특히, LMS는 선형 회귀를 비롯한 다양한 기계 학습 모델에서 최적의 파라미터를 도출하는 데 효과적으로 활용됩니다.

이후 교재에서 LMS와 경사 하강법의 원리를 바탕으로, 지도 학습 모델의 가중치를 최적화하는 구체적인 과정을 학습합니다. 이러한 원리는 AI 기반 신약개발에서 정밀한 예측과 최적화를 위한 핵심 기초로 활용됩니다.

2-4. 볼록 함수 (Convex function)

앞서 경사 하강법과 LMS를 통해 비용 함수의 값을 최소화하는 과정에 대해 살펴보았습니다. 이 과정에서 비용 함수의 형태는 최적화 결과에 큰 영향을 미칩니다. 특히 볼록 함수인 경우 최적화가 보다 쉽게 이루어질 수 있습니다.

볼록 함수는 정의역 내의 모든 국소 최솟값(local minimum)이 전역 최솟값(global minimum)과 일치하는 함수로, 최솟값이 하나만 존재하는 특성을 가집니다. 이로 인해 경사 하강법과 같은 최적화 알고리즘은 전역 최적점을 향해 안정적으로 수렴할 수 있습니다.

$$cost(W,b) = \frac{1}{m} \sum_{i=1}^{m} (H(x^{(i)}) - y^{(i)})^2$$

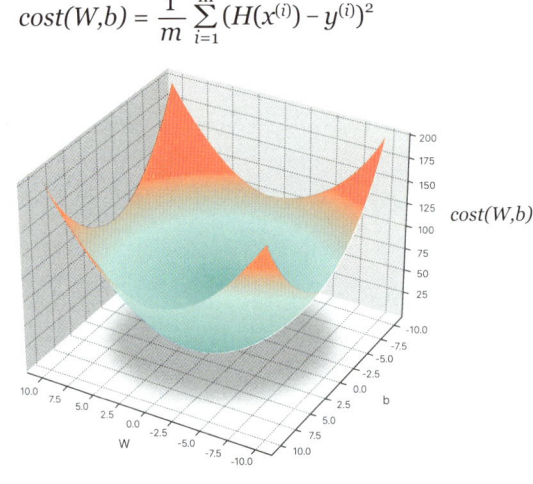

그림 2.6. 비용 함수(볼록 함수) 시각화

앞의 비용 함수가 볼록 함수이기 때문에, 경사 하강법을 적용했을 때, 학습률 α가 적절히 설정되어 있다면 항상 전역 최솟값으로 수렴하게 됩니다. 하지만 학습률이 너무 크다면 오히려 최솟값을 지나쳐 발산할 수 있기 때문에, 적절한 학습률 설정이 중요합니다.

2-5. 경사 하강법 알고리즘

앞서 살펴봤듯이 경사 하강법은 비용 함수를 최소화하기 위해 가중치를 조정하는 최적화 알고리즘입니다. 비용 함수는 보통 가중치 W와 절편 b에 따라 값이 변하며, 비용 함수의 값이 작아질수록 모델의 예측이 실제 데이터와 가까워진다는 의미를 가집니다. 등고선 그래프에서 경사 하강법이 작동하는 방식을 쉽게 이해할 수 있습니다. 등고선은 비용 함수의 높이를 나타내며, 가장 낮은 곳(중앙)에 도달할수록 비용이 최소가 되는 최적의 파라미터에 가까워지게 됩니다. 경사 하강법은 현재 위치에서 기울기를 계산하고, 비용 함수의 값이 줄어드는 방향으로 이동하여 최적의 값을 찾습니다. 각 단계에서 기울기에 비례하여 이동하며, 점진적으로 비용 함수의 최저점에 도달합니다. 아래 그림은 비용 함수의 등고선 위에서 경사 하강법이 최솟값으로 수렴하는 과정을 보여줍니다. 빨간색 화살표는 비용 함수의 기울기를 따라 점진적으로 이동하며, 결국 최저점 (최적의 가중치 값)에 도달하게 됩니다.

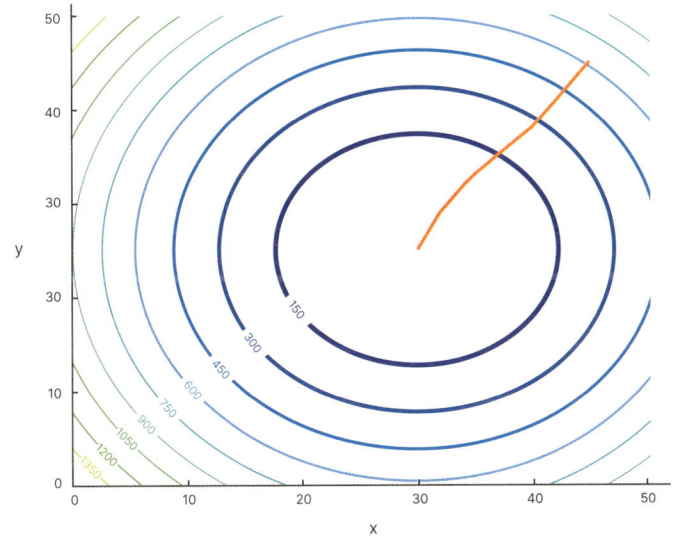

▌ 그림 2.7. 비용 함수의 최솟값 수렴 과정

(1) 배치 경사 하강법 (Batch gradient descent)

배치 경사 하강법은 전체 데이터셋을 한 번에 사용하여 비용 함수의 기울기를 계산하고 가중치를 업데이트합니다. 이는 비용 함수의 전역적인 형태를 반영하여 안정적이지만, 계산량이 많아 학습 시간이 오래 걸릴 수 있습니다. 수식으로 표현하면 다음과 같습니다.

$$\theta_j := \theta_j + \alpha \sum_{i=1}^{m} (y^{(i)} - h_\theta(x^{(i)})) x_j^{(i)} \text{(for every j)}$$

여기서

- θ_j는 j번째 가중치입니다.
- α는 학습률로, 가중치를 업데이트하는 속도를 조절합니다.
- m은 전체 데이터의 개수입니다.
- $h_\theta(x^{(i)})$는 i번째 데이터의 예측값입니다.
- $y^{(i)}$는 i번째 데이터의 실제 값입니다.

배치 경사 하강법은 매 반복마다 전체 데이터셋을 스캔하여 비용 함수의 기울기를 계산하기 때문에 학습 속도가 느릴 수 있지만, 매번 안정적인 방향으로 이동하므로 수렴 과정이 비교적 정확합니다.

(2) 확률적 경사 하강법 (Stochastic gradient descent)

확률적 경사 하강법은 배치 경사 하강법과 달리, 한 번에 하나의 데이터를 사용하여 가중치를 업데이트합니다. 이를 통해 계산 비용을 줄이고 빠르게 수렴할 수 있습니다. 업데이트 방식은 다음과 같습니다.

```
Loop {
    for i=1 to m, {
        θⱼ := θⱼ + α(y⁽ⁱ⁾- hθ(x⁽ⁱ⁾)) xⱼ⁽ⁱ⁾(for every j)
    }
}
```

여기서

- i는 데이터 포인트의 인덱스로, 확률적 경사 하강법은 각 데이터 포인트 $x^{(i)}$에 대해

개별적으로 계산됩니다.
- α는 학습률입니다.

이 방식은 각 데이터 포인트마다 가중치를 조정하기 때문에 계산이 빠르고, 초기 단계부터 빠르게 수렴할 수 있습니다. 하지만 개별 데이터 포인트에 의존하여 업데이트가 이루어지기 때문에 경로가 불안정하여 진동이 발생할 수 있습니다. 그럼에도 불구하고 큰 데이터셋에서의 효율성과 빠른 학습으로 인해 많이 사용됩니다.

2-6. 가우시안 노이즈 (Gaussian noise)

선형 회귀 모델은 주어진 데이터 포인트를 가장 잘 설명하는 직선을 찾아내는 방법입니다. 하지만 현실의 데이터는 완벽하게 직선 위에 있지 않고, 다양한 요인으로 인해 데이터 포인트들 사이에 약간의 노이즈가 존재하게 됩니다. 이때 가우시안 노이즈는 데이터의 무작위적인 변동을 설명하는 데 중요한 역할을 합니다. 가우시안 노이즈는 머신러닝과 통계학에서 주로 사용되는 노이즈 모델 중 하나로, 데이터에 무작위성을 추가하여 현실에서 발생할 수 있는 오차나 변동을 시뮬레이션합니다. 이는 확률 분포 중 하나인 가우시안 분포(또는 정규 분포)를 따르는 노이즈로, 평균값 주변에서 값들이 집중되며, 평균에서 멀어질수록 발생 확률이 급격히 감소합니다.

가우시안 노이즈의 확률 밀도 함수는 아래와 같은 수식으로 표현됩니다. 우선, 목표 변수와 입력값들이 다음 방정식을 통해 관련되어 있다고 가정합니다.

$$y^{(i)} = \theta^T x^{(i)} + \epsilon^{(i)}$$

여기서 $\epsilon^{(i)}$는 모델링되지 않은 효과나 랜덤 노이즈를 포착하는 오류 항입니다. $\epsilon^{(i)}$가 평균이 0이고 분산이 σ^2인 가우시안 분포(정규 분포)를 따르는 독립적이고 동일하게 분포된 값이라면, 다음과 같이 표현됩니다

$$p(e^{(i)}) = \frac{1}{\sqrt{2\pi}\sigma} \exp\left(-\frac{(e^{(i)})^2}{2\sigma^2}\right)$$

앞의 두 식을 이용해 다음과 같이 다시 쓸 수 있습니다.

$$p(y^{(i)}|x^{(i)};\theta) = \frac{1}{\sqrt{2\pi}\sigma} \exp\left(-\frac{(y^{(i)}-\theta^T x^{(i)})^2}{2\sigma^2}\right)$$

바로 앞 식은 가우시안 노이즈가 포함된 데이터의 확률 밀도 함수입니다. θ는 파라미터 벡터이고, $\epsilon^{(i)}$는 평균이 0이고 분산이 σ^2인 가우시안(정규) 분포를 따르는 오차입니다. 따라서, $y^{(i)}$가 $x^{(i)}$에 대해 관찰될 확률 분포는 다음과 같은 가우시안 분포를 따르게 됩니다.

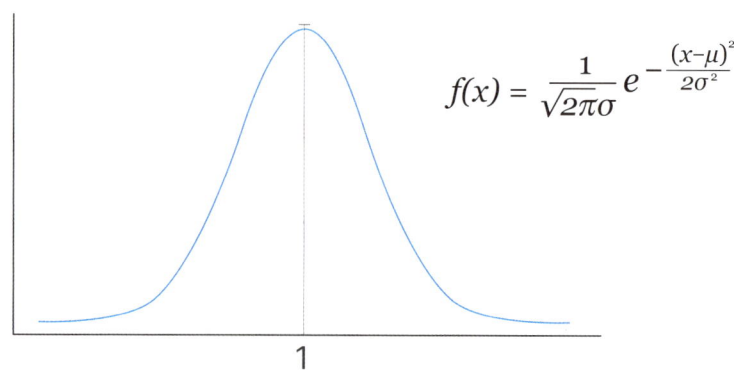

그림 2.8. 가우시안 분포 예시.

μ는 평균(mean)을 나타내며, 노이즈 값의 중심이 되는 실제 데이터 값입니다. σ는 표준 편차(standard deviation)로, 분포의 폭을 결정합니다. 값이 클수록 분포가 넓어지고, 작을수록 좁아집니다.

선형 회귀에서는 우리가 관찰한 목표 변수 $y^{(i)}$가 입력 변수 $x^{(i)}$와 선형적으로 관계를 가지며, 여기에 오차 항 ϵ이 추가된다고 가정합니다. 이 오차 항은 가우시안 분포를 따른다고 가정하며, 이를 통해 모델의 설명력을 높이고 데이터의 분산을 고려할 수 있습니다.

가우시안 노이즈는 딥러닝에서 모델의 일반화 성능을 향상시키는 데 활용될 수 있습니다. 모델이 훈련 데이터에 과적합(overfitting)되지 않도록 학습 데이터에 무작위 노이즈를 추가하여 모델이 새로운 데이터에 대해서도 일반화된 성능을 발휘할 수 있도록 합니다.

2-7. 최대 우도 (Maximum likelihood)

우도는 주어진 모델 파라미터(θ)하에서 관측된 데이터가 발생할 확률을 나타내는 개념입니다. 즉, 우리가 데이터 집합을 관측했을 때, 어떤 파라미터 값이 이 데이터를 가장 잘 설명하는지를 평가하는 지표입니다. 우도는 확률과 유사해 보이지만, 엄밀히 구분되는 개념입니다. 확률은 이미 주어진 파라미터 값에서 데이터가 발생할 가능성을 의미하지만, 우도는 관측된 데이터를 기반으로 파라미터를 추정하기 위해 사용됩니다. 따라서 우도 함수는 파라미터에 대한 함수로, 특정 데이터가 주어졌을 때 파라미터가 그 데이터를 얼마나 잘 설명하는지 나타냅니다. 주어진 데이터와 선형 회귀 모델을 바탕으로, 파라미터 θ가 주어졌을 때, 관측된 $y^{(i)}$에 대한 우도는 다음과 같이 나타낼 수 있습니다.

$$L(\theta) = L(\theta; X, Y) = p(Y|X; \theta)$$

우도 함수 또한 정규 분포 형태의 확률 밀도 함수를 기반으로 다음과 같이 정의할 수 있습니다.

$$L(\theta) = \prod_{i=1}^{m} p(y^{(i)} | x^{(i)}; \theta)$$
$$= \prod_{i=1}^{m} \frac{1}{\sqrt{2\pi}\sigma} \exp\left(-\frac{(y^{(i)} - \theta^T x^{(i)})^2}{2\sigma^2}\right)$$

정규 분포 형태의 확률 밀도 함수를 기반으로 정의된 우도 함수는 독립적인 데이터들의 각 확률 밀도 값을 곱하여 전체 우도를 정의하고, 이 값을 최대화하는 파라미터를 찾음으로써 주어진 데이터를 가장 잘 설명하는 예측 모델을 완성할 수 있습니다. 우도 함수 값은 매우 작아질 수 있기 때문에 로그를 취해 계산하는 것이 일반적이며, 이를 로그 우도(log-likelihood)라고 부릅니다. 로그 우도 함수는 다음과 같이 표현됩니다.

$$\ell(\theta) = \log L(\theta)$$
$$= \log \prod_{i=1}^{m} \frac{1}{\sqrt{2\pi}\sigma} \exp\left(-\frac{(y^{(i)} - \theta^T x^{(i)})^2}{2\sigma^2}\right)$$
$$= \sum_{i=1}^{m} \log \frac{1}{\sqrt{2\pi}\sigma} \exp\left(-\frac{(y^{(i)} - \theta^T x^{(i)})^2}{2\sigma^2}\right)$$
$$= m \log \frac{1}{\sqrt{2\pi}\sigma} - \frac{1}{\sigma^2} \cdot \frac{1}{2} \sum_{i=1}^{m} (y^{(i)} - \theta^T x^{(i)})^2$$

로그 함수는 단조 증가 함수이기 때문에, 이 로그 우도를 최대화하는 파라미터는 동시에 우도를 최대화합니다. 로그 우도 식에서 마지막 줄 첫 번째 항은 상수이며, 두 번째 항은 LMS 비용 함수와 형태가 같고 부호만 반대입니다.

이때, 로그 우도를 최대화하는 것은 아래 식을 최소화하는 것을 의미하게 됩니다.

$$\frac{1}{2} \sum_{i=1}^{m} (y^{(i)} - \theta^T x^{(i)})^2$$

이 식은 LMS 비용 함수와 같습니다. 따라서 로그 우도를 최대화하는 것은 비용 함수를 최소화하는 것과 같은 의미를 가지며, 따라서 로그 우도를 최대화하는 파라미터를 찾는 과정이 선형 회귀에서의 최적화 문제로 귀결됩니다. 이렇게 우도와 로그 우도는 선형 회귀에서 데이터와 파라미터 간의 관계를 이해하고 최적화하는 데 중요한 역할을 합니다.

3. 선형 분류 (Linear classification)

3-1. 분류 (Classification)

딥러닝에서 분류는 주어진 입력이 어떤 범주나 클래스에 속하는지를 식별하는 과정으로, 레이블이 있는 데이터를 통해 학습된 패턴을 기반으로 합니다. 신약개발 분야에서는 새로운 화합물이 특정 표적 단백질에 대해 활성이 있는지 없는지를 예측하는 데 분류를 사용할 수 있습니다. 여기서 모델은 화합물을 "효과 있음"(양성 클래스) 또는 "효과 없음"(음성 클래스)으로 분류할 수 있으며, 이는 화합물의 화학적 구조나 기타 속성에 따라 결정됩니다.

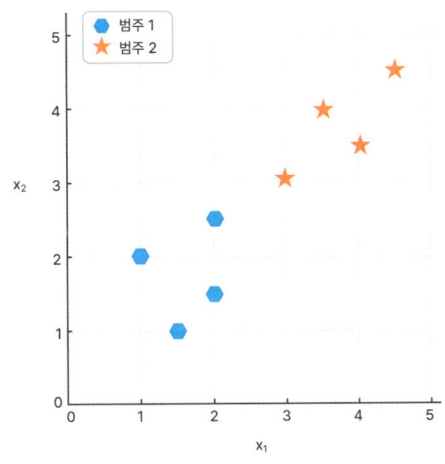

그림 2.9. 이진분류 그래프

신약개발에서의 분류의 대표적 사례는 아래와 같습니다.

- 이진 분류 (Binary classification): 신약개발에서는 주로 이진 분류 문제가 많이 발생합니다. 예를 들어, 특정 화합물이 치료 가능성이 있는지 또는 없는지를 분류하는 경우가 있습니다. 주어진 화합물의 분자적 속성을 바탕으로, 모델이 해당 화합물이

표적 단백질에 결합할 가능성이 있는지 없는지 분류하는 것입니다.
- **다중 클래스 분류** (Multi-class classification): 경우에 따라 분류가 두 개 이상의 범주를 포함할 수 있습니다. 예를 들어, 화합물을 고효능, 중등도 효능, 무효능 등으로 분류하는 경우입니다.

분류 모델은 알려진 화합물과 그 활성 프로파일에 대한 방대한 데이터셋을 분석함으로써 학습하고, 이를 통해 신약개발 워크플로우에서 새로운 화합물의 행동을 예측할 수 있습니다. 이러한 예측 능력은 대규모 화합물 라이브러리를 유망한 후보로 좁히는 데 중요한 역할을 하며, 약물 개발 프로세스를 크게 가속화할 수 있습니다.

3-2. 결정 경계 (Decision boundary)

분류에서 결정 경계는 서로 다른 클래스가 구분되는 기준선 또는 기준면을 의미합니다. 이 경계를 기준으로 모델은 입력 데이터를 서로 다른 클래스에 속한다고 분류합니다. 예를 들어, 신약개발에서 새로운 화합물이 특정 질병에 효과가 있는지 여부를 분류할 때, 결정 경계는 "효과 있음"과 "효과 없음"을 구분하는 선이 될 수 있습니다.

이진 분류에서는 입력 데이터의 특징 공간에서 두 개의 클래스를 나누는 선형 또는 비선형 경계를 결정합니다. 예를 들어, 그림 2.10처럼 화합물이 효과가 있는지 여부를 판단하기 위해 특정 지표 값(예: 분자 구조 특징)을 기준으로 데이터 포인트들이 나뉘어집니다.

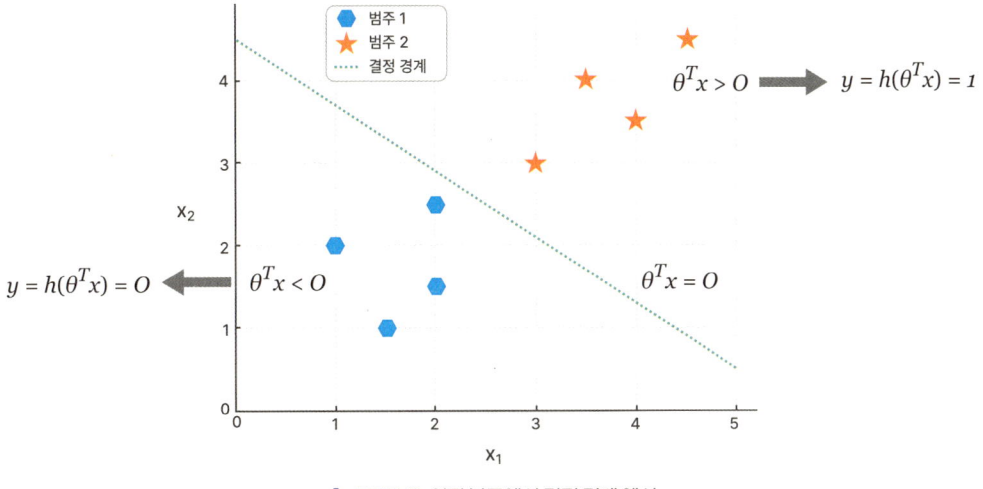

그림 2.10. 이진 분류에서 결정 경계 예시

그림 2.10에서 그림에서 $\theta^T x = 0$는 결정 경계가 되는 식입니다. 이 선을 기준으로 $\theta^T x > 0$인 영역과 $\theta^T x < 0$인 영역이 나뉘며, 각 영역은 다음과 같은 기준으로 서로 다른 클래스로 구분됩니다.

- $\theta^T x > 0$일 때 $y = 1$로 분류되고, 이는 "효과 있음" (양성 클래스)을 나타냄.
- $\theta^T x < 0$일 때 $y = 0$으로 분류되고, 이는 "효과 없음" (음성 클래스)을 나타냄.

2차원 공간에서는 결정 경계가 선형 방정식으로 표현되며 직선으로 나타납니다. 이 직선은 모델이 학습을 통해 찾은 최적의 경계로, 새로운 데이터 포인트가 주어졌을 때 해당 포인트가 어떤 클래스에 속할지를 예측하는 기준이 됩니다. 이러한 결정 경계는 신약개발에서 화합물의 효과를 예측하는 모델에 사용될 수 있으며, 모델이 화합물을 분류할 때 중요한 역할을 합니다. 결정 경계가 정확할수록 모델의 분류 성능도 높아져, 신약개발 과정에서 비용 절감과 효율성을 높이는 데 기여할 수 있습니다.

하지만 선형 결정 경계만으로는 모든 분류 문제에 적합하지 않을 수 있습니다. 다음은 종양의 크기에 따른 악성 여부 판단 예시를 통하여 확인할 수 있습니다.

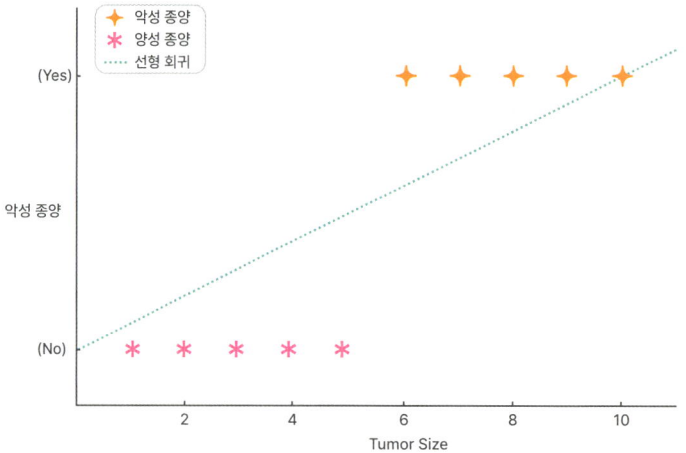

그림 2.11. 선형 회귀 기반의 종양 크기에 따른 악성 여부 예측 모델의 한계

- **출력 범위 문제**: 회귀 문제에서는 선형 모델이 음의 무한대에서 양의 무한대까지의 값을 예측할 수 있습니다. 하지만 분류 작업에서는 0(음성 클래스)과 1(양성 클래스) 같은 제한된 클래스가 필요합니다. 예를 들어 종양 크기에 따라 악성 여부를 예측할 때 결과는 두 가지 상태 중 하나로 나타나야 합니다.
- **해석의 부적합성**: 분류 작업에서는 모델의 출력값을 확률(0과 1 사이의 값)로 해석해야 하는데, 이는 선형 회귀로는 불가능합니다. 종양의 크기가 특정 임계값을 초과할 경우, 선형 회귀는 선형적으로 값을 증가시켜 확률 기반의 해석을 어렵게 만듭니다.
- **결정 경계와 정확성**: 종양 분류 예시에서, 선형 회귀가 생성한 결정 경계는 클래스들을 정확히 분리하지 못할 수 있습니다. 선형 회귀의 경계는 임계값 주변에서 애매한 분류 결과를 야기할 수 있습니다.

이러한 이유들로 인해, 선형 회귀는 이진 분류 문제에서는 제한된 활용도를 가지며,

확률적 해석이 가능한 로지스틱 회귀 같은 모델이 더 적합합니다. 로지스틱 회귀는 분류 경계를 명확히 하고, 예측값을 0과 1 사이의 확률로 변환하여, 분류 문제에 보다 적합한 접근 방식을 제공합니다.

3-3. 로지스틱 회귀 (Logistic regression)

로지스틱 회귀는 데이터가 특정 클래스에 속할 확률을 예측할 수 있는 모델로, 이때 로지스틱 함수(또는 시그모이드 함수, sigmoid function)를 이용하여 출력을 0과 1 사이의 값으로 매핑합니다. 이는 확률적 해석 및 결정 경계 설정 시에 활용할 수 있는 강력한 도구입니다. 로지스틱 함수는 다음과 같이 정의됩니다.

$$g(z) = \frac{1}{1 + e^{-z}}$$

이 함수의 출력값은 항상 0과 1 사이로 제한되므로, 분류 작업에서 클래스 확률을 나타내기에 적합합니다. 예를 들어, 종양이 악성일 확률을 예측한다고 가정하면, $h_\theta(x)=0.8$은 "악성일 확률이 80%"임을 의미합니다.

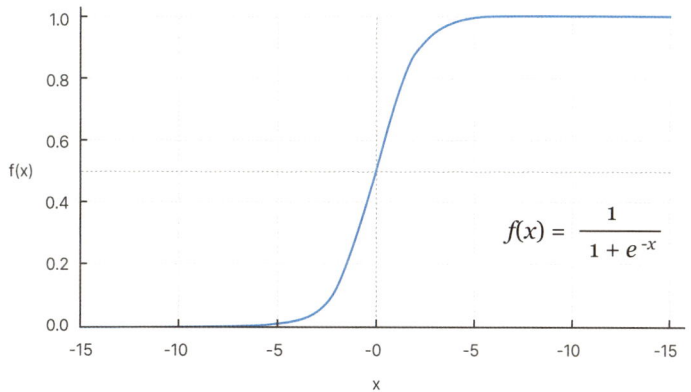

그림 2.12. 로지스틱 함수 시각화 그래프

그림 2.12에 나타난 로지스틱 함수의 그래프를 보면, 함수는 입력값이 증가함에 따라 점진적으로 0에서 1로 변하는 S자 곡선(sigmoid curve)을 그립니다. 이 함수는 입력값이 아주 큰 음수일 때는 0에 가까워지고, 아주 큰 양수일 때는 1에 가까워집니다. 이런 특성 덕분에, 로지스틱 함수는 선형 회귀와 달리 확률적인 해석이 가능하여 "종양의 크기"와 같은 연속적 입력값을 기반으로 이진 분류 문제에서 "악성"과 "양성"의 확률을 예측하는 데 유용합니다.

로지스틱 함수는 분류 문제에서의 활성화 함수로 사용되며, 도함수는 학습 과정에서 중요한 역할을 합니다. 다음 공식은 로지스틱 함수의 도함수 유도 과정을 나타냅니다.

$$\begin{aligned} g'(z) &= \frac{d}{dz} \frac{1}{1+e^{-z}} \\ &= \frac{1}{(1+e^{-z})^2} \cdot (e^{-z}) \\ &= \frac{1}{(1+e^{-z})} \cdot \left(1 - \frac{1}{(1+e^{-z})}\right) \\ &= g(z)(1-g(z)) \end{aligned}$$

로지스틱 함수의 도함수가 함수 값 $g(z)$와 $1-g(z)$의 곱으로 표현되기 때문에 역전파 과정에서 쉽게 계산될 수 있습니다. 하지만 출력이 0 또는 1에 가까울 경우 도함수가 0에 수렴하여 기울기 소실 문제가 발생할 수 있습니다.

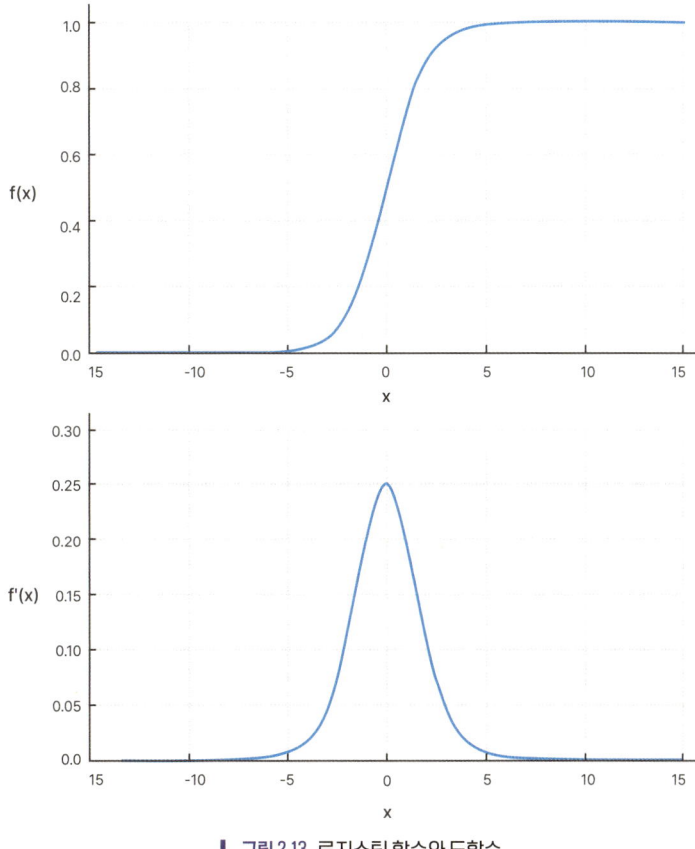

▎그림 2.13. 로지스틱 함수와 도함수

3-4. 로지스틱 함수의 비용 함수

로지스틱 회귀에서 최대우도법(Maximum Likelihood Estimation, MLE)은 모델의 파라미터 θ를 추정하는 데 사용됩니다. 관측된 데이터가 주어졌을 때, 모델이 이 데이터를 설명할 가능성을 최대화하는 파라미터 값을 찾는 것이 목표입니다. 이 과정에서 우리는 우도 함수를 비용 함수로 사용하여 모델의 성능을 최적화합니다.

모델의 파라미터를 θ, 입력 데이터를 x, 모델의 가설 함수를 $h_\theta(x)$, 예측하려는 변수가 Y라고 할 때, 다음과 같이 가정할 수 있습니다.

$P(y = 1|x;\theta) = h_\theta(x)$

$P(y = 1|x;\theta) = 1 - h_\theta(x)$

이때, 우도 함수를 다음과 같은 식으로 표현할 수 있습니다.

$P(y = 0|x;\theta) = (h_\theta(x))^y (1 - h_\theta(x))^{1-y}$

m번의 학습을 수행한다고 가정 시, 파라미터의 전체 우도는 다음과 같습니다.

$$L(\theta) = p(\bar{y}|X;\theta)$$
$$= \prod_{i=1}^{m} p(y^{(i)}|x^{(i)};\theta)$$
$$= \prod_{i=1}^{m} (h_\theta(x^{(i)}))^{y^{(i)}} (1 - h_\theta(x^{(i)}))^{1-y^{(i)}}$$

이때 선형 회귀에서와 동일하게 로그 우도로 변환하면 다음과 같이 표현할 수 있습니다.

$$\ell(\theta) = \log L(\theta)$$
$$= \sum_{i=1}^{m} y^{(i)} \log h(x^{(i)}) + (1 - y^{(i)}) \log(1 - h(x^{(i)}))$$

여기서 m은 전체 데이터 포인트의 개수입니다. 이를 통해 모델은 전체 데이터셋에 걸쳐 예측이 얼마나 일치하는지를 평가하고, 모델의 파라미터 θ를 업데이트하면서 비용을 최소화하는 방향으로 학습하게 됩니다.

이때, 다음과 같이 음의 로그 우도를 최소화하는 형태로 비용 함수를 구성할 수 있습니다.

$$\text{cost} = -\sum_{i=1}^{m} [y^{(i)} \ln h(x^{(i)}) + (1 - y^{(i)}) \ln(1 - h(x^{(i)}))]$$

cost는 확률값이 0에서 1 사이에 존재하므로 로그 함수의 특성상 음수가 될 수 없으며, 모델 예측 확률값 $h(x^{(i)})$이 실제 확률값 $y^{(i)}$에 근접할수록 비용은 0에 가까워진다는 것을 의미합니다.

여기에 stochastic gradient ascent rule을 적용하면 파라미터 업데이트 식을 다음과 같이 정의할 수 있습니다.

$$\theta_j := \theta_j + \alpha(y^{(i)} - h_\theta(x^{(i)}))x_j^{(i)}$$

여기서 $h(x^{(i)})$이 실제 확률값 $y^{(i)}$와 같아지면 도함수의 기울기가 0이 되며, 주어진 입력 데이터의 클래스를 정확히 예측다는 의미가 됩니다. 비용 함수의 값이 최솟값에 도달하고, 기울기도 0이 되므로, 파라미터 업데이트가 더 이상 필요하지 않게 됩니다. 즉, 모델이 학습을 통해 데이터의 클래스를 정확하게 분류할 수 있게 되었다고 판단할 수 있습니다.

한편, 크로스 엔트로피(cross entropy)는 로지스틱 회귀의 비용 함수로 활용되는 또 다른 개념입니다. 크로스 엔트로피는 모델이 예측한 확률값이 실제 레이블과 일치하는지 평가하여, 모델의 성능을 개선하는 데 활용됩니다.

정보 이론에서 엔트로피는 어떤 확률 분포 P에 의해 정의된 사건의 평균 정보량을 나타냅니다. 셰넌(Shannon)이 정의한 엔트로피 공식은 다음과 같습니다.

$$S = -\sum_{i=1} p_i \ln p_i$$

여기서 $p(x^{(i)})$는 사건 $x^{(i)}$가 발생할 확률입니다. 이 공식은 주어진 분포에 따라 사건의 불확실성을 측정하며, 높은 엔트로피는 더 많은 불확실성을 의미합니다. 깁스(Gibbs) 엔트로피는 통계역학에서 사용되는 개념으로, 열역학적 상태에서 시스템의 엔트로피를 정의합니다. 정보 이론에서의 엔트로피와 매우 유사하며, 같은 형태로 나타낼 수 있습니다. 어떤 상태에서의 확률 분포 P가 주어졌을 때, 깁스 엔트로피는 다음과 같습니다.

$$S = -k_B \sum_i p_i \ln p_i$$

여기서 k_B는 볼츠만 상수입니다. 통계역학에서는 이 엔트로피를 통해 미시 상태에 대한 불확실성을 설명하며, 확률이 낮은 상태가 많을수록 불확실성이 크다는 것을 나타냅니다.

크로스 엔트로피 식과 음의 로그 우도 비용 함수를 비교하여 비용 함수로 표현하면 다음과 같이 설명할 수 있습니다.

$$cost = -\sum_i^m p_{true}(x^{(i)}) \ln p_{pred}(x^{(i)})$$

3-5. 다중분류와 softmax 함수

Softmax 함수는 다중 클래스 분류 문제를 다룰 때 자주 사용되는 방법입니다. 입력값을 여러 클래스에 대해 확률로 변환하여, 각 클래스에 속할 확률을 예측하는 데 사용됩니다. Softmax 함수는 각 클래스의 출력값을 0과 1 사이의 확률값으로 변환하며, 모든 클래스의 확률 합이 1이 되도록 정규화합니다. 그림 2.14와 같이 다중 클래스 분류 시에는 결정 경계의 수가 증가하게 됩니다.

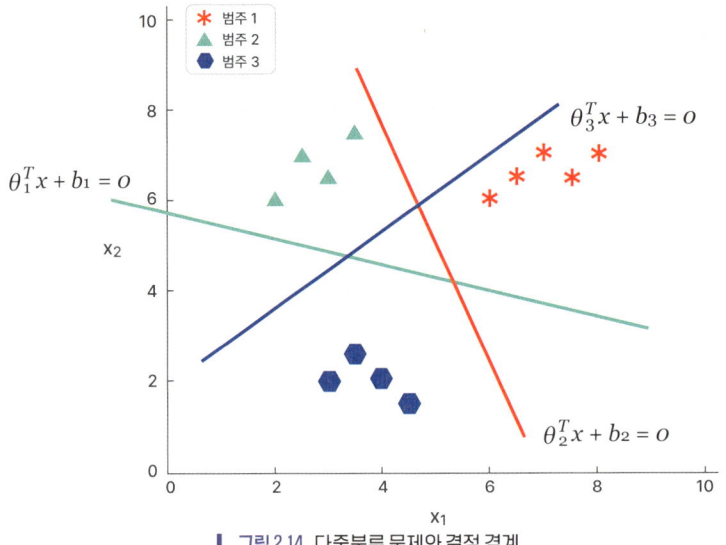

그림 2.14. 다중분류 문제와 결정 경계

Softmax 함수의 정의는 다음과 같습니다.

$$\phi_i = \frac{e^{\eta_i}}{\sum_{j=1}^{k} e^{\eta_j}} \quad \Rightarrow \quad \sum_{i=1}^{k} \phi_i = 1$$

- n_i 는 각 클래스 k에 대한 모델의 로짓(logit) 값입니다.
- Φ_i는 클래스 i에 속할 확률을 나타냅니다. (이때 softmax의 클래스 확률 합은 1입니다.)
- 만약 k값이 2이면 로지스틱 함수와 동일한 결과를 출력합니다.

모든 클래스에 대한 확률의 합은 항상 1이 되도록 정규화 되므로, softmax 함수를 통해 각 클래스의 확률을 구하고, 예측 클래스는 가장 높은 확률을 가진 클래스로 선택됩니다.

Softmax 함수 기반 다중 분류 과정은 다음과 같은 순서로 수행됩니다

- 각 클래스에 대해 선형 결합을 사용해 로짓 값을 계산합니다. 주어진 입력 x에 대해 가중치 벡터 θ를 곱한 결과로 로짓 벡터 z를 계산합니다. 예를 들어, 세 가지 클래스인 'Dog', 'Cat', 'Rabbit'에 대한 예측을 수행할 때, 각 클래스에 대한 로짓 값은 다음과 같이 계산됩니다.

$$\theta^T x = \begin{bmatrix} x_{11} & x_{12} & x_{13} \\ x_{21} & x_{22} & x_{23} \\ x_{31} & x_{32} & x_{33} \end{bmatrix} \begin{bmatrix} \theta_1 \\ \theta_2 \\ \theta_3 \end{bmatrix} = \begin{bmatrix} z_1 \\ z_2 \\ z_3 \end{bmatrix} = z$$

- 로짓 벡터 z를 사용해 각 클래스에 대한 확률을 계산하기 위해 softmax 함수를 적용 합니다. Softmax 함수는 각 로짓 값 z_i를 확률 p_i로 변환하여 각 클래스에 속할 확률을 계산합니다.

$$h(z) = \begin{bmatrix} p_1 \\ p_2 \\ p_3 \end{bmatrix}$$

- Softmax 함수를 적용하여 각 클래스 i에 대해 확률을 계산합니다. 여기서 k는 클래스의 수를 의미하며, 각 클래스에 대해 계산된 로짓 값을 기반으로 지수 함수를

적용한 후, 그 총합으로 정규화하여 확률을 산출합니다. 이를 통해 모델은 주어진 입력이 각 클래스에 속할 확률을 할당합니다.

$$h_\theta(x) = \begin{bmatrix} \frac{\exp(\theta_1^T x)}{\sum_{j=1}^{k} \exp(\theta_j^T x)} \\ \frac{\exp(\theta_2^T x)}{\sum_{j=1}^{k} \exp(\theta_j^T x)} \\ \vdots \\ \frac{\exp(\theta_{k-1}^T x)}{\sum_{j=1}^{k} \exp(\theta_j^T x)} \end{bmatrix}$$

- Softmax 분류 모델에서는 주어진 학습 데이터에 대해 파라미터 θ를 최적화해야 합니다. 이를 위해 크로스 엔트로피 비용 함수를 사용하여 예측과 실제 값 간의 차이를 최소화합니다. 이 비용 함수를 통해 모델이 더 정확하게 분류할 수 있도록 파라미터를 학습합니다.

$$cost = -\sum_{i=1}^{m} y^{(i)} \ln h(x^{(i)})$$

m: 데이터의 총 샘플 수입니다.

$y^{(i)}$: 샘플 i의 실제 레이블을 나타내며, 원-핫 인코딩(one-hot encoding)된 벡터로 표현됩니다.

$h(x^{(i)})$: 샘플 i에 대해 모델이 예측한 확률 분포입니다.

위 식은 element-wise product 방식으로 각 클래스에 대해 실제 레이블과 예측 확률의 곱을 계산하여, 모든 클래스에 대해 합산한 값의 음수를 취합니다. 이로 인해 모델이 정답 클래스에 낮은 확률을 할당할수록 손실값이 커지며, 잘못된 예측일수록 더 큰 손실을 유도합니다.

다중 클래스 분류 문제에서는 각 클래스에 고유한 레이블을 부여해야 하며, 이때 원-핫 인코딩 방식을 사용하여 클래스를 벡터로 표현할 수 있습니다. 원-핫 인코딩은 클래스의 개수와 동일한 길이의 벡터를 생성하고, 각 클래스에 해당하는 위치에만 1을 할당하고 나머지는 0으로 설정하는 방식입니다. 예를 들어, 세 개의 클래스인 'Dog', 'Cat', 'Rabbit'을 원-핫 인코딩으로 표현하면 다음과 같습니다.

$$Rabbit = \begin{bmatrix} 0 \\ 0 \\ 1 \end{bmatrix} \quad Cat = \begin{bmatrix} 0 \\ 1 \\ 0 \end{bmatrix} \quad Dog = \begin{bmatrix} 1 \\ 0 \\ 0 \end{bmatrix}$$

원-핫 인코딩은 다중 클래스 분류 문제에서 각 클래스를 고유한 벡터로 표현할 수 있도록 해주는 중요한 인코딩 방식입니다. 이를 통해 모델이 각 클래스에 대해 독립적인 출력을 가지도록 할 수 있습니다. 또한, 크로스 엔트로피 비용 함수와 함께 사용할 때 실제 레이블을 원-핫 인코딩 형식으로 변환하여, 모델이 출력한 확률 분포와 비교할 수 있게 합니다. 학습 과정에서 모델은 이 비교를 통해 손실 값을 계산하고, 예측 확률 분포와 실제 레이블 분포 사이의 차이를 최소화하는 방향으로 파라미터를 최적화하게 됩니다.

Softmax 분류에서 모델이 출력하는 확률 벡터 $h(x)$는 각 클래스에 속할 확률을 나타냅니다. 예를 들어, 입력 데이터에 대해 모델이 다음과 같은 확률을 출력한다고 가정해 봅시다.

$$h(x) = \begin{bmatrix} p_1 \\ p_2 \\ p_3 \end{bmatrix} = \begin{bmatrix} 0.8 \\ 0.1 \\ 0.1 \end{bmatrix} \rightarrow \begin{bmatrix} 1 \\ 0 \\ 0 \end{bmatrix}$$

이 경우, 모델은 첫 번째 클래스('Dog')에 속할 확률이 0.8로 가장 높다고 예측한 것입니다. 원-핫 인코딩을 사용하여 예측을 표현할 때는 가장 높은 확률값을 가지는 클래스를 1로 설정하고, 나머지 클래스는 0으로 설정하여, 다음과 같이 나타낼 수 있으며, 이는 이 벡터가 예측한 클래스 'Dog'임을 나타냅니다.

4. 딥러닝의 개념 (Concept of deep learning)

4-1. 딥러닝의 개념

머신러닝(Machine Learning; ML)은 사람에게는 쉽지만 기계에게는 어려운 작업을 해결하기 위해 데이터를 학습하는 기술입니다. 이러한 작업에는 패턴 인식(pattern recognition)이 포함되며, 예를 들어 고양이와 개를 구별하는 작업이 있습니다. 사람은 이미지를 직관적으로 판단하여 고양이와 개를 구별할 수 있지만, 기계는 이와 같은 작업을 수행하기 위해 많은 학습 과정이 필요합니다.

그림 2.15는 머신러닝의 개념을 시각적으로 보여줍니다. 고양이와 개로 레이블이 지정된 사진이 있습니다. 이러한 레이블이 있는 사진은 머신러닝 모델이 각 동물의 특징을 학습하는 데 사용됩니다. 모델은 고양이와 개의 여러 사진을 학습하면서, 각 클래스에 해당하는 패턴을 점차 인식하게 됩니다. 이처럼 머신러닝은 정답이 주어진 데이터(지도 학습)를 통해 학습하고, 이를 바탕으로 새로운 데이터에 대해 예측하거나 분류할 수 있는 능력을 갖추게 됩니다. 머신러닝이 다양한 분야에서 적용되는 이유도 바로 이러한 패턴 인식 능력 때문입니다. 따라서 머신러닝의 핵심은 데이터를 학습하여 특정 작업을 수행하는 모델을 만드는 데 있으며, 이는 사람의 개입 없이도 새로운 데이터에 대해 예측을 수행할 수 있는 기반이 됩니다.

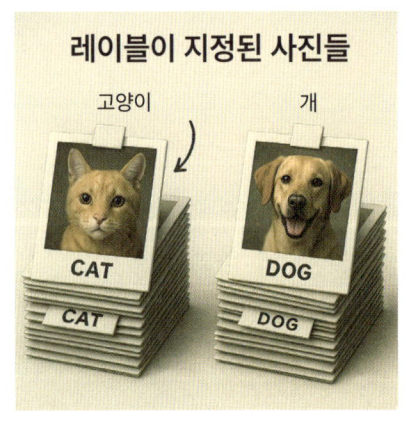

그림 2.15. 고양이와 개 사진 예시

4-2. 왜 딥러닝인가?

전통적인 머신러닝(또는 얕은 학습)은 입력 데이터를 모델에 넣기 전에 특징 추출(feature extraction) 단계를 거칩니다. 이 과정에서 전문가가 직접 데이터를 분석하여 유용한 특징들을 선택해야 하는데, 이는 시간이 많이 걸리고 특정 문제에 대한 깊은 지식이 필요합니다. 예를 들어, 이미지 인식 문제에서 엣지(edge)나 특정 패턴을 찾는 SIFT와 같은 알고리즘을 통해 특징을 추출한 후, 모델에 입력하여 학습을 진행합니다. 이러한 방식은 특징 추출에는 연구자의 개입이 필요하므로 일반화에 한계가 있습니다.

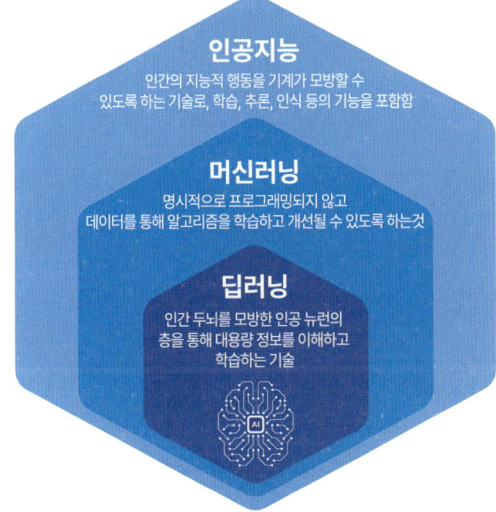

그림 2.16. 인공지능의 분류

딥러닝은 머신러닝의 하위 영역에 속합니다. AI는 데이터를 기반으로 학습하여 스스로 결정을 내리는 기술을 지향하며, 머신러닝은 이러한 AI 중에서도 데이터로부터 학습하여 성능을 개선하는 알고리즘을 말합니다. 딥러닝은 머신러닝의 한 영역으로, 특히 심층 신경망(deep neural networks)을 활용하여 방대한 데이터로부터 학습합니다.

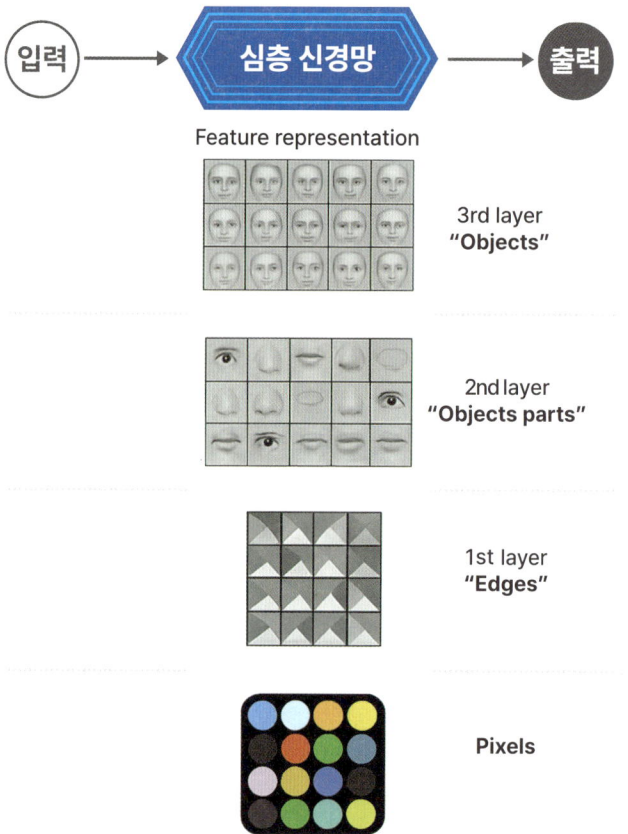

| 그림 2.17. 이미지 데이터에 대한 딥러닝 모델의 추론 과정

딥러닝은 입력 데이터를 신경망에 넣고, 여러 층을 거치면서 데이터로부터 자동으로 특징을 추출합니다. 딥러닝 모델은 첫 번째 층에서 간단한 특징(예: 엣지)을 학습하고, 다음 층으로 갈수록 더 복잡한 특징(예: 객체의 일부, 최종 객체)을 학습할 수 있어, 연구자가 특징을 정의하지 않아도 되며, 이를 통해 보다 복잡한 문제를 해결할 수 있습니다.

딥러닝은 기존의 머신러닝 기법에 비해 높은 정확도와 성능을 보이며, 데이터의 규모가 커지고 컴퓨팅 자원이 충분할수록 성능이 향상되는 특성이 있습니다. 그림 2.18의 그래프는 데이터 규모와 모델 크기에 따라 성능이 향상되는 경향을 보여줍니

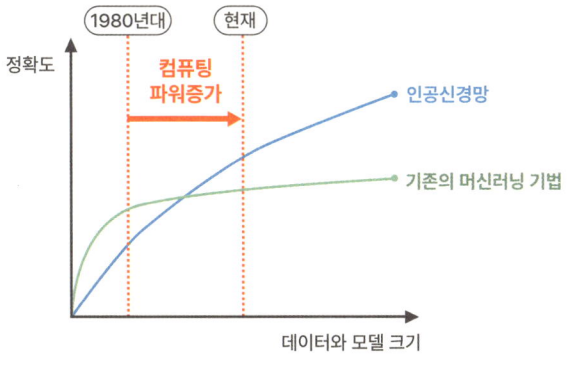

그림 2.18. 데이터와 모델 크기에 따른 인공 신경망 기법과 기존 머신러닝 기법의 정확도 차이

다. 딥러닝은 일정 수준 이상의 컴퓨팅 자원이 확보되면 성능이 급격히 향상되는 경향을 보입니다.

딥러닝은 데이터에서 특징을 자동으로 추출할 수 있기 때문에 이미지 인식, 음성 인식, 자연어 처리 등 다양한 분야에서 매우 우수한 성능을 보이고 있습니다. 특히 복잡한 패턴을 인식하거나, 비정형 데이터를 다루는 문제에서 효과적입니다. 이러한 특징으로 인해 최근 다양한 산업 분야에서 딥러닝의 적용이 급격히 늘어나고 있습니다.

4-3. 인공 신경망 (Artificial neural network)

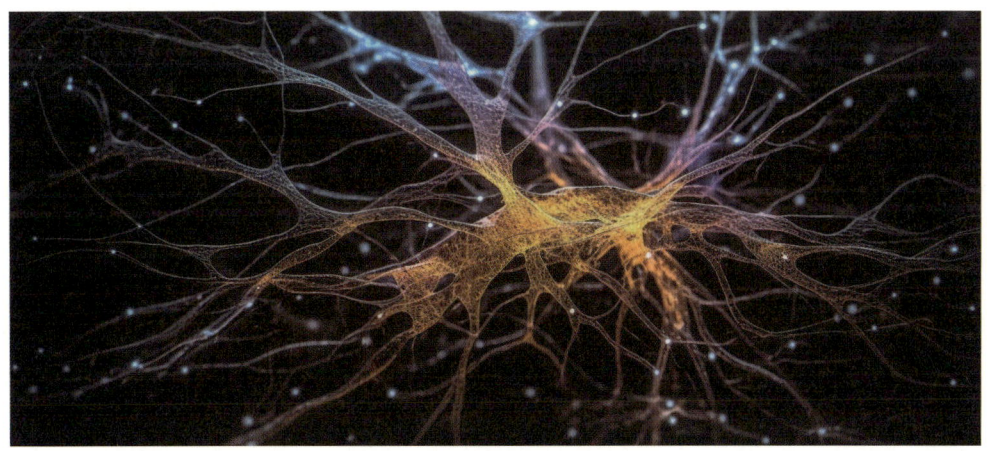

그림 2.19. 뉴런과 시냅스

인공 신경망은 인간의 뇌 구조에서 영감을 받아 설계된 모델로, 학습 능력과 적응성을 가진 복잡한 시스템입니다. 인간의 뇌는 수많은 뉴런이 서로 연결되어 정보를 전달하고, 이를 통해 매우 복잡한 기능을 수행합니다. 인간의 뇌에는 약 10^{11}개의 뉴런이 있으며, 각 뉴런은 수천 개의 시냅스를 통해 연결되어 있어 전체적으로 약 10^{14}에서 10^{15}개에 이르는 연결망을 형성합니다. 이러한 복잡한 연결 구조는 뇌가 고차원적인 작업을 수행할 수 있는 기반이 됩니다.

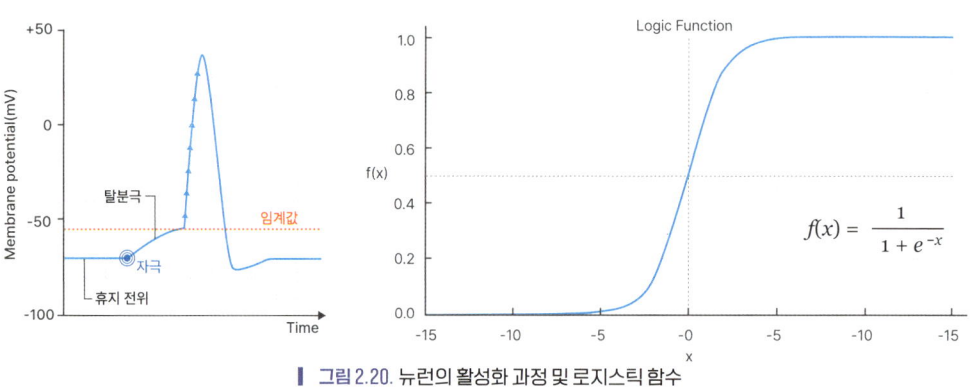

그림 2.20. 뉴런의 활성화 과정 및 로지스틱 함수

뉴런의 활성화 과정은 디지털 신호(on-off)와 유사하게 작동합니다. 그림 2.20의 그래프에서는 뉴런이 활성화될 때 특정 임계값(threshold)을 초과하면 신호가 급격히 상승하는 과정을 보여줍니다. 이러한 활성화는 뉴런이 신호를 다음 뉴런으로 전달할지를 결정합니다. 인공 신경망에서는 이러한 활성화 과정을 수학적 함수로 모델링합니다. 대표적으로 로지스틱 함수가 활성화 함수로 사용됩니다. 이 함수는 입력값에 따라 출력이 0과 1 사이로 제한되며, 특정 값을 임계점으로 설정하여 뉴런이 활성화될지를 결정합니다. 로지스틱 함수는 뉴런의 출력을 0과 1 사이로 제한해 주며, 이는 디지털 신호의 on-off 역할과 유사합니다.

인공 신경망에서의 인공 뉴런은 앞에서 설명한 생물학적 뉴런을 수학적으로 모델링한 것입니다. 입력 신호가 가중치와 함께 뉴런에 들어오면, 뉴런은 이 입력값을 활성화 함수로 변환하여 다음 뉴런으로 신호를 전달할지 결정합니다. 이러한 인공 뉴런들이 모여 층(layer)을 형성하고, 여러 층을 쌓아 복잡한 문제를 해결할 수 있습니다. 1940년대에 도입된 Hebbian 원리에 따르면, 두 뉴런이 반복적으로 동시에 활성화될 경우 그 연결이 강화된다는 이론이 있습니다. 이는 "함께 활성화되는 뉴런은 연결이 강화된다"라는 말로 요약되며, 학습과 기억 형성의 기초로 간주됩니다. 인공 신경망에서도 이와 유사하게 반복적인 학습을 통해 가중치가 조정되며, 이는 더 나은 예측과 학습 성능으로 이어집니다.

인공 신경망의 핵심 기능 중 하나는 학습 능력입니다. 신경망은 데이터로부터 패턴을 학습하고, 이를 통해 새로운 데이터를 처리할 수 있게 됩니다. 학습 과정에서 입력 신호가 전달되면 각 연결의 가중치(weight)가 조정되며, 이는 시스템의 내부 구조를 변화시켜 더욱 정교한 예측을 가능하게 합니다. 또한, 신경망은 적응적 시스템으로, 입력되는 데이터와 경험에 따라 스스로 구조를 최적화합니다. 이는 신경망이 특정 작업을 수행할수록 그에 맞게 더 나은 성능을 발휘하도록 설계되어 있음을 의미합니다.

인공 신경망은 많은 층을 쌓아 올린 딥러닝 모델에서 특히 강력한 성능을 발휘합니다. 각 층은 데이터의 특징을 점진적으로 추출하여, 더 깊은 층으로 갈수록 복잡한 패턴을 인식할 수 있게 됩니다. 이러한 특성 덕분에 딥러닝 모델은 이미지 인식, 음성 인식, 자연어 처리 등 다양한 복잡한 문제에서 뛰어난 성능을 보이고 있습니다.

4-4. 퍼셉트론 (Perceptron)

퍼셉트론은 패턴 인식(pattern recognition)에 기초하여 설계된 인공 신경망의 기본 단위입니다. 사람에게는 고양이와 개를 구별하는 것이 간단한 일처럼 보이지만, 기계에게는 이와 같은 작업이 어렵기 때문에 다수의 퍼셉트론으로 구성된 인공 신경망과 같은 구조가 필요합니다.

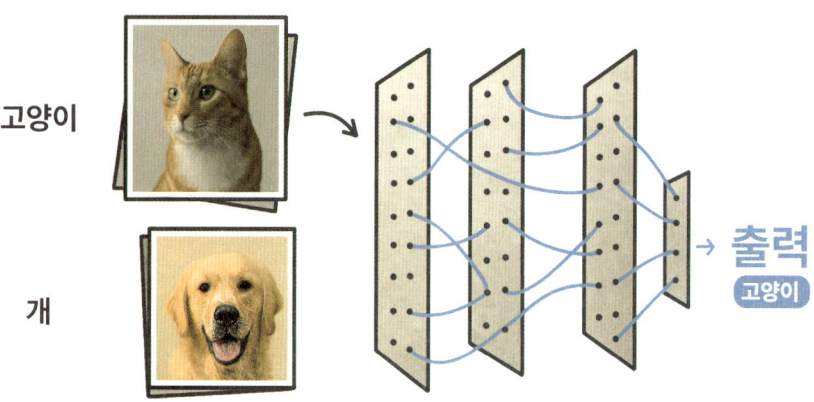

그림 2.21. 인공 신경망을 통한 고양이와 개 사진 분류

다층 구조 퍼셉트론으로 구성된 인공 신경망은 그림 2.21과 같은 이미지에서 특징을 추출하고 이를 학습하는 구조를 가지고 있습니다. 입력 사진에는 각각의 고유한 패턴이 포함되어 있으며, 인공 신경망은 이 패턴을 학습하여 각 이미지를 올바르게 분류할 수 있도록 도와줍니다. 다층 구조 퍼셉트론의 경우 입력 이미지의 특징은 여러 층을 거치며, 각 층에서 조금씩 더 복잡한 패턴을 인식하게 됩니다. 예를 들어, 초기 층에서는 간단한 엣지나 색상 같은 기본적인 정보를 학습하고, 후반 층으로 갈수록 더 구체적인 형태나 객체 전체를 인식하게 됩니다. 각 객체는 독특한 신호 패턴을 가지고 있으며, 퍼셉트론을 포함한 신경망은 이 패턴을 학습하여 올바른 출력 결과를 도출합니다. 예를 들어, 고양이와 개의 이미지를 분류할 때, 퍼셉트론은 고유한 신호 패턴을 식별하여 최종적으로 고양이인지 개인지를 판별하는 결과를 제공합니다.

퍼셉트론은 1957년 Cornell Aeronautical Laboratory의 Frank Rosenblatt에 의해 발명된 인공 신경망의 가장 기본적인 형태로, 단일 뉴런의 계산 모델입니다. 퍼셉트론은 입력 데이터의 선형 결합을 통해 출력값을 생성하는 간단한 구조를 가지고 있으며, 이진 분류 문제를 해결하는 데 주로 사용됩니다.

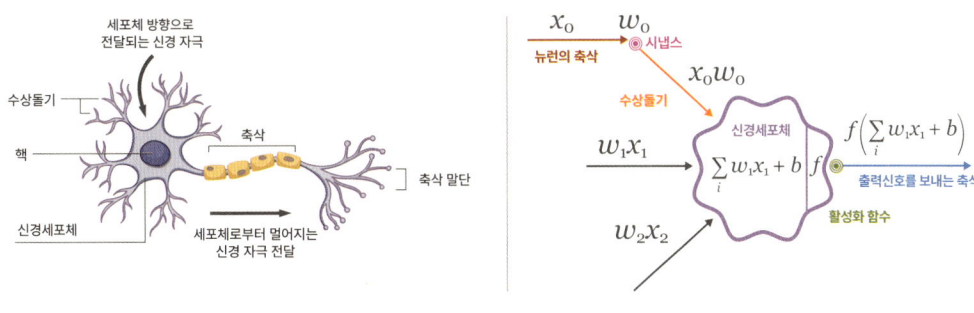

그림 2.22. 뉴런의 구조와 이를 모방한 퍼셉트론 구조

퍼셉트론은 생물학적 뉴런을 수학적으로 모델링한 것입니다. 그림 2.22의 좌측은 생물학적 뉴런의 구조를 나타내며, 우측 그림은 이를 수학적 모델로 표현한 것입니다. 퍼셉트론은 입력 신호 x와 해당 가중치 w의 선형 결합을 계산합니다. 이때, 각 입력 x_i와 가중치 w_i를 곱한 후 합산하고, 편향 b를 더한 값이 활성화 함수를 통해 최종 출력 값을 결정합니다.

- **입력**(x): 뉴런으로 들어오는 신호에 해당합니다.
- **가중치**(w): 각 입력 신호에 곱해지는 값으로, 학습을 통해 조정됩니다.
- **편향**(b): 모든 입력에 더해져 출력 결과를 조정하는 값입니다.
- **활성화 함수**(f): 가중치가 적용된 입력의 합이 특정 기준을 넘을 경우 뉴런이 활성화되도록 하는 함수입니다.

퍼셉트론은 입력 신호를 받아 가중치를 적용한 후 합산하여 최종 출력을 생성하는 방식으로 작동합니다. 이 과정을 통해 입력이 특정 조건을 만족하면 1을 출력하고, 그렇지 않으면 0을 출력하는 이진 분류를 수행합니다. 퍼셉트론의 작동 원리는 다음의 4단계로 설명할 수 있습니다.

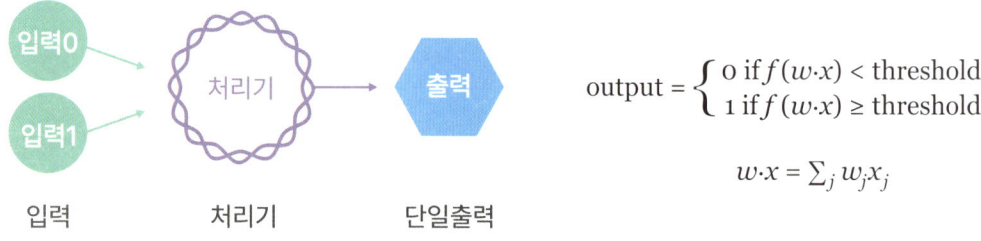

그림 2.23. 하나의 퍼셉트론을 통한 이진 분류 작동 원리

Step 1: 입력 받기 (Receive inputs)

먼저 퍼셉트론은 여러 개의 입력값을 받습니다. 예를 들어, 두 입력 x_1=12, x_2=4가 주어졌다고 가정합니다. 이 값들은 각각의 특징이나 데이터 포인트를 나타내며, 퍼셉트론은 이들을 바탕으로 계산을 시작합니다.

Step 2: 가중치 적용 (Weight inputs)

입력된 값에는 각각의 가중치가 적용됩니다. 가중치는 각 입력이 최종 결과에 미치는 영향을 조정하는 역할을 하며, 학습 과정에서 조정됩니다. 예를 들어

- x_1 =12에는 가중치 w_1=0.5 가 적용되어 12×0.5=6이 됩니다.
- x_2 =4에는 가중치 w_2=-1이 적용되어 4×(-1)=-4가 됩니다.

Step 3: 입력값 합산 (Sum inputs)

가중치가 적용된 입력값들을 모두 합산합니다. 이 합산된 값은 퍼셉트론이 최종 출력을 결정하는 데 중요한 역할을 합니다. 앞의 예시에서는 다음과 같이 계산됩니다.

- 합산 결과: 6+(-4)=2

Step 4: 출력 생성 (Generate output)

마지막으로, 퍼셉트론은 합산된 값에 대해 활성화 함수를 적용하여 출력값을 생성

합니다.

이 예시에서는 합산 값 2가 양수이므로 1이 출력됩니다. 활성화 함수는 보통 계단 함수(step function)를 사용하며, 값이 특정 임계값을 초과하면 1을 출력하고, 그렇지 않으면 0을 출력합니다.

- 출력: $sign(2) = 1$

편향(bias)은 퍼셉트론의 활성화(activation)를 조절하는 중요한 요소로, 출력이 1이 되는 "발화(fire)" 조건을 조정합니다. 편향 양수이면서 값이 크면 작은 입력 신호에도 퍼셉트론이 쉽게 활성화될 수 있고, 반대로 편향 값이 작으면 더 큰 입력 신호가 필요하게 됩니다. 편향을 도입함으로써 임계값을 내부로 이동시켜 학습 가능한 파라미터로 사용할 수 있게 됩니다.

$$\text{output} = \begin{cases} 0 \text{ if } f(w \cdot x) < \text{threshold} \\ 1 \text{ if } f(w \cdot x) \geq \text{threshold} \end{cases} \Longrightarrow \text{output} = \begin{cases} 0 \text{ if } f(w \cdot x + b) < 0 \\ 1 \text{ if } f(w \cdot x + b) \geq 0 \end{cases}$$

앞의 공식에서 b는 편향입니다. 이렇게 임계값을 퍼셉트론 내부로 이동하여 편향으로 표현하면, 학습 과정에서 이 값이 자동으로 조정될 수 있습니다. 즉, 편향은 퍼셉트론이 출력을 1로 만들기 쉬운 정도를 조절하는 역할을 합니다. 또한 편향은 퍼셉트론이 학습 과정에서 입력 데이터의 분포에 따라 더 쉽게 활성화될 수 있도록 합니다. 예를 들어, 입력이 대부분 음수일 경우 편향이 이를 보정해 양수로 만들어 퍼셉트론이 더 쉽게 출력 1을 반환할 수 있게 합니다.

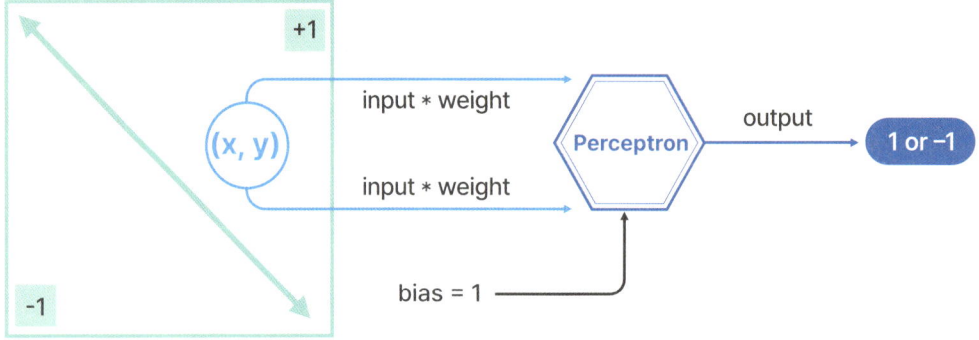

▎ 그림 2.24. 퍼셉트론을 이용한 이진 분류

　퍼셉트론의 원리를 이용해서 선형 분류 문제를 풀 수 있습니다. 그림 2.24는 2차원에 표현된 임의의 입력값 (x,y)에 대해 음(-1)과 양(+1)으로 구분하는 이진 분류기를 보여줍니다. 데이터의 좌표 x, y에 대해 각각 가중치를 곱하고, 편향 값과 함께 더해줍니다. 이 값에 따라 -1 또는 1을 출력함으로써 이진 분류가 가능해집니다.

4-5. 논리 게이트 (Logic gate)

　딥러닝은 논리 게이트의 기본 원리에서 출발하여 복잡한 패턴 인식 문제를 해결하는 강력한 모델로 발전해왔습니다. 논리 게이트는 가장 기본적인 이진 연산을 수행하며, 컴퓨터가 논리적 결정을 내리는 기초를 제공합니다. 딥러닝은 이와 같은 논리 연산을 뉴런을 통해 확장하여 다양한 입력 데이터를 학습하고 예측할 수 있는 구조를 형성합니다.

　논리 게이트는 디지털 회로에서 기본적인 논리 연산을 수행하는 장치로, 두 개 이상의 입력값을 받아 특정 논리 규칙에 따라 하나의 출력을 생성합니다. 논리 게이트는 AND, OR, NOT 등의 기본 연산을 수행하며, 복잡한 계산을 위한 기초가 됩니다. 이러한 논리 게이트들은 이진 값(0과 1)을 입력으로 받아 특정 조건을 만족할 때 1을 출력하고, 그렇지 않을 때 0을 출력합니다. 각 게이트의 동작은 다음과 같습니다:

(1) AND gate

AND gate는 두 입력값이 모두 1일 때만 출력이 1이 되는 연산입니다. 다른 모든 경우에는 0을 출력합니다. AND gate의 진리표는 다음과 같습니다.

x_1	x_2	y
0	0	0
1	0	0
0	1	0
1	1	1

▎그림 2.25. AND gate의 입력값 및 출력값

그림 2.25의 왼쪽 진리표와 같이 AND gate는 이진 분류 문제로 표현할 수 있고, 그림 2.23과 그림 2.24에서처럼 하나의 퍼셉트론을 통해 정확히 구현할 수 있습니다. 그림 2.26은 하나의 퍼셉트론을 통해 구현한 AND gate 파이썬 코드입니다.

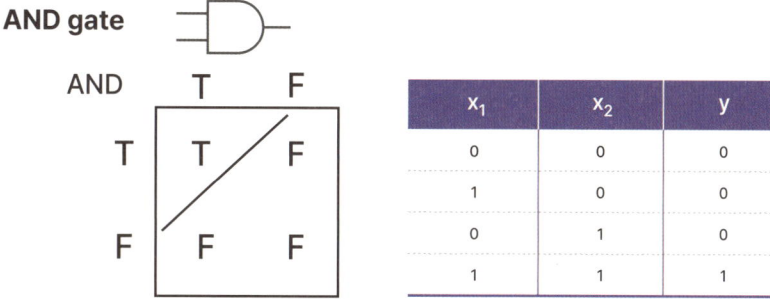

$$output = \begin{cases} 0 \text{ if } w \cdot x + b < 0 \\ 1 \text{ if } w \cdot x + b \geq 0 \end{cases}$$

```python
def AND(x1, x2):
    x = np.array([x1,x2])
    w = np.array([0.5,0.5])
    b = 0.7
    val = np.sum(w*x) - b
    if tmp <= 0:
        return 0
    else:
        return 1
```

▎그림 2.26. 단일 퍼셉트론으로 구현한 AND gate 파이썬 코드 예시

(2) OR gate

OR gate는 두 입력값 중 하나라도 1일 때 출력이 1이 됩니다. 두 입력이 모두 0일 때만 0을 출력합니다. OR gate의 진리표는 다음과 같습니다.

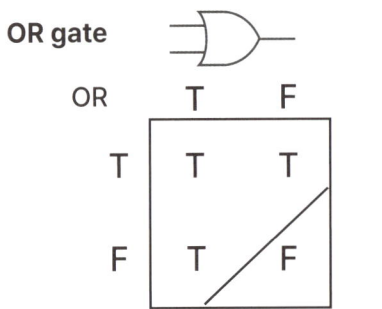

그림 2.27. OR gate의 입력값 및 출력값

AND gate와 마찬가지로 그림 2.27의 왼쪽 진리표처럼 OR gate도 이진 분류 문제로 표현할 수 있고, 하나의 퍼셉트론을 통해 정확히 구현할 수 있습니다. 그림 2.28은 하나의 퍼셉트론을 통해 구현한 OR gate 파이썬 코드입니다. 가중치는 AND gate와 동일하고, 편향 값만 수정함으로써 결정 경계를 수평 이동하여 OR gate를 구현할 수 있습니다.

$$\text{output} = \begin{cases} 0 \text{ if } w \cdot x + b < 0 \\ 1 \text{ if } w \cdot x + b \geq 0 \end{cases}$$

```python
def OR(x1, x2):
    x = np.array([x1, x2])
    w = np.array([0.5, 0.5])
    b = 0.2

    val = np.sum(w*x) - b
    if val <= 0:
        return 0
    else:
        return 1
```

그림 2.28. 단일 퍼셉트론으로 구현한 OR gate 파이썬 코드 예시

(3) XOR gate

XOR gate는 두 입력이 서로 다를 때만 출력이 1이 되는 연산입니다. 즉, 두 입력이 동일할 때는 0을 출력합니다. XOR gate는 선형 분류 문제로 해결할 수 없기 때문에 다층 구조가 필요합니다. 단일 퍼셉트론은 입력과 가중치의 선형 결합을 통해 출력을 생성하며, 선형 분리 가능한 문제에 대해 유용하게 작동합니다. 그러나 단일 퍼셉트론은 XOR과 같은 비선형 문제를 해결할 수 없습니다. 이는 퍼셉트론이 하나의 직선으로 데이터를 구분하는 특성 때문입니다. XOR gate의 진리표는 다음과 같고, 아래 오른쪽 그래프처럼 XOR gate를 구현하기 위해서는 비선형의 결정 경계가 반드시 필요합니다.

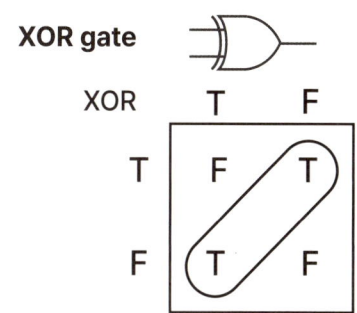

$$\text{output} = \begin{cases} 0 \text{ if } w \cdot x + b < 0 \\ 1 \text{ if } w \cdot x + b \geq 0 \end{cases}$$

x_1	x_2	y
0	0	0
1	0	1
0	1	1
1	1	0

그림 2.29. XOR gate의 입력값 및 출력값

이 한계를 극복하기 위해서는 다수의 퍼셉트론을 결합한 다층 구조(Multi-Layer Perceptron, MLP)가 필요합니다. 예를 들어, 하나의 퍼셉트론이 OR 연산을 수행하고, 또 다른 퍼셉트론이 AND 또는 NOT 연산을 수행하도록 설정할 수 있습니다. 이러한 퍼셉트론들을 층으로 결합하면, XOR과 같은 비선형 문제도 해결할 수 있습니다. 다층 구조 퍼셉트론은 은닉층(hidden layer)을 추가하여 각 층이 복잡한 패턴을 학습할 수 있도

록 합니다. 여러 퍼셉트론이 층을 이루어 협력함으로써 선형 분리로 해결할 수 없는 문제를 해결할 수 있으며, 이는 XOR 같은 비선형 문제에도 적용됩니다. 딥러닝의 기본 원리도 이러한 다층 구조에서 시작하며, 각 층을 통해 복잡한 데이터를 점진적으로 학습하고 인식할 수 있습니다.

5. 다층 구조 퍼셉트론

5-1. 다층 구조 퍼셉트론의 개념

1969년, MIT 인공지능 연구소 설립자인 Marvin Minsky는 단층 퍼셉트론의 한계를 지적하며 비선형 문제를 해결할 수 없는 이유를 설명했습니다. 당시에는 다층 구조 퍼셉트론이 효과적으로 학습할 수 있도록 하는 알고리즘이 부족했고, 이는 인공지능 연구가 급격히 위축된 'AI의 첫 번째 겨울'이라 불리는 침체기로 이어졌습니다. 그러나 1980년대 이후 역전파 알고리즘의 도입으로 다층 구조 퍼셉트론의 학습이 가능해지면서 다시 주목받게 되었습니다.

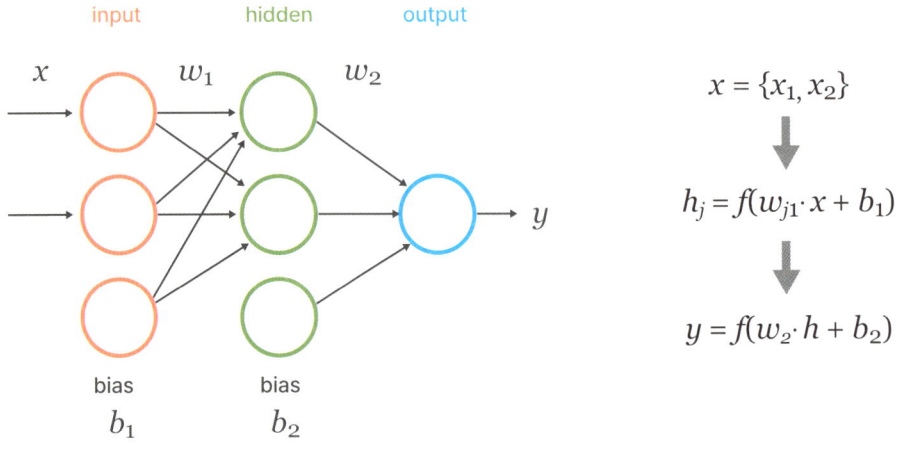

그림 2.30. 다층 구조 퍼셉트론 구조 및 연산 예시

다층 구조 퍼셉트론은 인공 신경망에서 가장 기본적인 구조의 하나로, 여러 층을 쌓아 더 복잡한 문제를 해결할 수 있는 신경망입니다. 단층 퍼셉트론의 한계를 극복하여, XOR과 같은 비선형 문제도 해결할 수 있습니다. 다층 구조 퍼셉트론은 그림 2.30처럼 입력층(input layer), 은닉층(hidden layer), 출력층(output layer)으로 구성되며, 각 층은 여러 개의 뉴런으로 이루어져 있습니다. 은닉층을 추가함으로써 입력 데이터를 단계별로 처리하여 복잡한 패턴을 점진적으로 학습할 수 있습니다.

- **입력층**: 외부 데이터가 신경망에 들어오는 첫 번째 층으로, 각 입력값이 뉴런에 전달됩니다.
- **은닉층**: 입력층과 출력층 사이에 위치한 층으로, 각 뉴런은 앞 층의 출력을 받아 가중치와 편향을 적용하여 활성화 함수에 전달합니다.
- **출력층**: 최종 출력이 이루어지는 층으로, 문제에 따라 분류나 회귀 등의 결과를 생성합니다.

그림 2.30의 오른쪽 연산 예시와 같이 각 층에서는 입력값 x에 가중치 w를 곱하고, 편향 b를 더해 활성화 함수 f에 전달합니다. 출력층에서는 은닉층의 출력을 다시 가중치와 편향을 적용하여 최종 출력 y를 생성합니다.

5-2. 비선형성과 활성화 함수 (Nonlinearity and activation function)

비선형성은 인공 신경망이 복잡한 패턴과 관계를 학습할 수 있도록 하는 필수적인 요소입니다. 단층 퍼셉트론은 선형 결합만을 수행하기 때문에 XOR과 같은 비선형 문제를 해결할 수 없습니다. 하지만 다층 구조 퍼셉트론과 같이 다층 구조를 사용하고, 비선형 활성화 함수를 추가하면 신경망이 복잡한 데이터 패턴을 학습할 수 있습니다. 다층 구조 퍼셉트론에서 각 뉴런은 입력에 대해 가중치와 편향을 적용하여 출력값을 생성합니다. 이 출력값은 활성화 함수를 거쳐서 비선형 변환이 이루어지는데, 이 과정이 신경망에 비선형성을 부여하는 핵심입니다. 활성화 함수가 없을 경우, 각 층에서 출력되는 값은 선형 결합으로만 이어지기 때문에 전체 신경망도 선형 모델에 불과해집니다. 비선형 활성화 함수가 적용되면 신경망은 선형 경계를 넘어서 비선형 분포를 학습할 수 있으며, 다층 구조에서는 더 높은 수준의 복잡한 패턴을 인식할 수 있게 됩니다. 다음은 대표적인 비선형 활성화 함수들로, 각각 고유한 특성과 장단점을 가지고 있습니다.

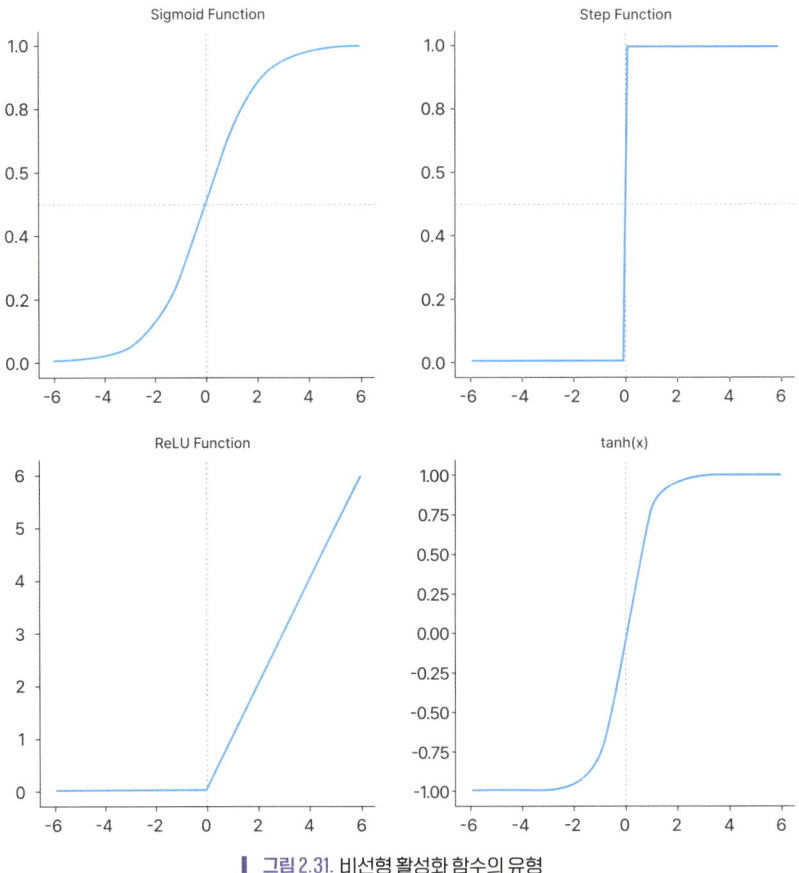

그림 2.31. 비선형 활성화 함수의 유형

- **시그모이드 함수**: 출력값을 0에서 1 사이로 압축하여 확률값처럼 사용할 수 있습니다. 그러나 출력이 0이나 1에 가까워지면 기울기가 거의 0에 수렴하는 기울기 소실

(vanishing gradient) 문제가 발생할 수 있습니다.

- **계단 함수** (Step function): 특정 임계값 이상일 경우 1, 이하일 경우 0을 반환합니다. 초기 퍼셉트론 모델에서 주로 사용되었으나, 기울기가 불연속성으로 현재는 거의 사용되지 않습니다.
- **ReLU** (Rectified linear unit): 입력이 0보다 작을 경우 0을 출력하고, 0보다 클 경우 입력값을 그대로 출력합니다. 기울기 소실 문제를 크게 줄여 주기 때문에 딥러닝에서 가장 많이 사용되는 활성화 함수입니다. 하지만 죽은 ReLU(Dead ReLU) 문제를 유발할 수 있습니다.
    * **Dead ReLU**: 특정 뉴런의 출력이 계속해서 0이 되어, 해당 뉴런이 비활성화(죽은 상태)되어 더 이상 학습하지 않는 현상으로, 가중치 초기화, 큰 기울기, ReLU의 비대칭성이 원인으로 작용합니다.
- **Tanh 함수**: -1에서 1 사이의 값을 반환하며, 시그모이드 함수보다 기울기 소실 문제가 덜 발생합니다. 주로 은닉층에서 많이 사용됩니다.

한편, 일부 활성화 함수는 특정 지점에서 테일러 급수와 같은 저차 다항식으로 근사할 수 있습니다. 이러한 수학적 근사는 신경망 학습 과정에서 함수의 특성을 분석하거나, 특정 상황에서 계산 효율성을 높이기 위한 근사 모델로 활용될 수 있고 다음과 같이 표현할 수 있습니다.

$$\sigma(u) \approx \sigma_0 + \sigma_1 \cdot u + \sigma_2 \cdot \frac{u^2}{2}$$

5-3. 보편 근사 정리 (Universal approximation theorem)

보편 근사 정리는 다층 구조 퍼셉트론과 같은 신경망이 왜 잘 작동하는지 설명하는 중요한 이론입니다. 해당 이론은 Kurt Hornik, Maxwell Stinchcombe, Halbert White

가 1989년에 발표한 "Multilayer Feedforward Networks are Universal Approximators" 논문을 기초로 하고 있으며, 이 정리는 다층 구조 퍼셉트론이 충분한 수의 퍼셉트론과 적절한 활성화 함수가 있을 경우, 임의의 비선형 연속 함수에 대해 원하는 정밀도로 근사할 수 있음을 보장합니다. 즉, 적절한 구조와 파라미터를 갖춘 다층 신경망은 복잡한 비선형 함수도 근사할 수 있어 다양한 문제를 효과적으로 해결할 수 있습니다.

보편 근사 정리는 다음과 같은 내용을 포함하고 있습니다.
- 활성화 함수 ϕ가 비상수적이며, 출력값이 일정한 범위 내에 있고, 연속적인 함수일 때, 다층 구조 퍼셉트론은 이 활성화 함수를 이용하여 임의의 연속 함수 $f(x)$를 근사할 수 있습니다.
- 임의의 오차 한계 $\epsilon>0$이 주어지면, 어떤 연속 함수 $f(x)$에 대해서도 모든 x 구간에서 차이가 오차 한계보다 작은 근사 함수 $F(x)$를 언제나 찾을 수 있습니다.
- 즉, 충분한 수의 퍼셉트론을 가진 다층 구조 퍼셉트론은 연속 함수 공간에서 원하는 정확도로 모든 연속 함수를 근사할 수 있습니다.

수학적으로는, 다음과 같이 표현할 수 있습니다.

$$F(x) = \sum_{i=1}^{N} v_i \phi(w_i^T x + b_i)$$

여기서
- $F(x)$: 최종 출력 함수 (예측 결과)
- N: 은닉층에 있는 뉴런(또는 노드)의 개수
- v_i: 각 은닉 뉴런에서 출력으로 이어지는 가중치
- w_i: 입력 벡터에 적용되는 가중치 벡터
- x: 입력 벡터
- b_i: 편향값

- ϕ: 활성화 함수 (예: 시그모이드, ReLU 등)

즉, 아래와 같이 $F(x)$와 $f(x)$의 차이가 오차 한계 ϵ 내에 존재하도록 할 수 있습니다.

$|F(x) - f(x)| < \epsilon$

$f(x)$는 실제 함수 또는 목표 함수를 의미하고, ϵ은 오차 허용 한계를 의미합니다.

그림 2.32는 보편 근사 정리를 시각적으로 보여주는 예로, 다층 구조 퍼셉트론이 다양한 비선형 함수들을 근사할 수 있음을 나타내고 있습니다. 각 그래프는 은닉층이 하나인 다층 구조 퍼셉트론이 대표적인 비선형 함수들(예: x^2, $sinx$, $|x|$, $H(x)$와 같은 계단 함수)을 어떻게 근사할 수 있는지 나타내며, 이러한 예시는 보편 근사 정리의 핵심 개념을 잘 설명합니다. 이론적으로 다층 구조 퍼셉트론이 충분한 뉴런과 적절한 활성화 함수를 가질 경우 임의의 비선형 함수를 원하는 정도로 근사할 수 있다는 점이 시각적으로 드러나 있습니다. 각 함수가 하나의 은닉층으로 근사될 수 있다는 점에서, 다층 구조 퍼셉트론은 복잡한 문제를 풀기 위해 더 이상 단순한 선형 조합에 의존하지 않는다는 것을 보여줍니다.

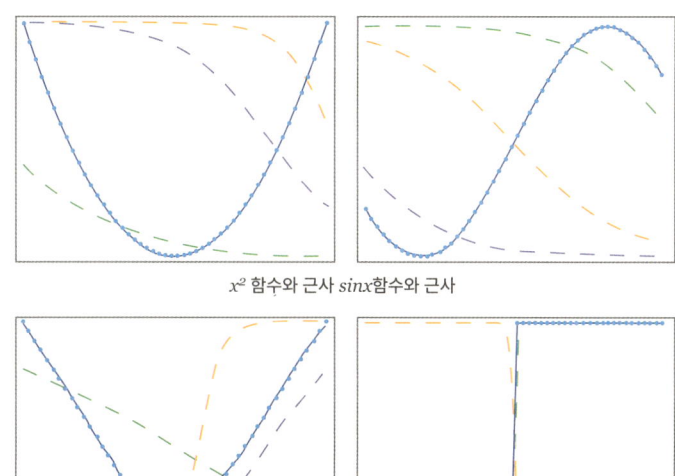

x^2 함수와 근사 $sinx$함수와 근사

$|x|$ 함수와 근사 $H(x)$함수와 근사

▎ 그림 2.32. 다양한 비선형 함수를 단일 은닉층 기반 다층 구조 퍼셉트론으로 근사한 예시

5-4. 왜 더 깊은 인공 신경망이 필요한가?

AI 신약개발에서 딥러닝 모델은 일반적으로 약물-표적 예측, 약물 활성 예측, 독성 예측 등 다양한 생물학적 데이터를 분석하고 예측하는 데 사용됩니다. 이러한 예측 작업은 복잡한 비선형 관계를 내포하며, 약물의 화학적 특성과 이에 따른 생물학적 반응 간의 관계를 모델링해야 합니다. 딥러닝 기반의 깊은 신경망은 이러한 복잡한 패턴을 학습하여 다음과 같은 장점을 제공합니다.

- **복잡한 패턴의 학습**: 약물의 화학적 구조와 표적 단백질 사이의 상호작용을 예측하기 위해서는 복잡한 비선형 관계를 학습해야 합니다. 깊은 신경망은 이러한 비선형성을 효과적으로 포착하여, 얕은 신경망보다 높은 정확도를 제공합니다.
- **고차원 특징의 학습**: 약물 데이터는 화학적, 물리적, 생물학적 특성 등 수백 개 이상의 차원을 포함할 수 있습니다. 깊은 신경망은 층을 거치면서 점점 더 복잡한 특징을 학습하고, 높은 수준의 추상화를 통해 약물과 생체 반응 사이의 미세한 차이를 학습할 수 있습니다.
- **지도학습에서의 성능 향상**: AI 신약개발의 지도학습 과정에서 더 깊은 모델을 사용하면 다양한 약물 후보와 관련된 실험 데이터를 통해 더욱 정확한 예측이 가능합니다. 예를 들어, 약물의 독성이나 효능 예측에서 깊은 신경망을 사용하면 더욱 정교하게 예측할 수 있어, 신약개발의 초기 단계에서의 비용과 시간을 절약할 수 있습니다.

AI 신약개발과 같은 고차원 문제에서 신경망의 깊이를 늘리는 것은 복잡한 생물학적 및 화학적 상호작용을 모델링하는 데 필수적입니다. 깊은 신경망을 통해 약물과 생물학적 표적 간의 복잡한 관계를 더 정확하게 예측할 수 있으며, 이는 신약 발견의 성공 가능성을 높이는 데 큰 기여를 합니다.

'On the Expressive Power of Deep Neural Networks' 논문은 딥러닝 연구에서 신경망의 깊이와 그 표현력에 대해 다루고 있습니다. 저자들은 딥러닝 모델이 왜 깊을수록 더 효율적으로 복잡한 함수나 다차원 관계를 표현할 수 있는지에 대한 수학적 정리를 제시합니다. 이 정리에 따르면, 임의의 다변수 다항식(multivariate polynomial)과 오차 허용치 $\epsilon > 0$이 주어졌을 때, 다항식의 구조적 복잡도에 따라 크기가 결정되는 신경망을 사용하면 원하는 정확도 ϵ보다 더 정확하게 다항식을 근사할 수 있습니다. 여기서 N의 값은 ϵ과는 독립적이지만, 다항식의 복잡도에 따라 결정됩니다. 즉, 다항식의 복잡도가 증가할수록 근사에 필요한 신경망의 크기 N도 증가합니다. 특히, N은 다항식에서 필요한 곱셈 연산의 깊이에 비례하여 증가하며, 일반적으로 이때 필요한 계수는 일정한 상수이며 논문에 따라 다르게 추정됩니다.

연도	수상 팀/ 모델명	오류율	은닉층
2010	NEC-UIUC	28.2	shallow
2011	XRCE	25.8	shallow
2012	AlexNet	16.4	8 layers
2013	Clarifai	11.7	8 layers
2014	VGG	7.3	19 layers
2014	GoogleNet	6.7	22 layers
2015	ResNet	3.57	152 layers

표 2.1. 연도별 이미지넷 대규모 비주얼 인식 챌린지 (ILSVRC)의 수상 모델

표 2.1은 2010년 이후 연도별 이미지넷 대규모 비주얼 인식 챌린지(ILSVRC)의 수상 모델의 성능과 모델의 깊이 간의 상관성을 보여줍니다. 매년 은닉층의 수가 증가할수록 오류율이 감소하는 것을 볼 수 있습니다.

6. 순전파를 통한 예측

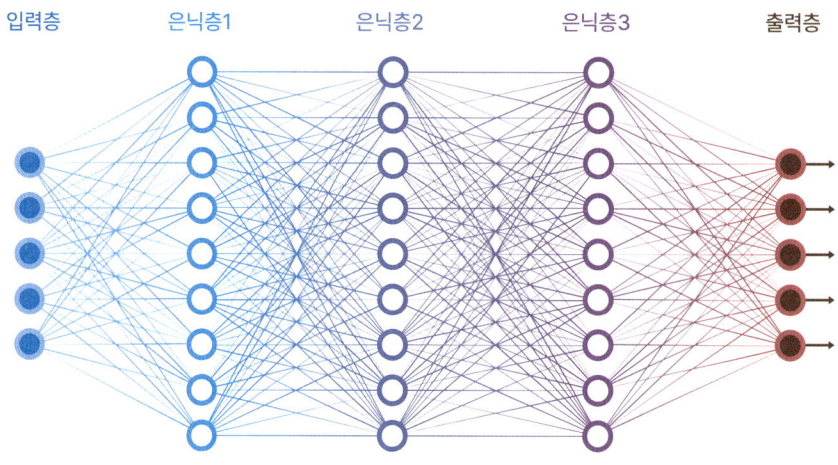

그림 2.33. 3개의 은닉층으로 구성된 깊은 신경망 예시

순전파는 인공 신경망에서 입력 데이터가 입력층부터 출력층까지 차례로 전달되며 각 층에서 연산을 수행하여 최종 출력을 얻는 과정입니다. 이 과정은 주로 예측 단계에서 사용되며, 모델이 입력 데이터를 통해 예측값을 생성하는 방식입니다. 순전파는 다음과 같은 단계로 수행됩니다.

(1) 입력층에서의 순전파

$$x_i = \begin{pmatrix} 1.0 \\ -0.5 \end{pmatrix} \quad \Theta_1 = \begin{pmatrix} 1.2 & 2.1 & 1.5 \\ -0.3 & -0.7 & 0.3 \end{pmatrix} \quad \Theta_2 = \begin{pmatrix} -0.2 \\ 0.5 \\ 1.3 \end{pmatrix}$$

- Input data

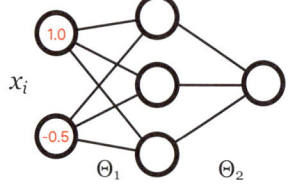

- 입력 데이터 x: 입력 데이터가 신경망의 첫 번째 계층에 전달됩니다.
- 가중치 행렬 Θ: 각 계층의 뉴런 간 연결에는 가중치 행렬 $\Theta_1, \Theta_2, \cdots, \Theta_k$가 적용

됩니다.

- 여기서 k는 신경망의 층 수를 나타냅니다.
- 활성화 함수 σ: 각 계층의 가중합은 활성화 함수 σ를 통해 비선형 변환이 이루어 집니다. 일반적으로 시그모이드, ReLU 등의 활성화 함수가 사용됩니다.
- 계산과정

  입력 벡터 x_i는 은닉층으로 전달되며, 각 은닉 유닛은 이 입력값에 가중치와 편향을 적용하여 다음 계산을 수행합니다. 입력층에서는 가중치 행렬과 입력 벡터의 곱셈을 통해 은닉층의 유닛으로 값을 전달합니다.

(2) 은닉층에서의 순전파

$$x_i = \begin{pmatrix} 1.0 \\ -0.5 \end{pmatrix} \quad \Theta_1 = \begin{pmatrix} 1.2 & 2.1 & 1.5 \\ -0.3 & -0.7 & 0.3 \end{pmatrix} \quad \Theta_2 = \begin{pmatrix} -0.2 \\ 0.5 \\ 1.3 \end{pmatrix}$$

- Compute hidden units h_1

$$\Theta_1^T x_i = \begin{pmatrix} 1.2 & -0.3 \\ 2.1 & -0.7 \\ -1.5 & 0.3 \end{pmatrix} \begin{pmatrix} 1.0 \\ -0.5 \end{pmatrix} = \begin{pmatrix} 1.35 \\ 2.45 \\ -1.65 \end{pmatrix}$$

$$h_1 = \sigma(\Theta_1^T x_i) = \begin{pmatrix} \sigma(1.35) \\ \sigma(2.45) \\ \sigma(-1.65) \end{pmatrix} = \begin{pmatrix} 0.79 \\ 0.92 \\ 0.16 \end{pmatrix}$$

where $\sigma(x) = \dfrac{1}{1+e^{-x}}$

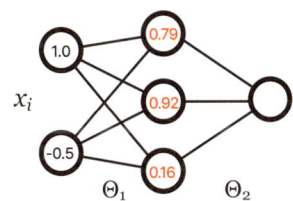

- 계산과정
  - 은닉 유닛 h_l을 계산하기 위해, 앞서 입력층에서 계산한 값에 가중치와 편향을 추가하고, 활성화 함수를 적용합니다.
  - 활성화 함수(예제상 시그모이드 함수)를 사용하여, 각 유닛에 대해 비선형 출력을 만듭니다.
  - 은닉층 다음 층으로 전달할 새로운 값들을 생성하게 됩니다.

(3) 출력층에서의 순전파

$$x_i = \begin{pmatrix} 1.0 \\ -0.5 \end{pmatrix} \quad \Theta_1 = \begin{pmatrix} 1.2 & 2.1 & 1.5 \\ -0.3 & -0.7 & 0.3 \end{pmatrix} \quad \Theta_2 = \begin{pmatrix} -0.2 \\ 0.5 \\ 1.3 \end{pmatrix}$$

- Compute output $\hat{y}_i$

$$\Theta_2^T h_1 = \begin{pmatrix} -0.2 & 0.5 & 1.3 \end{pmatrix} \begin{pmatrix} 0.79 \\ 0.92 \\ 0.16 \end{pmatrix} = 0.51$$

$$\hat{y}_i = \sigma(\Theta_2^T h_1) = \sigma(0.51) = 0.62$$

- 계산과정
  - 출력층의 가중치 행렬과 은닉 유닛 h_l에 곱하여 최종 출력값을 계산합니다.
  - 활성화 함수(예제상 시그모이드 함수)를 사용하여, 각 유닛에 대해 최종 예측값을 생성합니다.
  - 이로써 입력층에서 시작하여 은닉층을 거쳐 최종 출력층에서의 계산이 마무리 되고, 최종 예측값 $y = 0.62$가 얻어집니다.

7. 역전파 기반 학습

7-1. 역전파 기본 개념

역전파는 신경망이 학습하는 과정에서 매우 중요한 알고리즘으로, 모델이 예측한 결과와 실제 결과 사이의 오차를 계산하고, 이를 바탕으로 가중치를 조정합니다. 이 과정은 출력층에서부터 입력층으로 오차를 전파하며 각 층의 가중치를 업데이트해 모델의 예측 정확도를 점차 높이는 방식으로 이루어집니다. 역전파는 다음과 같은 순서로 수행됩니다.

(1) **오차계산**: 우선 입력 데이터를 설정하고, 순전파를 통해 예측값을 계산한 후, 예측값과 실제 값 사이의 차이를 비용 함수 또는 손실 함수(loss function)를 사용해 계산합니다.

(2) **미분을 통한 기울기 계산**: 출력층부터 시작하여 각 층의 가중치에 대해 손실 함수의 기울기를 계산합니다. 이 과정은 미분을 이용하며, 기울기는 가중치가 증가할 때 손실 값이 얼마나 변하는지를 나타냅니다. 이를 통해 가중치의 변동 방향을 결정할 수 있습니다.

(3) **경사 하강법**: 계산된 기울기를 바탕으로, 손실을 줄이는 방향으로 가중치를 조정합니다. 기울기의 부호에 따라 손실 함수 값을 줄이기 위한 반대 방향으로 가중치를 이동시키며, 이 과정에서 신경망의 예측 성능이 점차 향상됩니다.

(4) **역전파 반복**: 출력층에서부터 입력층까지 각 층의 기울기 계산과 가중치 조정을 반복합니다. 이 과정을 통해 신경망의 모든 층에서 점진적인 학습이 이루어지며, 최적의 가중치 조합을 찾아갑니다.

7-2. 확률적 경사 하강법

확률적 경사 하강법은 딥러닝과 머신러닝에서 주로 사용되는 최적화 알고리즘 중 하나로, 모델의 가중치를 효율적으로 조정하는 데 활용됩니다. 이 방법은 큰 데이터셋을 사용할 때 효율적으로 비용 함수 또는 손실 함수를 최소화하며 모델을 학습할 수 있게 해줍니다.

확률적 경사 하강법은 전체 데이터셋이 아닌, 무작위로 선택한 하나의 샘플 또는 일부 배치에 대해 비용 함수의 기울기를 계산합니다. 이 과정을 반복함으로써 모델은 점차 손실을 줄이게 됩니다. 기본적으로 확률적 경사 하강법은 다음 과정을 반복하여 모델의 학습을 수행합니다.

(1) 데이터 샘플 선택: 전체 데이터셋 중 무작위로 하나의 샘플 또는 배치 데이터를 선택합니다.

(2) 기울기 계산: 선택한 데이터에 대해 비용 함수의 기울기를 계산합니다. 기울기는 가중치 변화에 따른 비용 함수의 변화율을 나타냅니다.

(3) 가중치 업데이트: 기울기를 사용하여 가중치를 업데이트합니다. 이때, 학습률에 따라 업데이트 크기가 결정됩니다. 학습률이 너무 크면 모델이 발산하고, 너무 작으면 수렴 속도가 느려지기 때문에 적절하게 조정해야 합니다.

(4) 반복: 이 과정을 반복하면서, 모델이 손실을 줄이며 점차 더 정확한 예측을 하도록 학습됩니다.

7-3. 역전파 과정

역전파 과정은 딥러닝 모델이 학습을 통해 오차를 최소화하는 데 사용되는 핵심 알고리즘입니다. 각 단계별로 상세히 설명해 보겠습니다.

(1) 입력 데이터와 정답 설정

- 입력 데이터(x_i, y_i): 모델에 입력되는 데이터 x_i와 해당 데이터에 대한 실제 정답 값 y_i를 설정합니다.
- 입력-정답 쌍을 통해 모델이 예측한 값과 실제 값 사이의 차이를 계산하게 됩니다. 이는 학습을 위한 필수 요소입니다.

(2) 순전파

- 입력 데이터 x_i가 신경망을 통해 전달되며, 각 층에서 활성화 함수와 가중치 및 편향을 사용하여 예측값 y_i를 계산합니다. 이 과정에서 각 층의 중간 출력값 s_i도 계산됩니다.

(3) 오차계산

- 예측값과 실제 값 사이의 오차를 측정하기 위해 손실을 계산합니다. 여기서는 평균제곱오차 손실을 사용하여 오차 E_i를 다음과 같이 정의합니다.

$$\ell(\hat{y}_i, y_i) = \frac{1}{2}(y_i - \hat{y}_i)^2 = E_i$$

- 비용 함수는 예측값과 실제 값의 차이로 인한 오차를 나타내며, 이 값을 최소화하는 것이 학습의 목표입니다.

(4) 미분을 통한 기울기 계산

- 손실을 줄이기 위해 각 파라미터에 대한 미분(기울기)을 구합니다. 이 미분을 이용해 파라미터를 조정할 수 있습니다.
- 다음과 같이 미분의 체인 룰(chain rule)을 활용합니다. 이는 각 층을 거치면서 미분 값을 단계적으로 계산하여 전파하는 과정으로, 최종적으로 각 가중치에 대한 손실의 기울기를 얻습니다.

$$\frac{\partial E_i}{\partial \hat{y}_i} = \frac{\partial}{\partial \hat{y}_i}\left(\frac{1}{2}(y_i - \hat{y}_i)^2\right) = -(y_i - \hat{y}_i)$$

$$\frac{\partial E_i}{\partial s_k} = (\hat{y}_i - y_i) \cdot \sigma'(s_k)$$

$$\frac{\partial E_i}{\partial \Theta_{k-1}} = \frac{\partial E_i}{\partial \hat{y}_i} \cdot \frac{\partial \hat{y}_i}{\partial s_k} \cdot \frac{\partial s_k}{\partial h_{k-1}} \cdot \frac{\partial h_{k-1}}{\partial s_{k-1}} \cdot \frac{\partial s_{k-1}}{\partial \Theta_{k-1}}$$

(5) 손실에 대한 파라미터 미분

- 계산한 기울기를 이용해 각 가중치와 편향을 조정합니다. 학습률 γ는 가중치를 얼마나 조정할지를 결정하는 하이퍼파라미터입니다.

$$\Theta_{k-1} \leftarrow \Theta_{k-1} - \gamma \cdot \frac{\partial E_{k-1}}{\partial \Theta_{k-1}}$$

앞의 과정은 데이터셋의 모든 데이터에 대해 반복하며, 각 반복마다 손실을 줄여가면서 최적의 파라미터 값을 찾습니다.

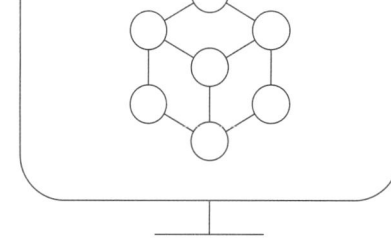

Chapter 2 딥러닝 입문 (Introduction to deep learning)

Chapter 3.
정규화 방법 (Regularization)

1. 일반화 (Generalization)

- 1-1. 일반화에 대한 기본 개념
- 1-2. 과소적합과 과적합 (Underfitting and overfitting)
- 1-3. 분산과 편향 (Variance and bias)

2. 모델의 용량 (Model capacity)

- 2-1. 모델 용량과 과소적합/과적합
- 2-2. 표현 용량 (Representational capacity)
- 2-3. 적절한 모델 선택 (Optimal model selection)

3. 정규화 기법 (Regularization techniques)

- 3-1. 데이터 증강 (Data augmentation)
- 3-2. 교차 검증 (Cross validation)
- 3-3. L1/L2 정규화
- 3-4. 드롭아웃 (Dropout)

Chapter 3.
정규화 방법
(Regularization)

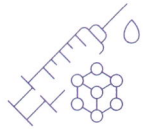

1. 일반화 (Generalization)

1-1. 일반화에 대한 기본 개념

일반화는 머신러닝 모델이 새로운 입력에서도 훈련 데이터와 유사한 성능을 발휘할 수 있는 능력을 의미합니다. 일반화 능력이 높은 모델은 훈련 데이터에만 과도하게 맞추는 것이 아니라, 다양한 데이터에 대해 잘 작동합니다. 즉, 모든 작업에 동일하게 잘 맞는 하나의 보편적인 모델은 존재하지 않으며, 모델이 새로운 데이터에 대해 잘 작동하도록 만드는 것이 중요합니다. 모델의 일반화 성능을 평가하는 데 중요한 두 가지 요소는 다음과 같습니다

첫 번째로는 훈련 오차(training error)를 줄이는 것입니다. 훈련 데이터를 잘 학습해서

훈련 오차를 최소화하는 것이 첫 번째 목표입니다. 훈련 오차는 훈련 데이터에서 모델이 얼마나 정확한 예측을 하는지를 나타내며, 다음과 같은 수식으로 표현됩니다.

여기서 $m^{(train)}$은 훈련 데이터의 수, $X^{(train)}$은 훈련 입력 데이터, w는 모델의 가중치, $y^{(train)}$은 실제 훈련 출력입니다.

$$\frac{1}{m^{(train)}} \|X^{(train)}w - y^{(train)}\|_2^2$$

두 번째로는 일반화 오차(generalization error) 차이를 줄이는 것입니다. 테스트 데이터에서도 훈련한 모델이 잘 작동하는지를 확인해야 합니다. 이 오차를 줄이는 것이 일반화 능력을 높이는 핵심입니다.

$$\frac{1}{m^{(test)}} \|X^{(test)}w - y^{(test)}\|_2^2$$

여기서 $m^{(test)}$은 테스트 데이터의 수, $X^{(test)}$은 테스트 입력 데이터, w는 모델의 가중치, $y^{(test)}$은 실제 테스트 출력입니다.

이러한 일반화 능력을 향상시키기 위해 다양한 정규화 기법들이 사용됩니다.

1-2. 과소적합과 과적합 (Underfitting and overfitting)

과소적합과 과적합은 모델의 학습 과정에서 자주 발생하는 문제들로, 각각 데이터에 대한 모델의 적합성이 부족하거나 과도하게 맞추는 현상을 나타냅니다.

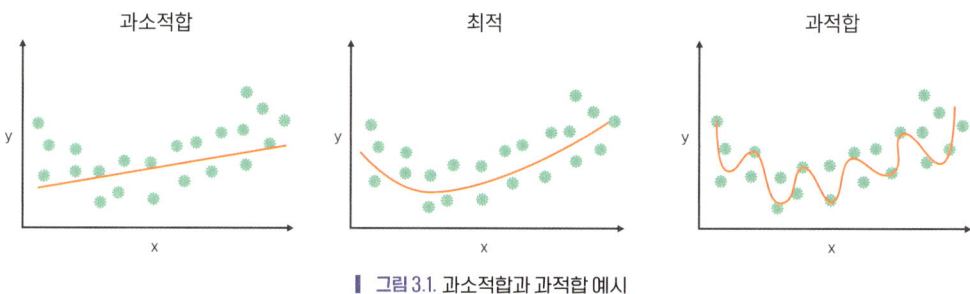
그림 3.1. 과소적합과 과적합 예시

과소적합은 모델이 데이터의 패턴을 제대로 학습하지 못한 상태를 의미하며, 모델의 복잡도가 너무 낮아서 데이터의 복잡한 관계를 학습하지 못할 때 발생합니다. 예를 들어, 선형 회귀 모델을 복잡한 비선형 데이터에 적용하는 경우, 모델이 데이터 구조를 반영하지 못해 훈련 데이터와 테스트 데이터 모두에서 예측 성능이 낮아집니다. 이처럼 과소적합된 모델은 학습이 제대로 이루어지지 않은 상태라고 할 수 있습니다.

과적합은 모델이 훈련 데이터에 지나치게 적합되어, 새로운 데이터에 대해 일반화 성능이 떨어지는 상태를 의미합니다. 모델의 복잡도가 너무 높아서 훈련 데이터의 노이즈나 예외적인 패턴까지 학습한 경우에 발생할 수 있습니다. 이는 훈련 데이터에 대한 예측 오류는 낮지만 테스트 데이터에서 예측 오류는 높은 결과를 초래합니다. 결과적으로, 모델은 훈련 데이터에는 잘 작동하지만, 새로운 데이터에는 일반화되지 못하는 한계를 보입니다.

이에 따라, 주어진 과업에 맞는 최적의 모델 복잡도를 찾는 것이 중요합니다. 이는 훈련 데이터에 대한 오차와 테스트 데이터에 대한 오차 사이의 균형을 맞추는 것을 의미합니다.

과소적합과 과적합을 진단하기 위한 최선의 방법은 데이터를 훈련 집합과 테스트 집합으로 나누어 성능을 평가하는 것이며, 다음과 같은 절차로 이루어집니다.

- **데이터 분할**: 데이터를 훈련 세트(train set, 80%)와 테스트 세트(test set, 20%)로 나눕니다.
- **훈련 세트 학습**: 훈련 세트를 사용하여 모델을 학습시킵니다.
- **훈련 세트 평가**: 학습에 사용된 훈련 데이터를 기반으로 모델의 성능을 평가합니다.
- **테스트 세트 평가**: 테스트 데이터를 사용하여 모델의 일반화 성능을 평가합니다.
- **일반화 오차 계산**: 훈련 세트와 테스트 세트 간의 오차 차이를 통해 일반화 성능을 측정합니다. 일반화 오차가 클수록 과적합 가능성이 큽니다.

1-3. 분산과 편향 (Variance and bias)

일반화 오류는 편향과 분산으로 나눌 수 있습니다.

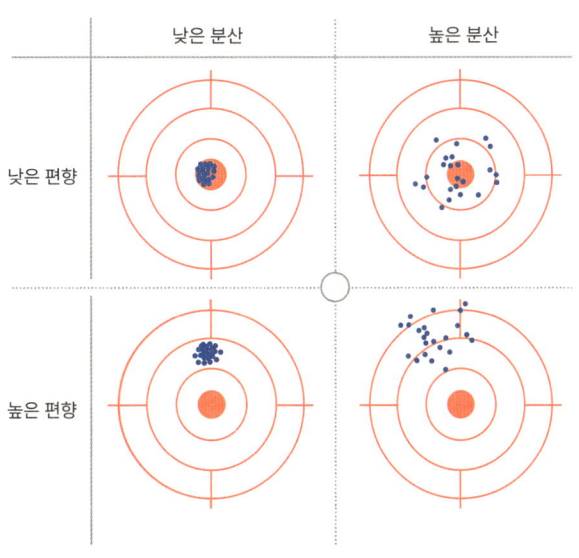

그림 3.2. 편향과 분산

편향은 모델이 너무 단순하거나 제약이 심할 때 발생하며, 데이터의 복잡한 패턴을 제대로 학습하지 못하는 현상입니다. 이로 인해 예측 결과가 지속적으로 일관된 방향으로 오차를 발생시키는 경향이 생기며, 일반적으로 이는 과소적합 상태로 이어집니다.

분산은 모델이 데이터의 작은 변화에도 민감하게 반응하는 특성을 의미합니다. 모델이 지나치게 복잡하면 훈련 데이터에 포함된 노이즈나 특이한 패턴까지 학습하게 되어, 새로운 데이터에서는 예측 성능이 불안정해질 수 있습니다. 이는 모델의 과적합으로 이어질 수 있습니다.

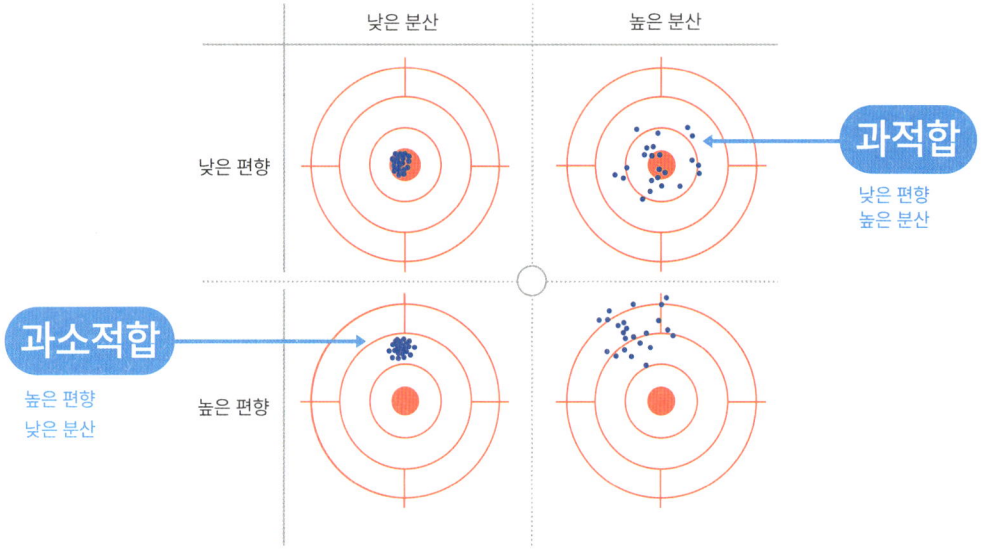

▎ 그림 3.3. 편향과 분산에 따른 과소적합과 과적합

그림 3.3에서 보이듯이, 편향과 분산의 균형이 중요합니다. 편향이 낮고 분산이 높을 때 모델은 훈련 데이터에 대해 높은 성능을 보이지만 새로운 데이터에 대한 성능이 낮을 수 있습니다. 반대로 편향이 높고 분산이 낮으면 학습이 제대로 이루어지지 않아 훈련 데이터와 새로운 데이터 모두 잘 예측하지 못합니다.

편향과 분산은 일반적으로 서로 상충 관계에 있으며, 이러한 관계를 '편향-분산 트레이드오프(bias-variance trade-off)'라고 부릅니다. 모델이 복잡해질 수록 편향은 낮아지지만 분산은 커질 수 있고, 반대로 모델을 단순하게 만들면 분산은 줄어들지만 편향은 증가할 수 있습니다. 따라서 일반화 성능을 높이기 위해서는 이 둘 사이의 균형을 적절히 조절하는 것이 핵심입니다.

모델의 예측 오차는 편향과 분산 그리고 노이즈로 구성할 수 있고, 수학적 분해를 통해 편향-분산 트레이드오프의 구조를 이론적으로 이해할 수 있습니다. $y=f(x)+\epsilon$라는 함수가 있다고 가정하고, 여기서 노이즈가 $\epsilon \sim N(0,\sigma^2)$ 분포를 따른다고 할 때, 우리가 학습을 통해 찾는 함수 $\hat{f}(x)$는 $f(x)$를 근사하는 가설 함수입니다. 이때, 예측 오차의 기댓값은 아래와 같이 전개됩니다.

$$E[(y-\hat{f})^2] = E[(y^2-2y\hat{f}+\hat{f}^2]$$

이를 기대값으로 분리하면 아래와 같이 표현할 수 있습니다.

$$E[y^2]+E[\hat{f}^2]-E[2y\hat{f}]$$

이후 노이즈의 특성과 편향 및 분산 개념을 적용하면 아래와 같이 재구성 할 수 있습니다.

$$\mathrm{Var}[y]+\mathrm{Var}[\hat{f}]+(E[f]^2-E[2y\hat{f}]+E[\hat{f}]^2)$$

이후 수학적 유도를 거쳐 최종적으로 다음과 같은 형태로 나타낼 수 있습니다.

$$\mathrm{Var}[y]+\mathrm{Var}[\hat{f}]+(f-E[\hat{f}])^2 = \mathrm{Var}[y]+\mathrm{Var}[\hat{f}]+E[f-\hat{f}]^2 = \sigma^2 + \text{variance} + \text{bias}^2$$

도출된 식은 예측 오차가 세 가지 요소로 구성되어 있음을 의미합니다.

- **노이즈** (σ^2): 데이터 자체에 존재하는 불확실성으로, 예측할 수 없는 무작위적 오차
- **분산**: 서로 다른 훈련 데이터셋으로 학습한 경우, 모델의 예측값 $\hat{f}(x)$ 의 변화 정도
- **편향**: 예측값 $E[\hat{f}(x)]$와 실제 함수 $f(x)$ 간의 차이로, 모델이 데이터의 복잡성을 학습하지 못해 발생하는 오류

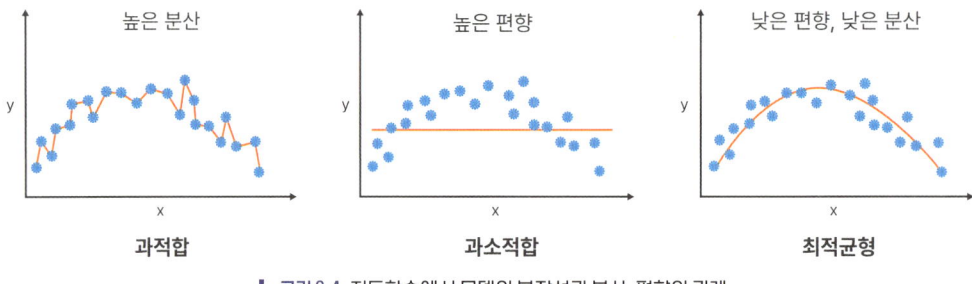

그림 3.4. 지도학습에서 모델의 복잡성과 분산-편향의 관계

따라서 분산과 편향의 균형을 맞추는 것이 모델의 일반화 성능에 있어 중요합니다. 모델의 복잡도가 증가하면, 모델은 훈련 데이터의 패턴을 더욱 세밀하게 학습하게 됩니다. 이로 인해 편향은 낮아지지만 분산은 높아지며, 지나치게 복잡해질 경우 과적합이 발생합니다. 반대로, 모델의 복잡도가 감소하면 모델이 데이터의 세부 패턴을 반영하지 못하고 더 일반적인 패턴만 학습하게 됩니다. 이로 인해 분산은 낮아지지만 편향은 높아져 과소적합이 발생합니다. 모델의 일반화 오류를 최소화하려면, 모델 복잡도를 적절히 조절하고, 교차 검증이나 정규화 기법을 통해 편향과 분산의 균형을 맞추는 것이 중요합니다.

2. 모델의 용량 (Model capacity)

2-1. 모델 용량과 과소적합/과적합

모델의 용량은 모델이 학습할 수 있는 정보의 양과 복잡성을 의미하며, 주로 모델의 파라미터 수에 따라 결정됩니다. 파라미터란 모델이 데이터를 학습하면서 최적화하는 값으로, 모델의 복잡성을 제어하는 핵심 요소입니다. 모델이 많은 파라미터를 가질수록 더 복잡한 패턴을 학습할 수 있지만, 용량이 너무 높거나 낮을 경우 모델의 성능에

부정적인 영향을 미칠 수 있습니다. 용량이 모델의 성능에 미치는 영향은 다음과 같은 방식으로 설명할 수 있습니다.

(1) 낮은 용량 (Insufficient capacity)과 과소적합

모델의 용량이 부족하면, 데이터의 복잡한 패턴을 충분히 학습하지 못하여 과소적합이 발생할 수 있습니다. 이 경우, 모델은 데이터의 중요한 패턴을 반영하지 못하고, 훈련 데이터와 테스트 데이터 모두에서 높은 오류를 나타냅니다. 예를 들어, 파라미터의 수가 너무 적어 모델이 단순한 선형 함수 수준의 표현력만 가질 경우, 비선형 데이터의 복잡한 관계를 학습하지 못합니다. 이러한 상태를 과소적합 영역이라고 하며, 이 구간에서는 모델이 데이터의 복잡성을 충분히 반영하지 못해 일반화 성능이 떨어집니다.

(2) 높은 용량 (High capacity)과 과적합

모델의 파라미터 수가 지나치게 많아 용량이 과도할 경우, 모델은 훈련 데이터의 세부적인 노이즈까지 학습하려는 경향이 생겨 과적합이 발생할 수 있습니다. 과적합된 모델은 훈련 데이터에 대한 성능은 좋지만, 새로운 데이터에 대해 일반화 성능이 떨어집니다. 예를 들어, 파라미터가 지나치게 많아지면 모델이 데이터의 노이즈와 불필요한 세부 사항까지 학습하게 되어, 훈련 데이터에만 맞춰진 상태가 됩니다. 과적합 영역에서는 모델이 훈련 데이터에 지나치게 적응하여 새로운 데이터에 대한 예측 성능이 떨어집니다.

모델의 용량이 데이터의 복잡도에 적합하게 설정될 때, 훈련 오류와 일반화 오류 간의 차이가 가장 최소화되어 최적의 일반화 성능을 얻을 수 있습니다. 이 상태에서는 모델이 데이터의 중요한 패턴을 학습하면서도 노이즈를 최소화하여, 새로운 데이터에 대해 높은 예측 성능을 보입니다. 최적의 용량에서는 파라미터 수가 데이터 복잡도에 적절히 맞춰져, 모델이 불필요한 세부 사항을 학습하지 않으면서도 주요 패턴을 충분히 포착할 수 있습니다. 이러한 상태에서는 훈련 오류와 테스트 오류 간의 차이를 뜻하는 일반화 갭(generalization gap)이 최소화됩니다.

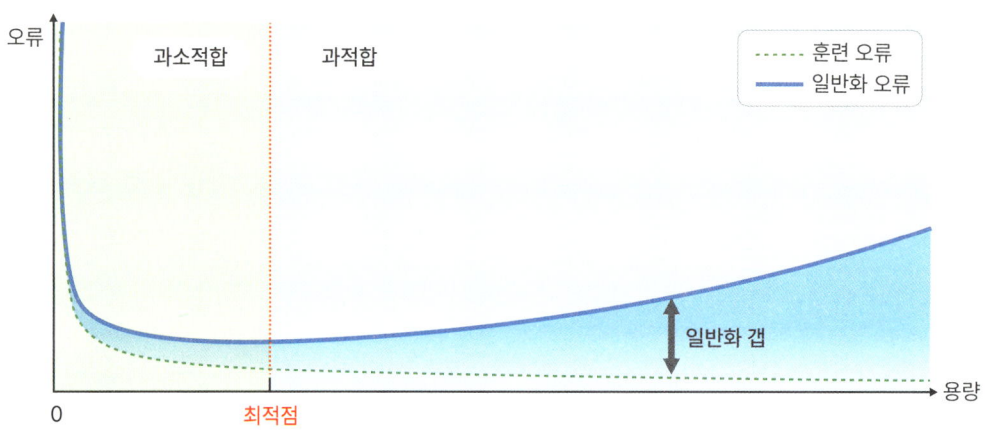

그림 3.5. 모델 용량에 따른 일반화 갭의 변화

그림 3.5를 통해 모델 용량에 따른 훈련 오류와 일반화 오류의 변화를 이해할 수 있습니다.

- **훈련 오류**: 훈련 데이터에서의 예측 오류로, 모델의 용량이 높아질수록 줄어듭니다. 이는 모델이 훈련 데이터에 맞춰지면서 발생하는 현상입니다.
- **일반화 오류**: 테스트 데이터에서의 예측 오류로, 최적의 용량 지점에서 가장 낮아지고 이후 용량이 높아지면서 증가합니다. 용량이 최적을 넘어서면 과적합 상태로 인해 일반화 오류가 증가하게 됩니다.
- **일반화 갭**: 훈련 오류와 일반화 오류의 차이로, 모델이 특정 데이터셋에 과적합될수록 이 갭이 커집니다.

이 그래프에서 보이듯이 모델의 용량이 너무 낮으면 과소적합 영역에 위치하게 되고, 너무 높으면 과적합 영역에 위치하게 됩니다. 따라서 모델의 용량과 파라미터 수를 데이터 복잡도에 맞춰 조절하여 최적의 용량 지점(optimal capacity)을 찾는 것이 중요합니다.

2-2. 표현 용량 (Representational capacity)

표현 용량은 머신러닝 모델이 얼마나 복잡한 문제를 풀 수 있는 능력이 있는지를 뜻하며, 모델이 얼마나 다양한 입력과 출력의 관계를 표현할 수 있는지를 나타냅니다. 표현 용량이 작은 모델은 주로 직선과 같은 단순한 패턴만 학습할 수 있지만, 표현 용량이 큰 모델은 복잡하고 비선형적인 구조도 효과적으로 모델링할 수 있습니다. 표현 용량은 모델의 구조에 따라 달라지며, 선형 회귀 모델은 직선처럼 단순한 관계만 학습할 수 있지만, 딥러닝 모델은 여러 층과 다양한 연산을 통해 더 복잡한 관계도 학습할 수 있습니다. 따라서 모델을 설계할 때 데이터의 특성과 문제의 난이도를 이해하고 표현 용량이 적절한 모델을 선택하는 것이 중요합니다.

선형 모델은 단순한 직선이나 평면으로 데이터를 분리할 수 있지만, 복잡한 패턴을 반영하지 못해 복잡한 문제에서는 적합하지 않을 수 있습니다. 비선형 모델은 더 복잡한 결정 경계를 학습할 수 있으며, 커널 트릭을 사용하여 비선형 데이터를 선형적으로 분리 가능한 형태로 변환할 수도 있습니다. 그림 3.6에서는 커널을 사용하여 2차원 데이터 공간에서 복잡한 결정 경계를 학습하는 모습을 보여줍니다.

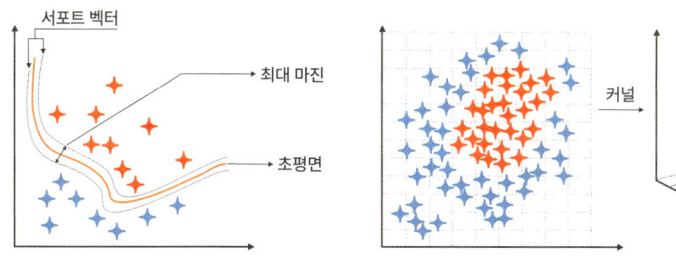
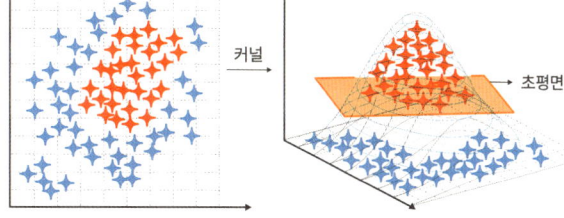

그림 3.6. 표현 용량을 위한 커널 트릭

그림 3.6은 표현 용량을 높이기 위해 커널 트릭을 사용하여 비선형 데이터를 선형적으로 분리할 수 있는 고차원 공간으로 변환하는 과정을 보여줍니다. 왼쪽 그래프에서, 두 유전자(Gene X와 Gene Y)의 표현으로 구성된 2차원 공간에 암(빨간색)과 정상(파란색)이 있습니다. 두 범주는 선형적으로 구분할 수 없는 비선형 관계를 가지며, 단순한 선형 모델로는 구분하기 어렵습니다.

이때, 커널 트릭을 사용하여 데이터를 고차원 공간으로 변환하면, 비선형 데이터를 선형적으로 구분할 수 있는 형태로 바꿀 수 있습니다. 오른쪽 그래프에서, 원래의 2차원 공간을 고차원 공간으로 변환하여 두 범주를 선형적으로 구분 가능한 초평면을 만들 수 있습니다. 이렇게 하면 암과 정상 범주로 데이터를 분리할 수 있습니다.

이 예시에서 볼 수 있듯이, 모델의 표현 용량이 충분히 높아야 비선형 패턴을 효과적으로 학습할 수 있습니다. 커널 트릭은 입력 데이터를 고차원 특징 공간으로 매핑함으로써, 단순한 선형 모델조차도 복잡한 결정 경계를 학습할 수 있게 하여 전체 모델의 표현력을 간접적으로 확장합니다. 이를 통해 복잡한 데이터 구조를 보다 잘 학습하고 일반화 성능을 높일 수 있습니다. 결론적으로, 데이터의 패턴과 복잡성에 맞는 표현 용량을 가진 모델을 선택하는 것이 중요하며, 이를 통해 모델이 데이터의 중요한 특징을 잘 반영할 수 있습니다.

2-3. 적절한 모델 선택 (Optimal model selection)

AI 모델링에서 일반화 오류를 최소화하기 위해 올바른 모델을 선택하는 것이 중요합니다. 모델 선택 과정에서는 모델의 표현 용량과 복잡도를 고려하여 최적의 모델을 결정해야 합니다. 다음 두 가지 단계에 따라 모델을 선택할 수 있습니다.

(1) 적절한 표현 용량을 가진 모델 선택

문제마다 요구되는 학습 능력과 데이터 구조가 다르기 때문에, 문제의 특성에 맞는 표현 용량을 가진 모델을 선택해야 합니다. 이미지 인식과 같은 복잡한 문제에서는 CNN(Convolutional Neural Network), 순차 데이터에는 RNN(Recurrent Neural Network), 일반적인 비선형 문제에는 DNN(Deep Neural Network)을 사용할 수 있습니다. 이처럼 문제에 맞는 모델을 적절히 선택함으로써, 데이터를 충분히 학습할 수 있는 기반을 마련할 수 있고, 일반화 성능을 향상시킬 수 있습니다.

(2) 최적의 복잡도를 가진 모델 선택

표현 용량이 적절한 모델을 선택한 후, 모델의 복잡도 최적화가 필요합니다. 모델의 복잡도는 층 수, 노드 수, 파라미터 수 등을 통해 조절할 수 있습니다. 모델의 복잡도가 지나치게 높으면 훈련 데이터에서 불필요한 노이즈 또는 패턴을 학습하여 과적합이 발생할 수 있고, 복잡도가 지나치게 낮은 경우에는 데이터의 중요한 패턴을 학습하지 못해 과소적합이 발생할 수 있습니다. 따라서 데이터의 복잡성 수준에 맞게 모델의 구조를 조절하여, 학습 성능과 일반화 성능 사이의 균형을 이루는 것이 중요합니다.

연도	수상 팀/ 모델명	오류율	은닉층
2010	NEC-UIUC	28.2	shallow
2011	XRCE	25.8	shallow
2012	AlexNet	16.4	8 layers
2013	Clarifai	11.7	8 layers
2014	VGG	7.3	19 layers
2014	GoogleNet	6.7	22 layers
2015	ResNet	3.57	152 layers

표 3.1. 연도별 이미지넷 대규모 비주얼 인식 챌린지(ILSVRC)의 수상 모델

표 3.1은 이미지 인식 분야에서 합성곱 신경망 모델이 발전해 온 과정을 보여줍니

다. 초기의 얕은 모델은 표현 용량이 낮아 복잡한 이미지를 충분히 학습하지 못했으나, AlexNet, VGG, GoogleNet, ResNet과 같은 모델이 등장하며 점점 더 깊은 신경망 구조가 사용되었습니다. 은닉층의 수가 증가할수록 모델의 복잡도가 높아져, 더 많은 패턴을 학습할 수 있게 되었고, 이에 따라 이미지 인식 대회에서 성능이 향상되었습니다. 특히 ResNet과 같은 깊은 신경망은 뛰어난 성능을 보여줌으로써 최적의 표현 용량과 복잡도를 달성한 사례로 평가받고 있습니다.

딥러닝에는 다양한 모델이 존재하며, 이 중 문제에 가장 적합한 모델을 선정하여 일반화 오류를 최소화하는 것이 중요합니다. 그림 3.7은 주요 딥러닝 모델의 복잡도와 표현 용량, 특징을 보여줍니다.

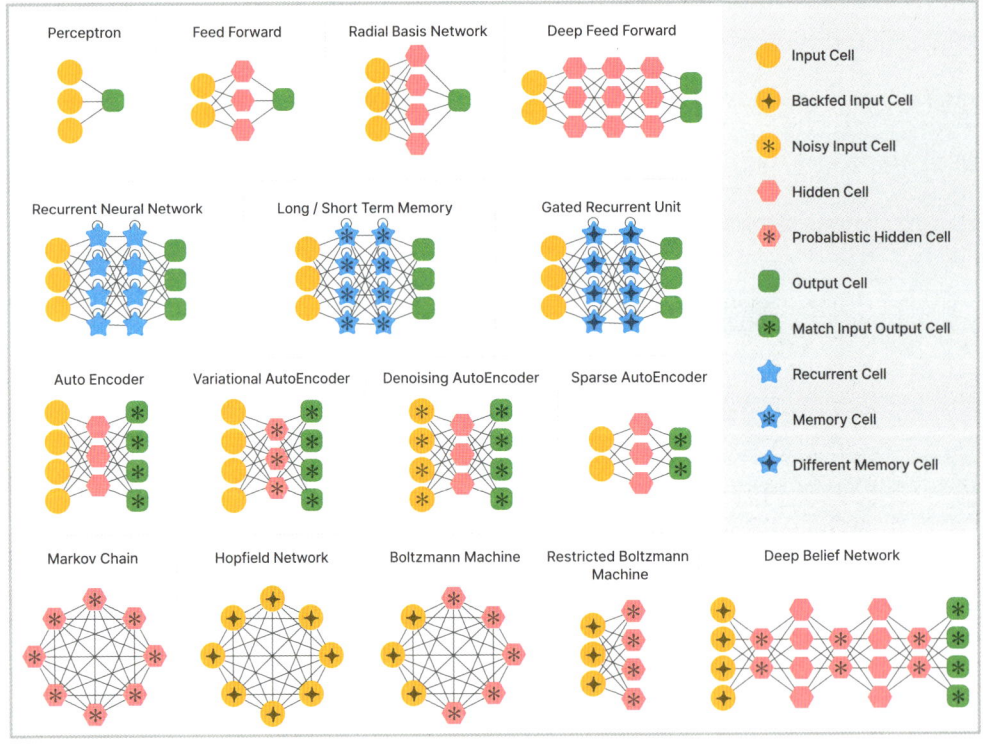

그림 3.7. 주요 신경망 구조 예시

(1) Perceptron (P)

- **복잡도**: 낮음
- **표현 용량**: 선형 관계만 학습 가능
- **특징**: 단순한 선형 분류 문제에 적합합니다.

(2) Feed Forward (FF)

- **복잡도**: 낮음에서 중간
- **표현 용량**: 비선형 활성화 함수 사용 시 비선형 패턴도 학습 가능
- **특징**: 기본적인 전방향 신경망으로, 중간 복잡도의 문제에 사용됩니다.

(3) Radial Basis Network (RBF)

- **복잡도**: 중간
- **표현 용량**: 비선형 결정 경계 학습 가능
- **특징**: 거리 기반 비선형 변환을 통해 복잡한 패턴을 처리할 수 있습니다.

(4) Deep Feed Forward (DFF)

- **복잡도**: 높음(층의 수가 많아질수록)
- **표현 용량**: 높은 표현 용량을 가지며 복잡한 비선형 패턴을 학습 가능
- **특징**: 충분한 양이 확보된 복잡한 데이터에 적합합니다.

(5) Recurrent Neural Network (RNN)

- **복잡도**: 중간
- **표현 용량**: 순차 패턴 학습 가능
- **특징**: 시계열 데이터나 순차적 정보가 포함된 데이터에 적합합니다.

(6) Long / Short Term Memory (LSTM)

- **복잡도**: 높음
- **표현 용량**: 장기 의존성을 학습할 수 있어 복잡한 순차 데이터에 적합
- **특징**: 긴 시퀀스를 학습할 때 일반 순환 신경망보다 우수합니다.

(7) Gated Recurrent Unit (GRU)

- **복잡도**: 높음(LSTM보다 약간 낮음)
- **표현 용량**: LSTM과 유사하지만 더 간소화된 구조
- **특징**: LSTM과 비슷한 표현 용량을 가지며 계산 효율성이 높습니다.

(8) AutoEncoder (AE)

- **복잡도**: 중간에서 높음
- **표현 용량**: 입력을 압축하고 복원할 수 있는 비지도 학습 모델
- **특징**: 차원 축소나 특징 추출에 사용됩니다.

(9) Variational AutoEncoder (VAE)

- **복잡도**: 높음
- **표현 용량**: 데이터의 잠재 공간을 학습하여 생성 모델로도 사용 가능
- **특징**: 분자 생성 등 복잡한 데이터 분포를 학습하는 데 유용합니다.

(10) Denoising AutoEncoder (DAE)

- **복잡도**: 중간에서 높음
- **표현 용량**: 입력의 노이즈를 제거하는 데 특화된 모델
- **특징**: 데이터 정제 및 복원에 유용합니다.

(11) Sparse AutoEncoder (SAE)

- **복잡도**: 중간
- **표현 용량**: 희소성 제약을 통해 중요한 특징을 강조
- **특징**: 중요한 특징만을 학습하여 정보 압축에 유리합니다.

(12) Markov Chain (MC)

- **복잡도**: 낮음
- **표현 용량**: 상태 전이가 확률적으로 이루어지는 단순한 모델
- **특징**: 간단한 순차 관계 모델링에 사용됩니다.

(13) Hopfield Network (HN)

- **복잡도**: 중간
- **표현 용량**: 패턴 저장 및 복원 가능
- **특징**: 특정 패턴을 기억하고 복원하는 데 사용됩니다.

(14) Boltzmann Machine (BM)

- **복잡도**: 높음
- **표현 용량**: 확률적 모델로 복잡한 데이터 분포 학습 가능
- **특징**: 비지도 학습과 데이터 패턴 추출에 사용됩니다.

(15) Restricted Boltzmann Machine (RBM)

- **복잡도**: 중간
- **표현 용량**: 은닉층과 가시층 간의 상호 작용만으로 패턴 학습 가능
- **특징**: 추천 시스템 등 비지도 학습에 많이 사용됩니다.

(16) Deep Belief Network (DBN)

- **복잡도**: 매우 높음
- **표현 용량**: 여러 개의 RBM을 결합하여 심층 특성 학습 가능
- **특징**: 복잡한 패턴과 구조를 학습하는 데 사용됩니다.

3. 정규화 기법 (Regularization techniques)

정규화는 모델의 일반화 오류를 줄이기 위해 학습 알고리즘에 추가되는 제약 조건 또는 보조 기법을 의미합니다. 모델이 훈련 데이터에 과도하게 맞춰져 과적합이 발생할 경우, 정규화를 통해 일반화 성능을 개선하고 새로운 데이터에 대한 예측력을 향상시킬 수 있습니다. 정규화는 훈련 오류는 크게 증가시키지 않으면서 일반화 오류를 줄이는 것을 목표로 합니다.

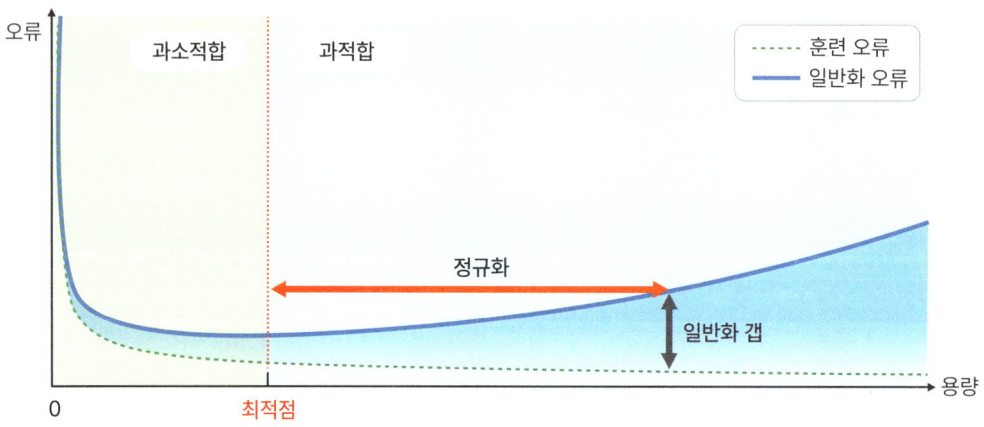

그림 3.8. 모델 용량에 따른 일반화 갭 변화 및 정규화

그림 3.8의 그래프에서 볼 수 있듯이, 정규화는 모델의 용량을 찾음으로써, 모델이 훈련 데이터와 테스트 데이터 모두에서 좋은 성능을 발휘할 수 있습니다. 대표적인 정

규화 기법은 다음과 같습니다.

3-1. 데이터 증강 (Data augmentation)

데이터 증강은 모델이 학습하는 데이터의 양과 다양성을 인위적으로 늘려 모델의 일반화 성능을 향상시키는 정규화 기법입니다. 모델이 훈련 데이터에 과적합되지 않도록 다양한 데이터 패턴을 학습할 수 있게 합니다. 이 기법은 특히 데이터가 제한적이거나, 수집에 많은 비용이 드는 경우에 유용합니다.

데이터 분포에 내재된 노이즈로 인해, 아무리 완벽한 모델이라도 일부 오류가 불가피하게 발생할 수 있으며 이를 베이즈 오류(bayes error)라고 합니다. 이는 데이터의 본질적인 한계로 인해 발생하는 최소한의 오류입니다. 데이터가 다양하지 않으면 모델은 이러한 노이즈를 제대로 학습하지 못해 일반화 성능이 떨어질 수 있습니다. 데이터 증강은 다양한 변형을 통해 데이터를 확장함으로써, 모델이 이러한 노이즈에 대응할 수 있도록 합니다.

또한, 데이터의 양이 많아질수록 모델은 다양한 패턴을 더 잘 학습하게 되어, 훈련 오류와 일반화 오류가 모두 줄어드는 경향이 있습니다. 하지만 모든 데이터에서 항상 더 많은 예제를 수집하는 것은 비용이 많이 들거나 불가능할 수 있습니다. 이때, 데이터 증강을 통해 제한된 데이터셋을 인위적으로 확장하여, 실제로 더 많은 데이터를 학습한 것과 유사한 효과를 얻을 수 있습니다. 앞의 그림 3.8에서도 훈련 데이터의 양이 증가함에 따라 일반화 오류가 줄어드는 경향이 나타나 있음을 알 수 있습니다.

즉, 데이터 증강은 제한된 데이터로도 다양한 패턴 학습을 가능하게 하여, 모델이 특정 패턴에 과도하게 맞추지 않고 새로운 데이터에 대해서도 높은 성능을 발휘할 수 있게 합니다. 이는 과적합 방지와 일반화 성능 향상에 큰 도움을 줍니다.

3-2. 교차 검증 (Cross validation)

교차 검증은 모델이 데이터의 변동성에 잘 대응하고, 일반화 성능을 신뢰도 있게 평가할 수 있는 정규화 기법입니다. 주어진 데이터셋을 여러 개의 하위셋으로 나누어 반복 학습과 검증을 수행함으로써, 모델의 성능을 보다 신뢰성 있게 평가할 수 있습니다. 교차 검증은 최적의 모델 파라미터를 찾고, 과적합을 방지하며, 새로운 데이터에 대해 모델의 성능을 예측하는 데 중요한 역할을 합니다. 교차 검증은 주어진 데이터셋에 대한 편향이나 과적합을 방지하고, 모델이 데이터의 다양한 패턴을 학습할 수 있도록 도와줍니다. 데이터셋이 제한적인 경우에는 모델이 특정 데이터 분포에 지나치게 맞춰질 위험이 있으므로, 다양한 하위셋을 통해 모델의 일반화 성능을 향상시키는 것이 중요합니다. 교차 검증은 다음과 같은 과정으로 이루어집니다.

STEP 1: 검증 셋 생성

데이터를 여러 폴드(fold)로 나누어 교차 검증 셋을 만듭니다. 각 폴드는 훈련 셋과 검증 셋으로 구성되며, 각 폴드를 번갈아 가며 검증 셋으로 사용됩니다.

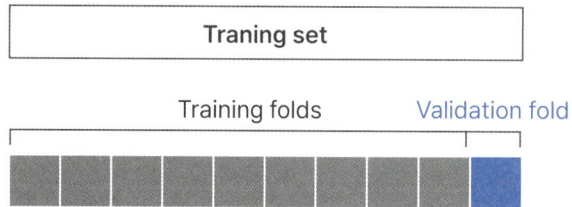

STEP 2: 반복적 교차 검증

훈련 폴드로 모델을 학습시키고 검증 폴드로 성능을 평가합니다. 이를 여러 번 반복하여 모든 검증 폴드가 한 번씩 성능 평가에 사용되도록 반복 후 측정한 성능 지표의 평균을 계산하여 모델의 전반적인 성능을 신뢰성 있게 평가할 수 있습니다.

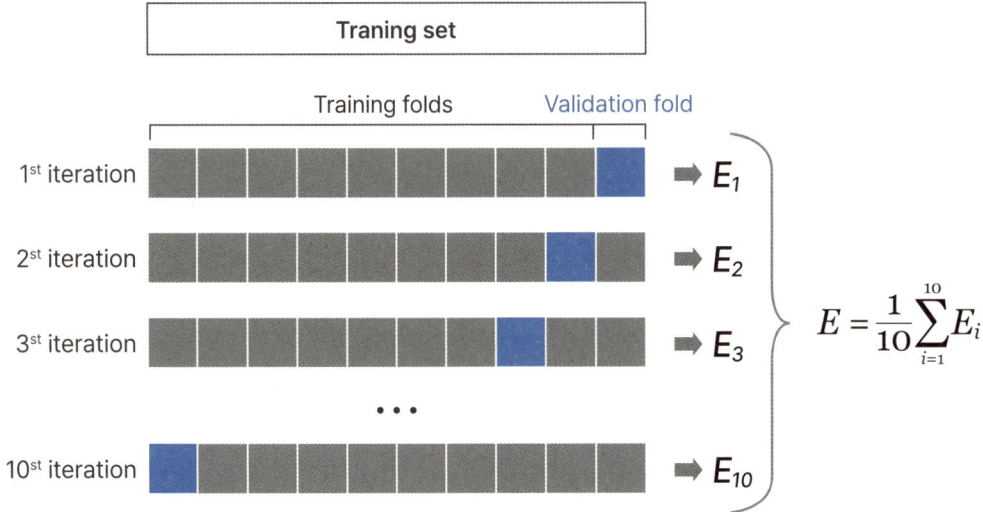

STEP 3: 다양한 모델 구조에 적용

앞서 설정한 교차 검증 절차를 다양한 모델 구조와 하이퍼파라미터 조합에 적용하여, 각 모델의 성능을 체계적으로 비교하고 평가할 수 있습니다. 이를 통해 문제에 가장 적합한 모델과 파라미터를 효과적으로 선정할 수 있습니다.

STEP 4: 최적 모델 선택 및 최종 평가

교차 검증을 통해 가장 우수한 성능을 보인 모델을 최종적으로 선택한 후, 훈련에 사용되지 않은 테스트 데이터셋에 적용하여 최종 평가를 수행합니다. 이 테스트 단계에서 측정된 오류는 모델이 완전히 새로운 데이터에 대해 얼마나 잘 일반화되는지를 보여주는 지표가 됩니다.

교차 검증은 데이터를 여러 하위셋으로 나누어 검증함으로써, 특정 데이터셋에 대한 편향이나 변동성을 줄일 수 있습니다. 또한 모델을 데이터의 다양한 패턴을 학습할 수 있어, 과적합을 방지하고 새로운 데이터에 대해 더 나은 예측 성능을 얻을 수 있습니다. 마지막으로, 다양한 모델 구조와 파라미터 조합을 검토함으로써, 데이터에 가장 적합한 최적 파라미터를 탐색하여 적합한 모델을 선택할 수 있습니다. 교차 검증은 모델이 주어진 데이터에 지나치게 맞춰지지 않도록 하여, 새로운 데이터에서도 높은 성능을 발휘할 수 있게 합니다. 이를 통해 모델의 성능을 안정적으로 평가하고, 최적의 모델 구조를 찾는 데 중요한 역할을 합니다.

3-3. L1/L2 정규화

L1 및 L2 정규화는 모델의 가중치 값에 제약을 주어, 과적합을 방지하고 새로운 데이터에 대한 예측 성능을 높이기 위한 기법입니다. 이 두 방법은 손실 함수에 가중치에 대한 페널티 항을 추가함으로써 모델이 불필요하게 큰 가중치를 갖지 않도록 조정합니다.

- L1 정규화는 가중치의 절대값 합을 페널티로 적용하며, 이를 lasso라고 부릅니다. 이 방식은 일부 가중치를 0으로 만들어 특징 선택(feature selection) 효과를 냅니다.
- L2 정규화는 가중치의 제곱합을 페널티로 적용하며, ridge라고도 합니다. 이 방식은 모든 가중치를 균형 있게 작게 만들어 모델 전체의 복잡도를 줄이는 데 효과적입니다.

이러한 정규화 기법은 모델이 훈련 데이터에 과도하게 편향되는 것을 방지하고, 일반화 오류를 줄여 안정적인 예측을 가능하게 합니다.

L1/L2 정규화의 손실 함수는 일반적으로 다음과 같이 표현됩니다.

$C = C_0 + \lambda \Omega$

여기서 C_0는 원래의 손실 함수(예: MSE), λ는 정규화 강도를 조절하는 하이퍼파라미터, 그리고 Ω는 일반적으로 가중치 크기와 관련된 정규화 항을 나타냅니다. Ω는 가중치가 너무 커지지 않도록 제한합니다.

L2 정규화는 모델이 훈련 데이터에 과적합 되는 것을 방지하기 위해 사용되는 기법입니다. 이 방법은 손실 함수에 가중치들의 제곱합을 페널티 항으로 추가하여, 모델 파라미터가 지나치게 커지는 것을 억제합니다. 이를 통해 모델의 복잡도를 제어하고, 일반화 성능을 향상시킬 수 있습니다. L2 정규화의 목적 함수는 다음과 같이 표현됩니다.

$$C = C_O + \lambda w^T w$$

L2 정규화는 학습 중 가중치가 일정 비율로 감소하는 것을 의미하는 weight decay가 적용되어, 모델이 과도하게 복잡한 패턴을 학습하는 것을 방지합니다. 이때 모델의 가중치가 줄어들며, 인공 신경망이 선형화되는 경향이 생깁니다. 이를 통해 모델이 데이터의 복잡한 패턴에 지나치게 맞추지 않도록 하여, 일반화 성능이 개선됩니다. 그림 3.9의 그래프에서 볼 수 있듯이, 작은 모델 용량 ($M=3$)은 단순하고 과소적합될 수 있지만, 용량이 큰 모델 ($M=9$)은 과적합되어 데이터의 노이즈까지 학습하게 됩니다.

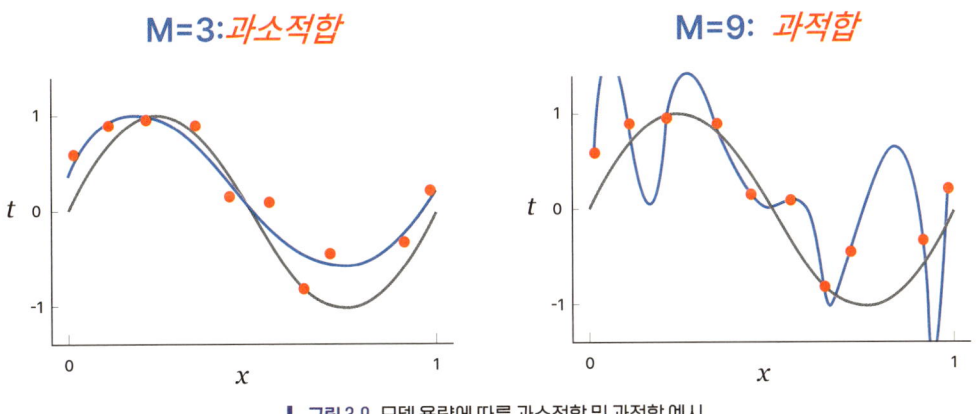

그림 3.9. 모델 용량에 따른 과소적합 및 과적합 예시

입력과 가중치 그리고 편향을 통한 모델의 예측 방식은 다음과 같은 수식으로 나타낼 수 있습니다.

$z = f(w·x+b)$ ▶ $z \sim w·x+b$

수식에서 w 값이 작아질수록 활성화 함수의 입력값은 0에 가까운 값을 갖게 됩니다. 그림 3.10 그래프의 함수 형태를 보면, 입력이 0 근처일 때 선형적인 형태를 띠게 됩니다. 이로 인해 인공 신경망은 복잡한 비선형 모델이 아니라, 선형 회귀 모델과 유사한 방식으로 작동하게 됩니다. 이러한 특성은 모델이 훈련 데이터에 과도하게 편향되는 것을 방지하고, 새로운 데이터에 대해서도 안정적인 예측 성능을 발휘할 수 있도록 합니다.

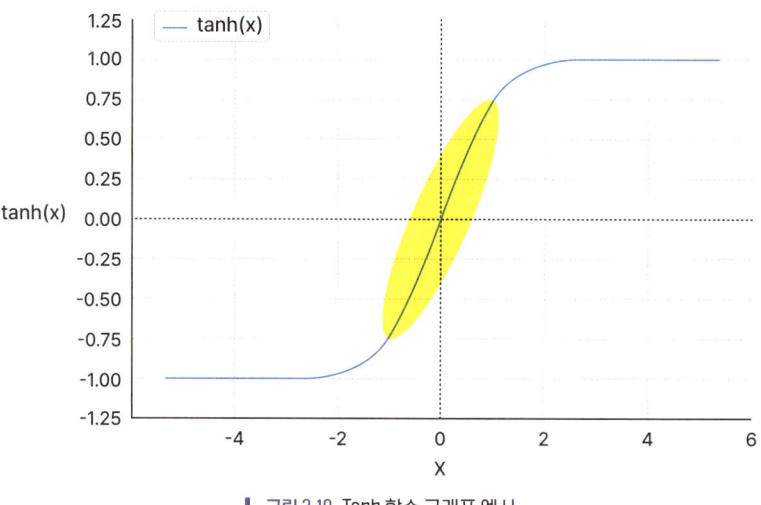

그림 3.10. Tanh 함수 그래프 예시

그림 3.11의 그래프에서는 L2 정규화가 적용된 경우와 그렇지 않은 경우를 시각적으로 비교할 수 있습니다. 좌측 그래프에서는 L2 정규화로 인해 가중치가 줄어들면서 선형 회귀 모델처럼 단순한 결정 경계를 학습하는 반면, 우측 그래프처럼 L2 정규화를 적용하지 않은 경우, 모델은 훈련 데이터의 복잡한 패턴을 지나치게 학습하여 과적합이 발생합니다.

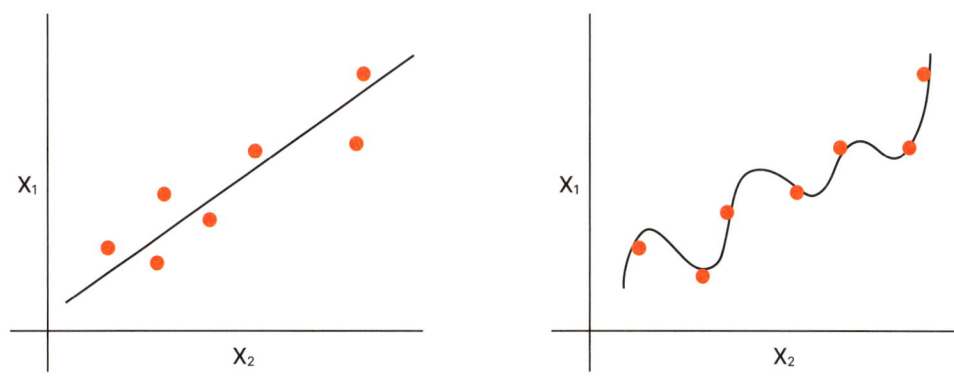

그림 3.11. 모델의 과적합 (오른쪽) 및 L2 정규화를 통한 과적합 방지 (왼쪽) 결과

이로써 L2 정규화는 인공 신경망의 복잡도를 줄이고, 불필요한 가중치 증가를 억제하여 일반화 성능을 높이는 데 큰 기여를 합니다.

L1 정규화는 비용 함수에 가중치의 절대값 합을 페널티 항으로 추가하여, 일부 가중치가 0으로 수렴하도록 유도하는 정규화 기법입니다. 이 방식은 LASSO(Least Absolute Shrinkage and Selection Operator)로 불리며, 모델에 중요하지 않은 특징에 대한 가중치를 제거함으로써 특징 선택 효과를 갖습니다. 이를 통해 모델의 구조를 단순화하고 과적합을 방지할 수 있습니다. L1 정규화가 적용된 목적 함수와 파라미터 업데이트 식은 아래와 같습니다. 여기서 λ값에 따라 일부 가중치가 0으로 수렴하며, 중요하지 않은 변수는 제거됩니다.

$$C = C_o + \lambda \sum_i |w_i|$$

$$w = w - \alpha\lambda \cdot \text{sgn}(w) - \alpha \frac{\partial C_o}{\partial w}$$

L2 정규화는 가중치의 제곱합을 페널티로 부과하여 모든 가중치를 고르게 작게 유지하는 데 효과적입니다. 반면, L1 정규화는 특정 가중치를 완전히 0으로 만들 수 있는 특성을 지니며, 중요하지 않은 입력 변수들을 제거하는 데 유리합니다. 이러한 두 정

규화 방식은 문제의 특성과 데이터 구조에 따라 선택적으로 활용할 수 있습니다. 또한 Elastic Net은 L1과 L2 정규화를 동시에 사용하는 기법으로, 두 방식의 장점을 결합합니다. 이를 통해 L1의 특징 선택 능력과 L2의 안정적인 수렴 및 다중공선성 처리 능력을 모두 취할 수 있습니다. 특히, 변수 수가 많고 이들 간 상관관계가 높은 경우에 효과적입니다.

3-4. 드롭아웃 (Dropout)

드롭아웃은 과적합을 방지하고 모델의 일반화 성능을 높이기 위해, 학습 과정에서 일부 뉴런을 무작위로 비활성화하는 정규화 기법입니다. 이는 특정 데이터 포인트에 모델이 지나치게 편향되지 않도록 하며, 인공 신경망의 표현 능력을 강화하는 데 도움을 줍니다.

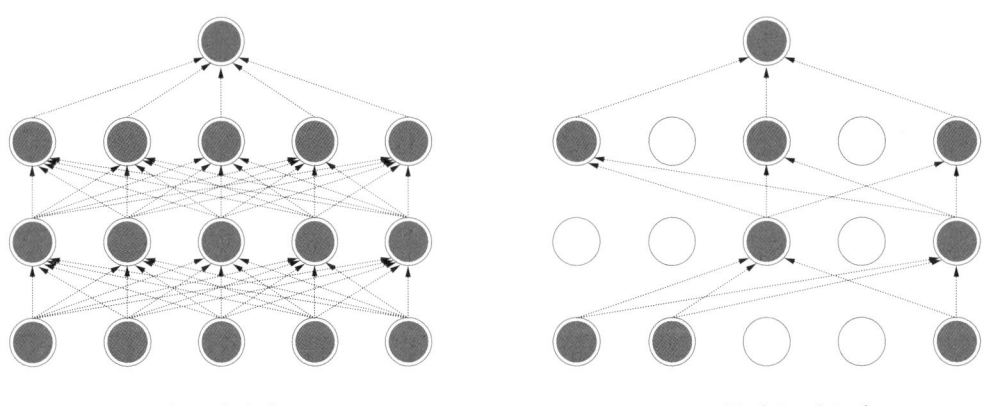

(a) 기본 신경망 구조　　　　　　　　**(b) 드롭아웃 적용 후**

그림 3.12. 드롭아웃을 적용하지 않은 신경망과 적용한 신경망 예시

드롭아웃의 원리는 학습 단계에서 각 층마다 일부 뉴런을 무작위로 비활성화하여, 신경망이 특정 뉴런이나 연결에 의존하지 않도록 하는 것입니다. 그림 3.12에서 보이듯이, 드롭아웃을 적용하면 일부 뉴런의 활성화가 제거됩니다. 학습이 진행될 때마다 다

른 뉴런들이 비활성화되므로, 여러 번의 학습 반복을 통해 다양한 하위 신경망을 학습하게 됩니다. 이로 인해 신경망은 특정 뉴런이나 연결에 의존하지 않고, 다양한 내부 패턴에 대한 학습이 가능해집니다. 학습이 끝나면, 모든 뉴런을 활성화하고 각 연결 가중치의 평균을 계산하여 최종 모델을 구성합니다. 이는 다양한 신경망 아키텍처에서 얻은 평균적인 가중치를 취하는 것과 유사한 효과를 줍니다.

드롭아웃은 뉴런을 무작위로 비활성화함으로써, 모델이 특정 데이터 패턴에 과적합되는 것을 방지하고, 일반화 성능을 향상시킵니다. 또한, 드롭아웃을 적용한 모델은 마치 여러 개의 신경망을 함께 학습하는 앙상블 학습과 유사한 효과를 가지게 되어, 모델의 안정성을 높입니다.

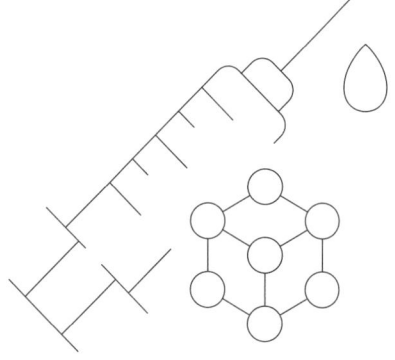

Chapter 4.
딥러닝 모델 1
(Deep learning models 1)

1. 분자 표현법 (Molecular representation)
- 1-1. 분자 지문
- 1-2. SMILES

2. 합성곱 신경망 (Convolution Neural Network; CNN)
- 2-1. 심층 신경망의 단점
- 2-2. 합성곱 신경망의 기본 개념
- 2-3. 합성곱 연산
- 2-4. 다중 채널 (Multiple channel)
- 2-5. 풀링 (Pooling)
- 2-6. 심층 신경망과 합성곱 신경망의 비교
- 2-7. 패딩 (Padding)
- 2-8. 합성곱 신경망
- 2-9. 3차원 합성곱 신경망과 신약개발 분야에서의 응용
- 2-10. 3차원 합성곱 신경망 기반 신약개발 연구 사례

3. 순환 신경망 (Recurrent Neural Network; RNN)
- 3-1. 왜 순환 신경망이 필요한가?
- 3-2. 순환 신경망 원리
- 3-3. 순환 신경망 연산
- 3-4. 순환 신경망의 가중치 공유 방식
- 3-5. 자기회귀 구조와 확률적 시퀀스 모델링
- 3-6. 순환 신경망 연산 예시
- 3-7. 순환 신경망에서의 기울기 소실 문제
- 3-8. LSTM (Long Short-Term Memory)
- 3-9. LSTM 구조적 복잡성과 GRU의 등장

Chapter 4.
딥러닝 모델 1
(Deep learning models 1)

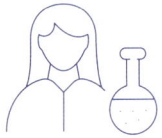

1. 분자 표현법 (Molecular representation)

    신약개발에 적용되는 딥러닝 응용 모델(CNN, RNN 등)의 구조와 원리를 이해하려면, 먼저 분자 구조를 어떻게 컴퓨터가 처리할 수 있는 형태로 표현하는지를 알아야 합니다. 이에 따라 본 장에서는 본격적인 모델 논의에 앞서, 분자 표현법을 먼저 다룹니다.

    현대 신약의 상당 부분은 '저분자 화합물(small molecules)'로 구성되어 있으며, 이들은 약리 활성을 가지는 핵심 물질로서 신약개발의 중심을 차지하고 있습니다. 저분자 화합물은 일반적으로 분자량이 500Da 이하인 비교적 단순한 구조를 가지며, 특정 생체 표적(예: 단백질, 효소 등)과 선택적으로 결합해 치료 효과를 나타냅니다. 이러한 화합물은 하나 이상의 분자로 이루어진 물질입니다. 분자는 두 개 이상의 원자가 화학 결합으로 연결되어 형성된 물질의 기본 단위로 화합물의 구조적 특성과 화학적 기능을 결정짓는 핵심 요소입니다.

분자 표현법은 분자로 구성된 화합물의 구조적 및 화학적 정보를 디지털 형식으로 변환하여 컴퓨터가 이해하고 분석할 수 있도록 하는 다양한 방법을 의미합니다. 각 분자 표현 방식은 특정한 특징을 강조하며, 이를 통해 머신러닝 모델이 분자 구조와 특성을 효과적으로 학습할 수 있게 합니다. 이번 장에서는 대표적인 분자 표현 방식 세 가지와 이에 적합한 딥러닝 기법을 학습할 것입니다.

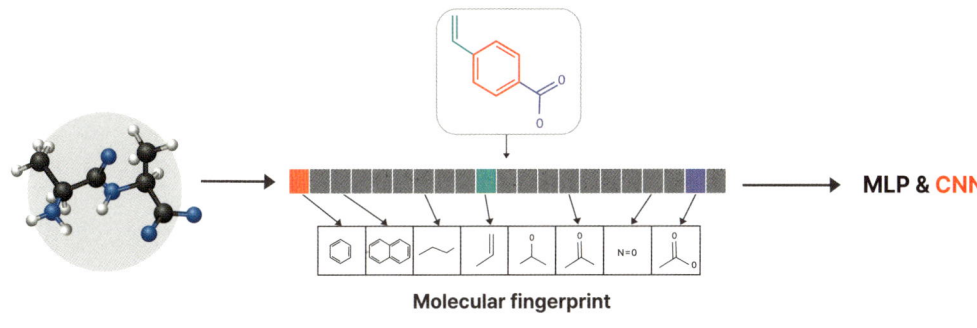

그림 4.1. 분자 지문을 통한 분자 표현 기법

분자 지문(Molecular fingerprint)은 분자의 하위 구조를 기반으로 벡터 형태로 표현한 방식입니다. 이는 주로 다층 구조 퍼셉트론 (MLP)과 합성곱 신경망에서 활용됩니다. 분자 지문은 분자의 특정 부분 구조를 반영하여 각 분자를 고유한 벡터로 변환하여 머신러닝 모델이 구조적 특성을 인식하고 학습할 수 있도록 합니다.

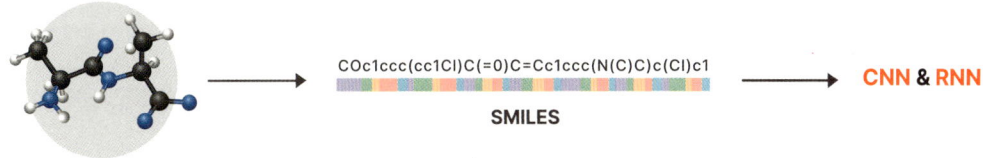

그림 4.2. SMILES를 통한 분자 표현 기법

SMILES(Simplified Molecular Input Line Entry System)는 분자의 화학 구조를 문자와 숫자로 이루어진 문자열로 표현한 방식입니다. 연속적인 데이터 형식을 가지므로 합성곱 신경망 및 순환 신경망에서 주로 사용됩니다. SMILES는 분자 구조를 선형 문자열로 나타내어 기계 학습 모델이 효율적으로 처리할 수 있도록 합니다.

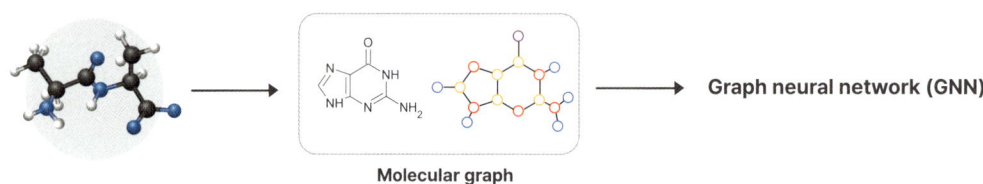

■ 그림 4.3. 분자 그래프를 통한 분자 표현 기법

분자 그래프(Molecular graph)는 분자를 그래프 구조로 표현하는 방법입니다. 각 원자는 노드로, 결합은 엣지로 나타내어 그래프 신경망(GNN) 모델에서 효과적으로 활용됩니다. 분자 그래프는 원자의 복잡한 연결 관계를 반영하여 더 정교한 분석과 예측이 가능하도록 합니다. 구체적인 내용은 다음 장에서 보다 자세하게 다룰 예정입니다.

1-1. 분자 지문

분자 지문은 분자의 화학 구조를 고정된 크기의 벡터 또는 비트 배열로 변환하여, 컴퓨터가 분자 구조를 이해하고 분석할 수 있도록 하는 표현 방식입니다. 특히 머신러닝 모델이 분자의 구조적 특성과 생물학적 활성을 정량적으로 학습하는 데 유용하며 분자 간 유사성 비교, 분류, 예측 등의 작업에 널리 사용됩니다.

지문은 주로 분자의 하위 구조나 반복되는 패턴을 기반으로 하며, 이 과정을 통해 각 분자는 고유한 지문을 갖게 됩니다. 지문은 마치 사람의 지문처럼 각 분자의 구조적 특징을 수치적으로 표현한 결과입니다. 이를 통해 서로 다른 분자를 정밀하게 구별할 수 있을 뿐 아니라, 구조가 유사한 분자 사이의 기능적 유사성도 정량적으로 추정할 수 있습니다.

이는 "구조가 유사한 분자는 유사한 생리학적 또는 약리학적 특성을 보일 가능성이 높다"는 전제(Structure-Activity Relationship, SAR)에 기반하며, 지문 기반 표현은 이러한 유사성을 탐지하고 분석하는 데 강력한 도구로 작용합니다. 이미 활성이 확인된 분자와 유사한 구조를 가진 새로운 분자를 빠르게 찾아내거나, 유사성 기반으로 새로운 후보물질을 발굴하는 데 널리 활용됩니다.

분자 지문은 분자를 벡터 또는 비트 배열로 변환하는 벡터화 과정을 통해 생성됩니다. 벡터화란 분자와 같은 비정형 데이터를 정량적이고 구조화된 수치 데이터로 변환하여 컴퓨터가 처리할 수 있게 하는 과정입니다. 분자의 화학 구조는 일반적으로 2D 또는 3D 형식으로 복잡하게 연결되어 있기 때문에 딥러닝 모델의 입력으로 직접 사용할 수 없습니다.

따라서 벡터화 과정을 통해 분자의 구조 정보를 일정한 차원의 수치 데이터로 변환하면, 모델이 일관된 형식으로 분자의 특성을 학습할 수 있게 됩니다. 예를 들어 ECFP(Extended Connectivity Fingerprint) 방식으로 생성된 2048비트 지문 벡터는 모든 분자에 대해 동일한 차원의 입력을 제공하므로, 머신러닝 모델이 구조 정보를 안정적으로 받아들일 수 있습니다.

또한 벡터화된 표현은 수학적 연산이 가능하기 때문에, 분자 간의 유사성 계산, 클러스터링, QSAR 모델링, 화합물 추천 시스템 등 다양한 분석 작업에서 연산 효율성을 제공합니다. 이러한 벡터는 MLP, CNN, RNN 등 다양한 딥러닝 모델의 입력으로 사용될 수 있으며, 모델 성능 향상에도 기여합니다.

대표적인 분자 지문으로 'Morgan Fingerprint'라고도 알려진 ECFP는 약물 발견과 화합물 검색에서 널리 사용되며, 특히 분자 간의 구조적 유사성을 정밀하게 분석하는 데 강력한 도구로 활용됩니다. ECFP는 다음과 같은 작동원리로 벡터화됩니다.

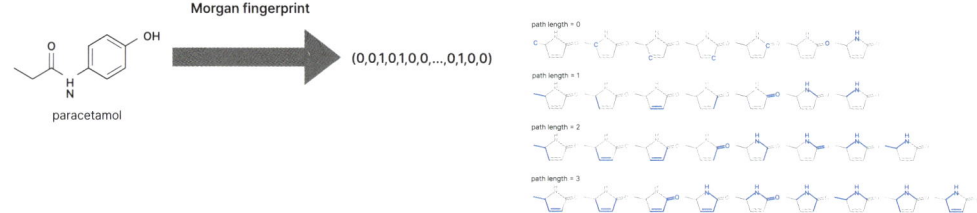

▍ 그림 4.4. ECFP 작성 예시

(1) **중심 원자 할당**: 분자의 모든 원자는 ECFP 처리의 출발점이 됩니다. 각 원자에는 원자 종류, 결합 차수 등 화학적 특성 정보를 기반으로 고유한 초기 식별자가 부여됩니다.

(2) **이웃 원자 반경 설정**: 각 중심 원자를 기준으로 지정된 반경(radius) 내에 존재하는 이웃 원자들과 연결관계를 반복적으로 탐색합니다. 반경이 0이면 중심 원자만 고려하고, 반경이 1 이상이면 주변의 결합과 이웃 원자들까지 포함하여 하위 구조(substructure)를 구성합니다. 이 과정은 원자를 중심으로 그 주변의 '화학적 환경'을 확장해 나가는 방식으로 반경이 커질수록 더 넓은 구조 정보를 포착할 수 있습니다. 일반적으로 ECFP4(반경 2), ECFP6(반경 3)이 널리 사용됩니다.

(3) **중복 제거**: 탐색된 하위 구조들은 해시 함수를 통해 고유한 숫자값(해시값)으로 변환되며 동일한 구조는 중복되지 않도록 제외됩니다. 분자의 구조가 유사하더라도 위치, 연결 패턴, 중심 원자의 환경이 다르면 서로 다른 지문 조각이 생성됩니다. 이는 결과적으로 각 분자만의 고유한 구조 서명(signature)을 형성하며, 다른 분자들과 구분되는 지문을 구성하게 됩니다.

(4) **비트 배열 변환**: 최종적으로 생성된 하위 구조 정보는 1024비트 또는 2048비트 길이의 이진 벡터에 인코딩되어, 머신러닝 모델에서 사용할 수 있는 수치 벡터로 변환됩니다. 유사한 구조를 가진 분자들은 많은 하위 구조를 공유하기 때문에, 비트 배열

상에서도 유사한 위치에 1이 존재하게 되며, 결과적으로 지문 사이의 유사성도 높아지게 됩니다.

ECFP 외에도 다양한 분자 지문 방식이 있으며, 각 방식은 특정한 구조적 정보를 강조하여 분자를 표현합니다. 주요 방법 몇 가지를 간략하게 소개합니다.

(1) MACCS Fingerprint: 166개의 사전 정의된 구조적 특징을 기반으로 하는 바이너리 벡터 방식입니다. 특정 기능성 그룹의 존재 여부를 0 또는 1로 표시하며, 간단한 구조적 비교에 유용합니다. 고정된 166비트 벡터를 사용하여 빠르고 간단한 유사성 비교가 가능하며 간단한 분자 구조 비교가 필요한 데이터베이스 검색에서 유용합니다.

(2) Atom Pair Fingerprint: 분자의 모든 원자 쌍 간의 거리 정보를 반영한 방식입니다. 분자의 입체적 구조나 거리 기반 정보를 분석할 때 적합합니다. 3차원 구조를 반영할 수 있고, 세밀한 유사성 분석이 가능하여 입체 구조가 중요한 약물 개발에 주로 활용됩니다.

(3) Topological Torsion Fingerprint: 분자 내 연속된 4개의 원자 결합 정보를 활용해 입체적 배치와 구조적 특징을 정밀하게 반영합니다. 따라서 복잡한 구조의 약물 후보물질에 대한 세부 구조 분석에 효과적입니다.

1-2. SMILES

SMILES는 화학 구조를 선형 문자열 형식으로 표현하는 규칙입니다. 이 방식은 분자의 화학 구조를 문자 기반 형식으로 표현함으로써, 컴퓨터가 쉽게 해석하고 분석할 수 있도록 합니다. 복잡한 분자의 구조를 선형적인 텍스트로 나타내어 화학 데이터를 더 효율적으로 저장하고 전송할 수 있습니다. SMILES는 기본적으로 화학 결합을 선형적으로 표현하고, 각 원소는 해당 화학 기호로 나타냅니다. 그리고 결합과 가지(branch), 고리(ring) 등의 구조는 규칙에 맞게 문자열로 변환하여 표현합니다. 예를 들어, 단일 결합은 생략되며, 이중 결합은 '=' 기호, 삼중 결합은 '#' 기호로 표시됩니다.

SMILES는 화학 분자의 구조를 효율적으로 기록하고 공유하기 위해 개발된 표기법입니다. 분자의 모든 원자와 결합을 선형 문자열로 표현하여 화학 구조를 간결하게 기록할 수 있습니다. 예를 들어, 분자의 구조식이 복잡할수록 이를 일관된 규칙에 따라 간략하게 표현할 수 있기 때문에 데이터베이스 저장 및 전송에 유리합니다.

SMILES는 단순한 구조의 표현 이외에도 데이터베이스 저장, 화합물 검색, 머신러닝 모델의 입력값 등 다양한 분야에서 활용됩니다.

예를 들어, 2-메틸부탄(2-Methylbutane)의 화학식 $CH_3CH(CH_3)CH_2CH_3$는 SMILES로 "CCC(C)C"로 표현되며, 3-메틸부탄-2-온(3-Methylbutan-2-one)은 "CC(C)C(=O)C"로 나타낼 수 있습니다.

Ex) CH_3CH_3 >> CC, CH_2CH_2 >> C=C, $CH_3CH_2OCH_3$ >> CCOC
CCC(C)C
2-Methylbutane
CC(C)C(=O)C
3-Methylbutan-2-one

SMILES 표기는 같은 분자를 서로 다른 방식으로 표현할 수 있기 때문에, 동일한 분자에 대해 일관된 문자열을 생성하기 위해 Canonical SMILES 개념이 도입되었고, 이는 특정한 알고리즘을 통해 고유한 SMILES 표기를 생성하여, 동일한 분자는 항상 같은 SMILES로 나타나도록 합니다.

이러한 특성으로 인해 데이터 저장 및 전송이 효율적이며, 다양한 컴퓨터 시스템에서 쉽게 활용할 수 있습니다.

SMILES는 다음과 같은 원리로 표기됩니다.

(1) 원자: 원자는 주기율표의 화학 기호로 표시합니다. 예를 들어, 탄소는 'C', 산소는

'O', 질소는 'N'으로 나타냅니다. 다수의 유기 분자에서는 수소(H)는 암묵적으로 존재한다고 가정하며, SMILES 표기에서는 생략됩니다.

(2) 결합

- 단일 결합: 기본 결합으로 생략되어 기호 없이 표기합니다. 예를 들어, 메탄(CH_4)은 'C', 그리고 에탄(C_2H_6)은 'CC'로 나타냅니다.
- 이중 결합: '=' 기호로 나타내며, 에텐(C_2H_4)은 'C=C'로 나타냅니다.
- 삼중 결합: '#' 기호로 나타내며, 아세틸렌(C_2H_2)은 'C#C'로 나타냅니다.

(3) 가지

가지 구조는 괄호 '( )'를 사용하여 주 사슬에서 갈라지는 하위 원자 그룹을 나타냅니다. 예를 들어, 2-메틸부탄(2-Methylbutane, $CH_3CHCH_3(CH_2)CH_3$)은 'CCC(C)C'로 표기됩니다.

(4) 고리

고리 구조는 고리의 시작과 끝 부분에 동일한 숫자를 붙여 연결을 나타냅니다. 예를 들어, 벤젠(C_6H_6)은 'c1ccccc1'로 표시되며, 여기서 '1'은 고리의 시작과 끝을 나타냅니다. SMILES에서는 주로 소문자를 사용하여 벤젠과 같은 방향족 고리 구조를 구분합니다.

SMILES에는 일반 규칙 외에도 특정 구조를 표현할 때 적용되는 추가적인 규칙과 특수 표기 방식이 존재합니다.

(1) 방향족 원자 표기: 방향족 원자는 소문자 화학 기호를 사용해 표현합니다. 예를 들어, 방향족 탄소는 'c', 방향족 질소는 'n'으로 나타냅니다. 벤젠(C_6H_6)은 'c1ccccc1'과 같이 소문자 'c'를 사용해 방향족성을 표시합니다.

(2) 이온과 전하: 이온화된 원자는 '[ ]'로 감싸고, 원자의 전하를 '+' 또는 '-' 기호로 나타냅니다. 예컨대 암모늄 이온(NH_4+)은 '[NH_4+]'로, 하이드록시 이온($OH-$)은 '[$OH-$]'로 표기됩니다.

(3) 입체화학(Stereochemistry): SMILES는 입체화학 정보를 '@' 기호로 표현합니다. 이

는 특히 이성질체 구분에 유용하며, 예를 들어, 키랄성(R/S)을 가진 분자는 '@' 기호를 통해 입체 정보를 제공할 수 있습니다.

(4) 중복 고리: 두 개 이상의 고리를 공유하는 분자에서는 서로 다른 숫자를 사용해 각 고리의 시작과 끝을 표시할 수 있습니다. 예를 들어, 나프탈렌은 'c1ccc2ccccc2c1'로 표현됩니다. 여기서 '1'과 '2'는 각각 다른 고리의 시작과 끝을 나타냅니다.

(5) 분자 구조에서의 가지 간 결합: SMILES에서 가지 구조 간의 연결은 중첩 괄호를 사용하여 표현하며 복잡한 분기의 경우에도 일관된 형식으로 기술할 수 있습니다. 예를 들어, t-부탄올($C(CH_3)_3OH$)은 'C(C)(C)(C)O'와 같이 표현됩니다.

SMILES는 문자열 형태로 원-핫 인코딩이나 임베딩 기법을 적용하여 순환 신경망 같은 시퀀스 기반 딥러닝 모델에 쉽게 활용할 수 있습니다. 이를 기반으로 구축한 모델은 분자의 구조적 정보를 학습하여 새로운 화합물을 생성하거나 분자의 특성을 예측하는 데 활용할 수 있습니다. 그러나 SMILES는 분자의 구조적 정보만을 선형 문자열로 표현하기 때문에, 분자의 입체화학적 특성을 완벽하게 반영하기 어렵습니다. 특히, 분자의 입체적 구조가 중요한 경우 혹은 고리나 가지가 많은 복잡한 분자 구조를 표현할 때에 SMILES 표기만으로는 정확한 정보를 제공하는 데 한계가 있습니다. 이는 모델이 구조적 복잡성을 학습하는 데 방해가 될 수 있는 주요 요인입니다.

분자 크기가 커질수록 SMILES 표기도 길어지기 때문에 머신러닝 모델에서 처리하기 어려운 긴 시퀀스가 될 수 있습니다. 이로 인해 긴 문자열을 효율적으로 학습할 수 있는 모델 설계가 필요하며, 일반적인 NLP 모델로는 제한이 있을 수 있습니다.

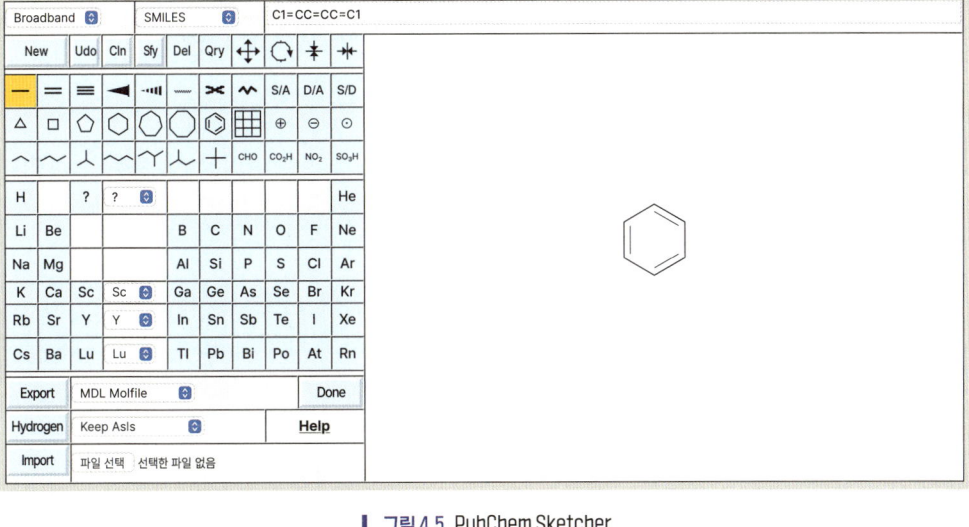

┃ 그림 4.5. PubChem Sketcher

PubChem Sketcher는 웹 기반의 분자 그리기 도구로, SMILES 문자열을 통해 분자 구조를 시각적으로 표현할 수 있습니다. 이 도구는 사용자가 화학 분자의 구조식을 직관적으로 그릴 수 있도록 지원하며, 다양한 화학 기호와 결합을 선택하여 원하는 분자를 설계할 수 있습니다. PubChem Sketcher는 분자의 SMILES 표기를 입력하면 해당 분자의 화학 구조를 자동으로 그려주어, SMILES 형식을 공부하는 학생이나 연구자들에게 특히 유용합니다.

2. 합성곱 신경망 (Convolution Neural Network; CNN)

2-1. 심층 신경망의 단점

기존의 심층 신경망(Deep Neural Networks; DNN)은 주로 다층 구조 퍼셉트론(MLP)과 같은 완전 연결층(fully-connected layer)을 사용합니다. 이는 각 뉴런이 이전의 층의 모든 뉴런과 연결되는 조밀한 구조로 입력 전체를 기반으로 출력을 계산합니다. 이러한 심층 신경망은 특정한 문제에 유용하지만, 여러 가지 단점이 존재합니다.

(1) 많은 파라미터: 모든 뉴런이 서로 연결되기 때문에 파라미터의 수가 매우 많아집니다. 이는 모델이 복잡해지는 원인이 되며, 특히 큰 데이터셋이 아닐 경우 과적합될 위험이 큽니다.

(2) 높은 메모리 소모: 다수의 파라미터를 학습해야 하기 때문에 많은 메모리와 계산 자원이 필요합니다. 이는 GPU와 같은 고성능 하드웨어가 요구되며, 특히 대규모 데이터에서는 효율적인 학습이 어려워질 수 있습니다.

(3) 지역 정보 부족: 완전 연결층에서는 입력 데이터의 공간적/지역적 관계를 고려하지 않습니다. 예를 들어, 화합물과 같이 원자 간의 상대적 거리 및 좌표 정보가 중요한 경우, 심층 신경망은 이러한 지역 정보를 인식하지 못하고 전체적으로 데이터를 처리하게 됩니다.

(4) 구조적 한계: 화합물 데이터에서는 화합물의 전반적인 3D 구조가 중요한데, 심층 신경망은 이러한 특징을 자동으로 학습하지 못합니다. 심층 신경망은 데이터를 모두 동일한 방식으로 처리하여, 중요한 지역적 특징(local feature)을 반영하기 어렵습니다.

이와 같은 한계를 극복하기 위해 등장한 대표적인 딥러닝 모델이 합성곱 신경망입니다. 합성곱 신경망은 이미지에서의 지역적 특징을 효과적으로 학습할 수 있는 구조로 설계되어, 특히 컴퓨터 비전 분야에서 큰 성과를 거두었습니다.

2-2. 합성곱 신경망의 기본 개념

합성곱 신경망은 기본적으로 합성곱과 풀링(pooling) 연산을 통해 입력 데이터의 중요한 특징을 추출하고, 이를 기반으로 분류, 탐지 등의 작업을 수행하는 모델입니다. 특히, 합성곱 신경망은 데이터의 공간적 구조를 유지하면서 특징을 학습하기 때문에, 이미지의 패턴, 모양, 색상 등과 같은 특성을 잘 이해할 수 있습니다.

합성곱 신경망의 핵심 개념을 이해하기 위해 먼저 수용장(receptive field)의 개념을 살펴보겠습니다. 수용장은 본래 신경과학에서 유래된 개념으로, 생물학적 시각 피질에서 하나의 뉴런이 반응하는 시야 범위를 의미합니다. 즉, 뉴런 하나가 자극에 반응할 수 있는 공간적 영역을 가리키는 용어입니다. 이 개념은 합성곱 신경망에서도 그대로 적용되어, 특정 뉴런이 입력 데이터(예: 이미지)의 어느 부분을 "볼 수 있는가"를 정의하는 영역을 의미하게 되었습니다.

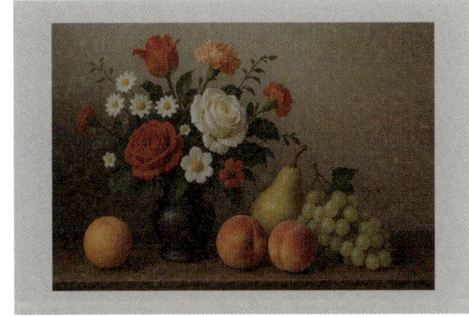 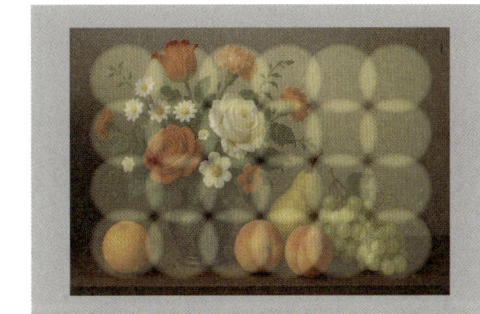

그림 4.6. 합성곱 신경망에서 사용되는 수용장을 그림에 비추는 손전등에 비유

그림 4.6처럼 수용장을 비유하자면 이미지 위를 비추는 작은 손전등처럼 생각할 수 있습니다. 전체 이미지를 한 번에 보는 것이 아니라, 작은 영역을 한 번에 하나씩 훑어보면서 정보를 추출해 나갑니다. 수용장은 합성곱 신경망의 각 뉴런이 입력에서 정보를 감지하는 단위이며, 이를 통해 이미지의 지역적 특징(모서리, 선, 색상 경계 등)을 효과적으로 포착할 수 있습니다. 예를 들어, 3×3 크기의 수용장은 단 9개의 픽셀만을 바라보며, 이 안에서 변화(밝기, 색상, 방향 등)를 학습하게 됩니다. 초기 층의 뉴런들은 이렇게 작은 영역만을 보고 국소적 패턴을 학습하며, 층이 깊어질수록 수용장의 크기가 넓어져 점점 더 전체적이고 복합적인 구조를 학습할 수 있게 됩니다.

합성곱 신경망에서 가장 핵심적인 구조 중 하나는 '필터' 또는 '커널'입니다. 필터는 이미지 위를 작은 창문처럼 움직이며, 그 안에 보이는 픽셀 값을 바탕으로 특정한 패턴(예: 모서리, 경계선, 색 변화 등)을 감지하는 역할을 합니다.

일반적으로 3×3 또는 5×5 크기의 작은 정사각형 행렬 형태로 존재하며, 이미지의 왼쪽 위부터 오른쪽 아래까지 순차적으로 이동하며 입력을 처리합니다.

이때 합성곱 신경망은 이미지의 각 위치에 대해 새로운 필터를 매번 학습하지 않고, 하나의 동일한 필터를 전체 이미지에 반복적으로 적용합니다. 이러한 방식을 가중치 공유라고 하며, 합성곱 신경망의 대표적인 설계 원리 중 하나입니다.

이 구조는 두 가지 중요한 장점을 가집니다. 학습해야 할 파라미터 수가 크게 줄어들어 메모리와 연산량이 절감되고 같은 필터가 모든 위치에 적용되기 때문에, 고양이의 귀처럼 같은 시각적 패턴이 어디에 위치하든 동일하게 인식될 수 있습니다.

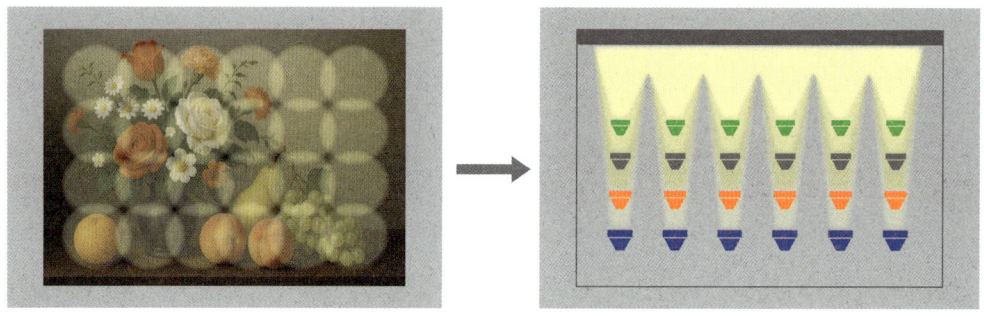

┃ 그림 4.7. 그림에 비춰진 다양한 색 필터의 손전등

이 과정은 그림 4.6과 4.7에서처럼, 여러 개의 손전등이 다양한 색 필터를 통해 이미지를 비추며 지역적인 특징을 감지하는 방식에 비유할 수 있습니다. 합성곱 신경망에서는 이렇게 각 수용장을 통해 국소적인 정보를 감지하고, 이를 동일한 필터로 반복 학습함으로써 이미지의 전반적인 구조나 패턴을 효과적으로 이해할 수 있게 됩니다.

합성곱 신경망의 주요 장점은 다음과 같습니다.

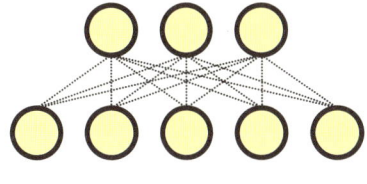 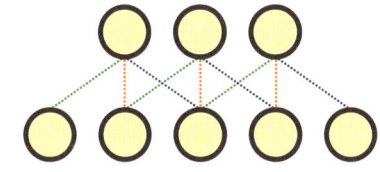

DNN (완전 연결)   CNN (가중치 공유 및 합성곱 연산)

그림 4.8. 심층 신경망과 합성곱 신경망의 연결성 비교

- **파라미터 수 감소**: 합성곱 신경망은 완전 연결 신경망(DNN)과 달리 모든 뉴런이 서로 연결되지 않고, 각 필터가 이미지의 특정 영역에서만 작동합니다. 이로 인해 학습해야 할 파라미터 수가 줄어들어 과적합 가능성을 낮출 수 있습니다. 예를 들어, 동일한 필터를 이미지 전체에 적용하므로 모델의 복잡성을 줄이면서도 높은 학습 효율성을 유지할 수 있습니다.

- **지역적 특징 학습**: 합성곱 신경망은 이미지의 작은 영역을 통해 각 필터가 특정한 지역적 특징을 학습할 수 있도록 합니다. 예를 들어, 이미지에서 특정 모서리나 선을 인식하는 필터는 전체 이미지에서 해당 패턴을 효과적으로 찾아낼 수 있습니다. 이 과정에서 합성곱 신경망은 각 위치에 대한 세부 정보를 학습하여 더 큰 패턴을 인식하는 데 기여합니다.

- **변환 불변성** (Translation invariance): 합성곱 신경망은 이미지 내에서 동일한 패턴이 위치에 상관없이 동일하게 인식될 수 있도록 합니다. 이는 합성곱 연산 중 가중치가 고정된 상태로 이미지 전체를 탐색하기 때문에 가능한 특징입니다. 예를 들어, 이미지의 상단이나 하단에 있더라도 개의 얼굴과 같은 패턴을 동일하게 인식할 수 있습니다.

2-3. 합성곱 연산

합성곱 신경망에서 합성곱은 입력 이미지의 일정 영역에 필터를 적용하여 국소적인 특징을 추출하는 연산입니다. 이 필터는 고정된 크기(예: 3×3)의 가중치 행렬이며, 이미지 전체를 왼쪽 위에서 오른쪽 아래 방향으로 순차적으로 이동하며 연산을 반복합니다.

예를 들어, 4×4 입력 이미지의 좌측 상단 3×3 부분을 필터가 덮었다고 가정합니다.

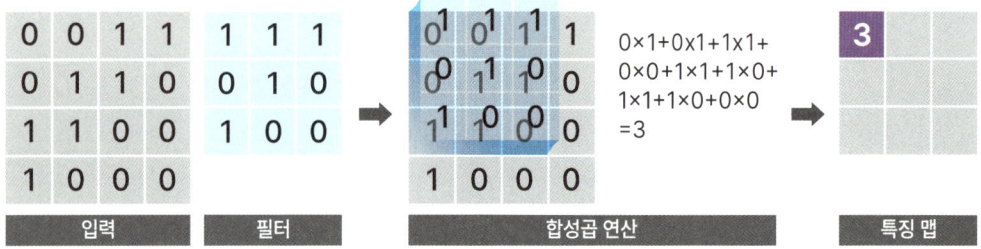

그림 4.9. 4x4 크기의 이미지에 3x3 수용장 필터 적용 후 특징 맵을 얻기 위한 연산 과정

(1) 수용장 적용: 3x3 크기의 수용장을 이미지의 좌측 상단에 위치시킵니다. 입력 행렬과 필터 간의 원소별 곱(dot product)을 수행한 후, 값을 모두 더하여 결과를 얻습니다. 예를 들어, 이미지의 첫 번째 수용장에서 연산을 수행한 결과는 3입니다. 이 값은 활성화 함수(예: ReLU)를 거쳐 특징 맵(feature map)에 저장됩니다.

(2) 필터 이동 및 반복: 필터는 이미지 위를 일정한 간격으로 이동하며 반복적으로 연산을 수행합니다. 이때의 이동 간격을 스트라이드(stride)라고 하며, 보통 1 또는 2와 같은 작은 정수로 설정됩니다. 필터는 이렇게 설정된 스트라이드에 따라 전체 이미지를 가로지르며 각 위치에서 동일한 연산을 수행하고, 그 결과값들을 하나의 특징 맵에 차례대로 저장하게 됩니다.

이 과정을 수식으로 나타내면 다음과 같습니다.

$$h_k^{(l+1)} = \sigma\left(\sum_{i,j \in F_k} w_{ij}^{(l)} h_{ij}^{(l)} + b^{(l)}\right)$$

- $h_k^{(l+1)}$: 출력 피처(활성화 값).
- σ : 활성화 함수(예: ReLU, Sigmoid 등).
- $w_{ij}^{(l)}$: 필터의 가중치.
- $h_{ij}^{(l)}$: l층의 ij노드의 피처 값.
- $b^{(l)}$: 편향 값.
- F_k : 현재 필터가 커버하는 입력 이미지의 영역(수용 영역).

이 수식을 통해 필터가 각 위치에서 특정 지역의 값을 가중치와 함께 합산한 후, 활성화 함수를 거쳐 최종 특징을 추출하는 것을 이해할 수 있습니다. 이러한 합성곱 신경망 연산을 통해 모델은 이미지의 다양한 지역적 패턴을 학습하게 됩니다.

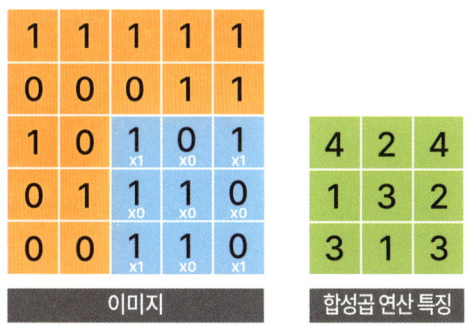

그림 4.10. 5x5 크기의 이미지에 3x3 수용장 필터 적용 후 얻은 특징 맵 예시

그림 4.10의 예시는 합성곱 신경망의 합성곱 연산이 어떻게 이루어지는지 직관적으로 보여줍니다. 주어진 입력 이미지의 크기는 5×5이며, 3×3 크기의 수용장을 적용하고 스트라이드는 1로 설정되어 있습니다. 이 경우, 필터가 이미지 위를 한 칸씩 이동하며 합성곱 연산을 수행합니다. 각 위치에서 계산된 값들은 합산되어, 3×3의 크기를 가진 합성곱 연산 특징이 생성됩니다. 예를 들어, 왼쪽 상단의 3×3 수용장에서 계산된 값은 4이며, 오른쪽 특징 맵에 반영됩니다. 이 과정을 통해 합성곱 신경망은 이미지 내 다양한 지역적 특징을 추출하게 됩니다.

2-4. 다중 채널 (Multiple channel)

딥러닝에서 채널은 데이터의 "다른 측면"이나 "다른 특성"을 저장하는 공간입니다. 이미지에서는 가장 대표적인 예로 RGB 채널이 있습니다.
- R (Red): 붉은색 정보를 담는 층
- G (Green): 초록색 정보를 담는 층
- B (Blue): 파란색 정보를 담는 층

각 채널은 특정 색상의 강도만을 나타내며, 단독으로는 명확한 색 정보를 표현하지 못하지만, 세 채널을 결합하면 전체 컬러 이미지가 구성됩니다.

이 개념은 약물의 특성에도 적용됩니다. 약물 하나에도 여러 특성(예: 화학 구조, 독성 예측값, 생리활성 등)이 존재하며, 이들을 각기 하나의 채널로 보고 동시에 처리할 수 있습니다.

채널은 이미지를 더 세부적으로 분석할 수 있도록 합니다. 각 채널은 이미지의 한 부분에 대한 특정한 정보를 제공하며, 합성곱 신경망은 각 채널의 정보를 결합해 더 복잡하고 구체적인 패턴을 학습할 수 있습니다. 예를 들어, 빨강, 초록, 파랑 채널에 개별적으로 가중치를 적용하여 의미 있는 특징을 뽑아낸 후, 이를 종합하면 전체 이미지의 중요한 패턴을 인식할 수 있습니다.

합성곱 신경망에서 다중 채널 데이터를 처리할 때, 각 채널에 대해 개별 가중치를 적용하여 결과를 계산하고 이를 합산하여 최종 특징 맵을 생성합니다. 이 과정을 통해 합성곱 신경망은 이미지의 색상 정보와 함께 각 채널에서의 패턴을 통합하여 복잡한 특징을 추출할 수 있습니다.

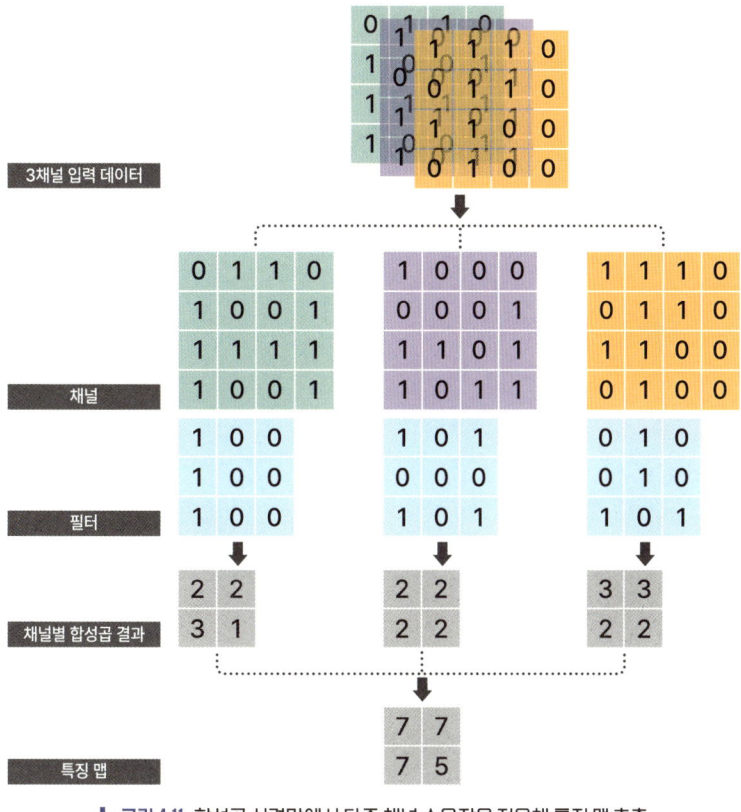

▍ 그림 4.11. 합성곱 신경망에서 다중 채널 수용장을 적용해 특징 맵 추출

다중 채널 합성곱 연산 과정은 다음과 같습니다.

(1) 채널별 필터 적용: 각 채널마다 개별적인 가중치가 적용됩니다. 즉, 3채널 입력에는 각각 다른 3×3 필터가 적용되어 총 세 개의 작은 출력(합성곱 결과)이 생성됩니다.

(2) 채널별 합성곱 결과 계산: 각 채널은 수용장 영역에서 필터와의 곱셈 및 합산(dot product)을 수행하여 중간 결과 행렬을 생성합니다. 그림에서 볼 수 있듯이, 첫 번째 채널에서는 3×3 필터가 적용된 결과로 작은 합성곱 행렬(예: [2, 2, 3, 1] 등)이 생성됩니다.

(3) 요소별 합산(Element-wise sum): 채널별 합성곱 결과들을 같은 위치끼리 더해서 하나의 행렬로 만듭니다. 이 합산된 결과가 바로 최종 출력인 특징 맵입니다. 예를 들어, 첫 번째 위치에서 각 채널의 합성곱 결과가 3, 2, 1이라면 이 값을 합산하여 최종 특징 맵

의 해당 위치에 6을 저장합니다.

(4) 특징 맵 생성: 최종적으로 모든 채널의 합산 결과를 모아 새로운 특징 맵이 완성됩니다. 이 특징 맵은 이미지의 다양한 색상 및 채널 정보를 종합하여 패턴을 인식하는 데 기여합니다.

2-5. 풀링 (Pooling)

풀링은 입력 맵의 공간 해상도를 줄이는 연산으로, 합성곱 신경망에서 특징 맵의 크기를 줄이고 중요한 정보를 추출하여, 모델의 연산 효율성을 높이고 과적합을 방지하는 데 도움을 줍니다. 풀링 연산은 주어진 활성화 맵(activation map)에서 중요한 값을 선택하거나 평균을 계산하여 작은 크기의 맵으로 변환합니다. 대표적 풀링 연산 방식으로는 최대 풀링(max pooling)과 평균 풀링(average pooling)이 있습니다.

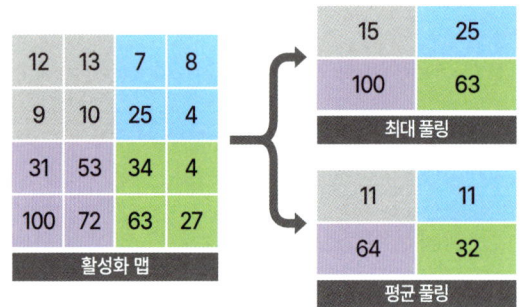

▌ 그림 4.12. 합성곱 신경망에서 자주 사용되는 최대 풀링과 평균 풀링

(1) 최대 풀링:
- 최대 풀링은 활성화 맵 내의 작은 영역에서 가장 큰 값을 선택하는 방식입니다.
- 예를 들어, 2×2 영역을 최대 풀링 연산에 적용하면 해당 영역의 가장 큰 값만 남깁니다.
- 이를 통해 특징 맵의 크기가 줄어들면서도 중요한 정보는 보존됩니다.

(2) 평균 풀링:

- 평균 풀링은 활성화 맵 내의 작은 영역에서 평균값을 계산하여 하나의 값으로 나타내는 방식입니다.
- 2×2 영역에 평균 풀링을 적용하면, 해당 영역의 모든 값을 평균 내어 축소된 맵에 저장합니다.
- 이는 전체적인 정보가 고르게 반영되도록 하며, 세부적인 특징보다는 전반적인 패턴을 파악할 때 유용합니다.

풀링의 연산은 특징 맵의 크기를 줄임으로써 데이터의 표현을 간소화할 수 있습니다. 이는 연산을 단순화하고 처리 속도를 높이는 데 기여합니다. 또한 풀링으로 인해 연산해야 할 데이터의 크기가 줄고 파라미터 수와 연산량이 감소하여 과적합을 줄이는 데 도움을 줍니다.

2-6. 심층 신경망과 합성곱 신경망의 비교

앞에서 살펴본 바와 같이, 합성곱 신경망은 지역적인 수용장과 가중치 공유를 통해 효율적으로 특징을 추출하는 구조를 갖습니다. 이러한 합성곱 신경망의 구조적 특징은 기존의 심층 신경망의 완전 연결층과 뚜렷한 차이를 보입니다.

그림 4.13은 완전 연결층과 합성곱 층의 차이를 보여주는 대표적인 예시입니다.

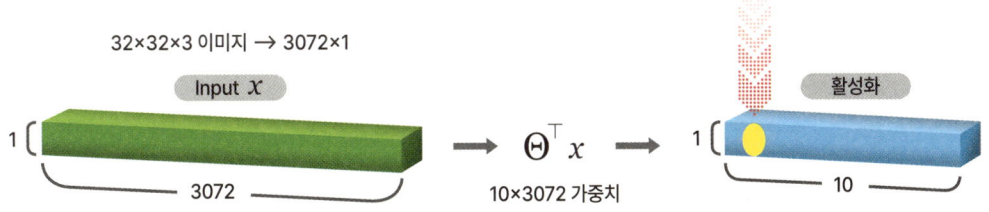

그림 4.13. 32x32x3 크기의 이미지를 완전 연결 심층 신경망으로 10개의 채널에 매핑할 필요한 파라미터 수

32×32×3 크기의 이미지를 완전 연결층에 입력하는 경우를 보여줍니다. 이때 입력 이미지는 일렬로 펼쳐져 총 3072(=32×32×3)개의 벡터로 변환되며, 각 뉴런은 이 모든 입력값과 개별적으로 연결됩니다. 만약 출력 채널이 10개라면, 총 10×3072개의 가중치가 필요하게 됩니다. 이처럼 완전 연결층에서는 모든 입력과 출력이 일대일로 연결되기 때문에 학습 파라미터 수가 많고, 이에 따라 연산 비용과 메모리 소모도 크다는 단점이 있습니다.

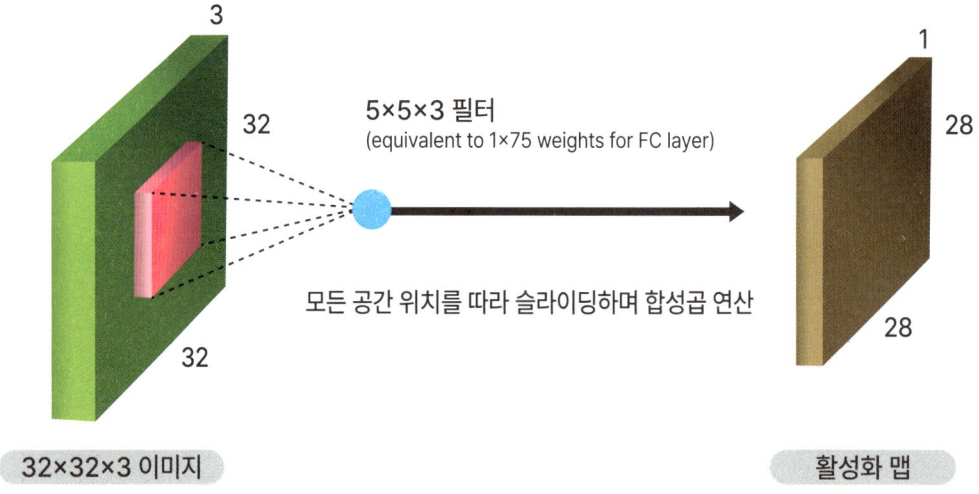

그림 4.14. 32x32x3 크기의 이미지를 5x5x3 크기의 수용장 기반 합성곱 신경망으로 10개의 채널에 매핑할 필요한 파라미터 수

반면, 그림 4.14는 동일한 이미지를 합성곱 층으로 처리하는 경우를 보여줍니다. 여기서는 5×5×3 크기의 필터를 사용하여 이미지의 지역적인 특징을 추출하며, 이 필터를 이미지 전반에 걸쳐 슬라이딩하며 적용합니다. 하나의 필터는 75개의 가중치만을 가지며, 여러 위치에 반복적으로 적용되므로 전체적으로 필요한 파라미터 수가 크게 줄어듭니다. 예를 들어, 10개의 필터를 사용할 경우 총 750개의 가중치만으로 학습이 가능합니다. 합성곱 신경망은 이처럼 가중치 공유와 수용장 개념을 바탕으로 훨씬 적은 파라미터로 효율적인 학습을 수행할 수 있으며, 계산 속도와 메모리 측면에서도 높은 효율성을 제공합니다.

결론적으로, 완전 연결층은 모든 입력에 대해 고유한 가중치를 사용하기 때문에 파라미터 수가 많고 연산량이 많습니다. 반면 합성곱 신경망은 같은 필터를 반복적으로 사용하는 구조를 통해 파라미터 수를 줄이고 지역적인 특징을 효과적으로 학습할 수 있기 때문에, 보다 효율적인 학습이 가능합니다.

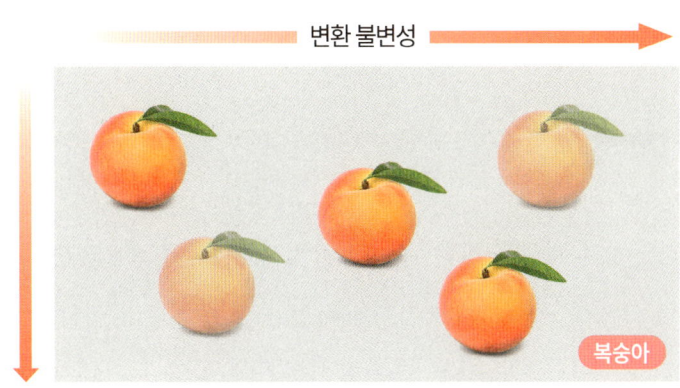

그림 4.15. 복숭아 이미지의 변환 불변성

합성곱 신경망의 또 다른 중요한 특성은 변환 불변성입니다. 이는 입력 이미지 내 객체의 위치가 달라지더라도, 모델이 동일한 출력을 낼 수 있는 능력을 의미합니다.

그림 4.15는 이 개념을 직관적으로 보여줍니다. 복숭아가 이미지 내 여러 위치로 이동해도, 합성곱 신경망은 이를 모두 동일하게 '복숭아'로 인식하고 있습니다. 이는 합성곱 신경망이 이미지를 전체적으로 스캔하며 동일한 필터를 반복 적용하는 구조를 가지고 있기 때문에 가능한 일입니다.

만약 동일한 이미지를 합성곱 신경망이 아닌 심층 신경망으로 처리한다면, 결과는 달라졌을 가능성이 높습니다. 심층 신경망은 입력 이미지를 한 줄로 펼쳐 벡터 형태로 처리하며, 각 픽셀의 위치에 따라 고정된 가중치가 적용됩니다. 다시 말해, 입력 이미지가 조금이라도 이동하면 픽셀들의 위치가 바뀌고, 이에 따라 심층 신경망의 입력 구조도 완전히 달라지게 됩니다.

반면 합성곱 신경망은 이미지 내 위치와 상관없이 동일한 필터를 전 영역에 반복 적용하기 때문에, 복숭아의 위치가 달라지더라도 '복숭아'라는 동일한 패턴으로 인식할 수 있습니다. 이와 같은 변환 불변성은 합성곱 신경망이 이미지 인식 분야에서 매우 뛰어난 성능을 발휘하는 이유 중 하나입니다.

이와 같이 합성곱 신경망은 단순히 패턴을 학습하는 것에 그치지 않고, 입력 위치에 덜 민감하게 작동할 수 있는 구조적 강점을 가지고 있습니다.

2-7. 패딩 (Padding)

합성곱 신경망에서 패딩은 입력 이미지 가장자리에 0을 추가하는 기법으로, 합성곱 연산 후 출력 크기를 조정하거나 가장자리 정보의 손실을 방지하기 위해 사용됩니다. 패딩을 적용하면 입력의 공간 크기를 유지하거나, 원하는 크기로 맞출 수 있어 출력 특징 맵의 크기를 조절하는 데 유용합니다.

그림 4.16은 입력 이미지의 가장자리에 0을 덧붙여 필터를 경계 부분까지 적용 예시를 보여줍니다.

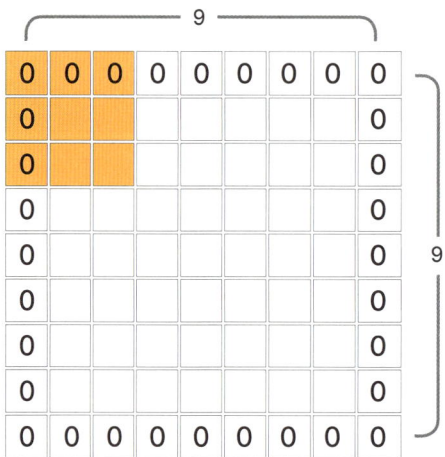

▎ 그림 4.16. 합성곱 신경망 연산을 수행하기 위해 입력 이미지에 0 패딩 적용

패딩을 사용한 경우 출력 크기는 다음 공식을 통해 계산할 수 있습니다.

출력 높이 (OutputHeight 또는 OH): $OH = \frac{(H + 2P - FH)}{S} + 1$

출력 너비 (OutputWidth 또는 OW): $OW = \frac{(W + 2P - FW)}{S} + 1$

H: 입력 데이터의 높이

W: 입력 데이터의 너비

FH: 필터의 높이

FW: 필터의 너비

S: 스트라이드

P: 패딩 크기

패딩을 적용할 때에는 몇 가지 조건을 고려해야 합니다. 먼저, 출력 크기는 반드시 정수여야 하므로, 계산 결과에 소수점이 생기지 않도록 필터 크기, 스트라이드, 패딩 값을 조정해야 합니다. 또한 합성곱 층 다음에 풀링 층이 올 경우, 풀링 크기의 정수 배수가 되도록 출력 크기를 설정하는 것이 좋습니다. 예를 들어, 풀링 크기가 3×3이라면 출력이 9×9, 6×6 등 3의 배수가 되도록 조절해야 효율적인 연산이 가능합니다. 이를 위해 필터 크기, 스트라이드, 패딩, 풀링 크기 등의 하이퍼파라미터를 조화롭게 조정해야 하며, 이는 모델의 구조를 설계할 때 매우 중요한 요소로 작용합니다.

2-8. 합성곱 신경망

앞에서 합성곱 연산의 원리를 살펴보았다면, 이제는 이러한 연산들이 어떻게 전체 신경망 구조 안에서 작동하는지를 이해할 차례입니다. 합성곱 신경망은 이미지 데이터의 패턴을 효과적으로 인식하고 처리하기 위해 설계된 모델로, 입력 데이터를 단계적으로 정제하여 중요한 특징만을 학습하도록 구성되어 있습니다.

합성곱 신경망의 구조는 크게 입력층, 합성곱 층, 활성화 함수, 풀링 층, 그리고 완전 연결층으로 구성됩니다. 각 층은 입력으로부터 점점 더 복잡한 특징을 추출하며, 최종적으로 예측 결과를 생성합니다.

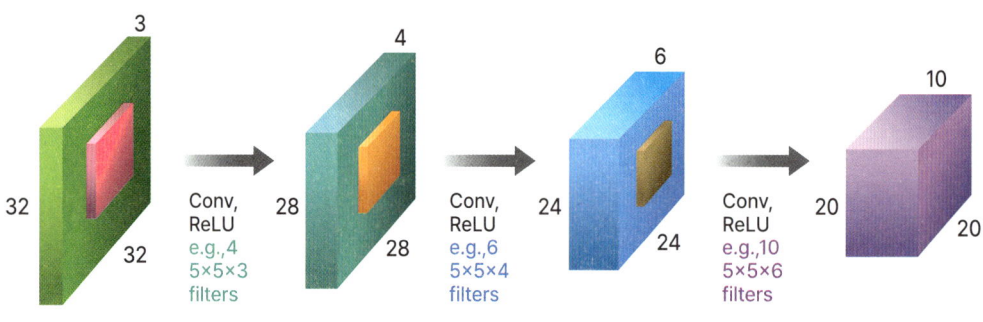

그림 4.17. 합성곱 신경망 연산 예시

그림 4.17은 RGB 3개의 채널로 이루어진 이미지에 합성곱 신경망을 적용하는 사례를 보여줍니다. 각 단계별 합성곱 신경망 연산 과정은 다음과 같습니다.

(1) 입력층

합성곱 신경망의 입력층은 이미지 데이터를 받는 층으로, 보통 2D 또는 3D 배열 형태의 데이터를 입력으로 합니다. 예를 들어, 32×32 크기의 RGB 이미지는 32×32×3 배열로 표현되며, 각각의 채널(R, G, B)이 독립적으로 입력됩니다. 입력층에서는 원본 데이터를 그대로 다음 층으로 전달하여, 합성곱 신경망이 이 데이터로부터 유용한 특징을 추출할 수 있도록 합니다.

(2) 합성곱 층

합성곱 층은 합성곱 신경망의 핵심적인 연산이 이루어지는 층으로, 다양한 필터(커널)가 사용됩니다. 필터는 입력 데이터의 국소적 특징을 추출하기 위해 사용되며, 특정 패턴(가장자리, 색상 변화 등)을 학습합니다. 예를 들어, 첫 번째 합성곱 층에서는 낮은 수준의 특징을, 이후 층에서는 더 복잡한 특징을 학습합니다. 이 과정은 데이터를 점진적으로 압축하면서도 중요한 정보를 유지하게 만듭니다. 이때 스트라이드, 패딩이 적용되어 ouput size를 결정합니다.

(3) 활성화 함수

활성화 함수는 합성곱 층의 출력에 비선형성을 부여하는 역할을 합니다. 합성곱 신경망에서는 주로 ReLU(Rectified Linear Unit) 활성화 함수가 사용되며, 양수는 그대로 유지하고 음수는 0으로 변환하는 방식으로 작동합니다. ReLU 함수는 모델의 학습 효율성을 높이고, 복잡한 데이터 패턴을 더 잘 학습할 수 있도록 돕습니다. 이를 통해 합성곱 신경망은 단순한 선형 변환 이상의 학습 능력을 갖추게 됩니다.

(4) 풀링 층

풀링 층은 합성곱 층에서 추출된 특징 맵의 크기를 줄이고, 중요한 정보를 유지하는 동시에 연산량을 줄이기 위해 사용됩니다. 일반적으로 최대 풀링 또는 평균 풀링이 사용됩니다. 예를 들어, 최대 풀링은 각 필터 영역에서 가장 큰 값을 선택해 정보를 압축하며, 데이터의 중요한 정보만 남깁니다. 풀링은 또한 위치 불변성을 제공하여, 데이터의 위치가 약간 이동하더라도 동일한 특징을 인식하게 합니다.

(5) 완전 연결층

합성곱 신경망의 마지막에는 완전 연결층이 있어, 최종적인 예측을 수행합니다. 이전 합성곱 및 풀링 층에서 학습된 특징을 하나의 벡터 형태로 변환하고, 이를 바탕으로 특정 클래스에 대한 확률이나 예측값을 계산합니다. 완전 연결층은 합성곱 신경망이 학습한 모든 특징을 종합하여 최종 출력을 생성하는 중요한 역할을 합니다. 이 단계에서 softmax 함수 등을 사용해 다중 클래스 분류 문제를 해결할 수 있습니다.

결과적으로 합성곱 신경망은 각 층에서 입력 데이터를 점차적으로 정제하며, 단순한 색상이나 모서리부터 시작해 복잡한 모양, 구조, 객체의 개념까지 학습해 나갑니다. 이러한 구조적 특성 덕분에 합성곱 신경망은 이미지 인식, 영상 분석 등에서 뛰어난 성능을 발휘할 수 있습니다.

2-9. 3차원 합성곱 신경망과 신약개발 분야에서의 응용

지금까지 우리는 합성곱 신경망이 이미지 인식 등 2차원 데이터를 처리하는 데 탁월한 성능을 보이는 딥러닝 모델이라는 점을 살펴보았습니다. 하지만 분자 구조는 일반적인 이미지처럼 평면적인 정보로는 충분히 표현될 수 없습니다. 분자 간의 결합은 3차원적인 공간상에서 일어나기 때문에, 이를 정확하게 분석하기 위해서는 3차원 구조 정보를 처리할 수 있는 모델이 필요합니다.

이러한 이유로 신약개발 분야에서는 3차원 합성곱 신경망이 도입되어 주목받고 있습니다. 3차원 합성곱 신경망은 기존 합성곱 신경망의 구조를 확장하여, 3차원 격자 형태의 데이터를 입력으로 받아 처리할 수 있는 모델입니다. 이를 통해 분자와 단백질의 결합 부위를 입체적으로 분석하고, 공간적 위치, 원자 간 거리, 물리화학적 특성 등의 정보를 반영하여 결합 가능성을 보다 정밀하게 예측할 수 있습니다.

대표적으로 3차원 합성곱 신경망은 신약개발의 중요한 단계 중 하나인 가상 탐색과 도킹 과정에서 유망한 화합물을 보다 빠르고 정확하게 선별하는 데 활용됩니다. 특히, 기존 도킹 방식의 낮은 히트율과 계산 효율성 한계를 보완할 수 있다는 점에서, 전통적 계산 화학 방식과 딥러닝의 결합이라는 측면에서도 큰 의의가 있습니다.

가상 탐색은 말 그대로 컴퓨터를 활용하여 '가상의 실험'을 진행하는 것입니다. 수십만, 수백만 개의 화합물 구조를 컴퓨터에 입력하고, 이들이 어떤 단백질 표적과 잘 결합할 가능성이 있는지를 예측합니다. 이렇게 하면 실제 실험을 하기 전에 가능성 높은 물질들을 미리 좁혀볼 수 있어 시간과 비용을 절약할 수 있습니다.

이 과정에서 핵심 단계 중 하나가 바로 도킹입니다. 도킹은 화합물(리간드)이 단백질의 특정 부위(결합 포켓, binding pocket)에 어떻게 결합할 수 있을지를 시뮬레이션하는 계산적 방법입니다. 단백질 전체가 아니라, 일부 움푹 들어간 결합 부위에 화합물이 들어맞는지를 보는 것이며, 포켓 내부는 전하 분포, 소수성, 수소 결합 가능성 등 매우 다양한 화학적 환경을 가집니다.

도킹은 화합물이 단백질의 어느 위치에, 어떤 포즈로, 얼마나 강하게 결합하는지 시뮬레이션 합니다. 이러한 예측은 모두 화합물과 단백질의 3차원 구조, 그리고 이들이 상대적으로 어떤 위치와 방향으로 존재하는지에 따라 달라집니다. 즉, 결합은 단순한 1:1 대응이 아니라 공간 속에서의 정렬과 상호작용에 의해 결정됩니다.

이 과정을 효과적으로 예측하려면, 구조 간의 입체적 관계를 잘 포착할 수 있는 모델이 필요합니다. 3차원 합성곱 신경망은 바로 이러한 구조적·공간적 특징을 자동으로 학습하고 분석하는 데 강점을 가지며, 실제 도킹에서 결합 가능성 높은 화합물을 빠르게 선별하는 데 큰 도움을 줄 수 있습니다.

2-10. 3차원 합성곱 신경망 기반 신약개발 연구 사례

3차원 합성곱 신경망이 도킹 과정에서 어떻게 활용되는지를 이해하기 위해, 실제 연구 사례를 살펴보겠습니다. 대표적인 사례로는 2017년 Journal of Chemical Information and Modeling에 발표된 "Protein-Ligand Scoring with Convolutional Neural Networks" 논문이 있습니다. 이 연구는 전통적인 계산 기반 도킹 방법(AutoDock Vina 등)을 대체할 수 있는 딥러닝 기반 스코어링 시스템을 제안하였으며, 특히 3차원 합성곱 신경망을 통해 단백질-리간드 결합을 예측하는 구조를 설계하였습니다.

다음은 본 논문에서 3차원 합성곱 신경망을 활용한 모델의 구조를 나타냅니다. 모델의 세부 구조는 그림 4.18과 같은 단계로 구성됩니다.

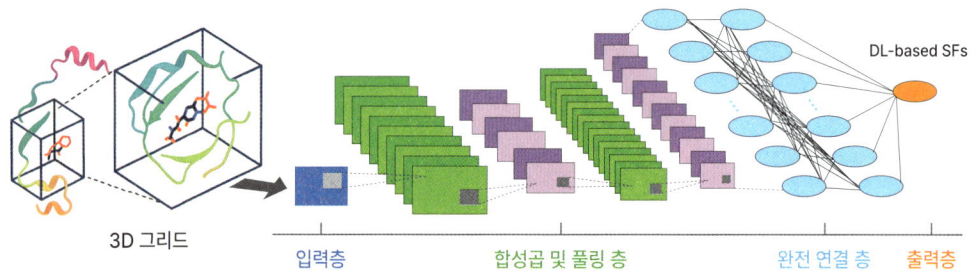

▎ 그림 4.18. 3D 그리드에 표현된 단백질-리간드 결합 구조와 3차원 합성곱 신경망 구조

(1) 3D 그리드 표현

단백질의 결합 부위를 중심으로 작은 3차원 공간 영역을 격자로 나누고, 해당 영역에 있는 원자들의 특성(예: 전하, 소수성, 원자 유형 등)을 각 격자에 기록합니다. 이로써 단백질-리간드 결합 부위를 3D 데이터로 변환합니다.

(2) 입력층

앞에서 생성한 3D 그리드 데이터를 입력으로 받아들이며, 이는 모델이 학습할 수 있는 공간적/화학적 정보의 집합이 됩니다.

(3) 합성곱 및 풀링 층

합성곱 신경망의 핵심 연산인 합성곱을 통해, 결합 포켓 내에서 중요한 구조적 특징을 추출하고, 풀링을 통해 정보의 크기를 줄이며 요약합니다.

(4) 완전 연결 층

추출된 특징들을 평탄화하여, 완전 연결층을 통해 결합 여부나 결합 강도를 예측합니다.

(5) 출력층

최종적으로는 화합물이 단백질에 결합할 가능성이 높은지(이진 분류), 또는 결합 친화도가 얼마나 높은지(회귀 예측)를 출력합니다.

3차원 합성곱 신경망 모델은 다양한 목적에 따라 분류된 학습용 데이터셋을 사용하여 훈련되며, 각 데이터는 단백질-리간드 복합체의 구조 정보를 기반으로 만들어진 3D 격자 형태의 입력 데이터를 포함합니다. 이 격자에는 공간 좌표와 함께, 각 위치의 화학적 특성(예: 전하, 소수성, 원자 유형 등)이 채워집니다. 다음은 사용된 데이터셋과 그 형태적 특징입니다.

(1) Pose Prediction Dataset (CSAR)

- CSAR 데이터셋에는 466개의 서로 다른 표적 단백질에 결합된 리간드-공결정체(cocrystal)가 포함되어 있습니다.
- 이 구조에서 다양한 "가상의 포즈"들을 생성
  - 정답 포즈: 실제 실험에서 관측된 포즈(RMSD < 2Å)
  - 오답 포즈: 엉뚱한 위치나 방향의 포즈(RMSD > 4Å)로 레이블링하여, 분류 모델

로 학습합니다.
- 입력은 3차원 격자 형태로 전처리되며, 모델은 어떤 포즈가 옳은 결합인지 구분하도록 훈련됩니다.

(2) Virtual Screening Dataset (DUD-E)
- 각 단백질 표적에 대해 수많은 화합물의 3D 구조가 포함되어 있으며, 이 화합물은 다음 중 하나로 분류됩니다.
  - 활성 화합물(Active): 해당 단백질과 실험적으로 강한 결합을 보인 분자
  - 비활성 화합물(Inactive): 결합하지 않거나 약한 상호작용만을 보인 분자
- 입력으로는 결합 포켓 주변의 3D 격자 데이터가 사용되며, 모델은 이 데이터를 기반으로 각 화합물이 활성인지 아닌지를 분류하도록 학습합니다.

(3) Maximum Unbiased Validation (MUV) Dataset
- 구조적으로 유사한 화합물들이 많고, 활성 화합물과 비활성 화합물이 매우 섞여 있는 까다로운 데이터셋입니다.
- 입력은 DUD-E와 유사한 형태의 3D 구조 격자이며, 모델이 간단한 패턴에 의존하지 않고, 더 깊은 구조적·화학적 정보를 바탕으로 예측할 수 있는지를 테스트합니다.

Ragoza et al.(2017) 연구에서는 합성곱 신경망 기반의 단백질-리간드 포즈 선별 모델이 AutoDock Vina와 비교하여 포즈 예측에서 어떤 성능을 보이는지 평가하였습니다. CSAR 데이터셋을 이용하여 CNN과 AutoDock Vina가 결합 포즈를 얼마나 정확하게 예측하는지를 확인하였습니다.

발표된 결과에 따르면, 결합 포즈 분류 작업에서 CNN은 곡선상에서 AUC값 0.815를 기록하며, AutoDock Vina의 0.645보다 확연히 높은 값을 보였습니다. 이는 CNN이 올바른 포즈와 잘못된 포즈를 구분하는 이진 분류 작업에서 더 강력한 일반화 능력을 보여준다는 것을 시사합니다.

포즈 순위 성능을 비교한 결과를 보면, 목표 표적에 대해 낮은 RMSD(Root Mean Square Deviation)를 가진 포즈가 상위 1, 3, 5위에 위치한 비율을 확인할 수 있습니다. AutoDock Vina는 특히 Top-1 랭킹에서 CNN보다 높은 비율로 정확한 포즈를 선택하는 경향을 보며, 전반적으로 CNN과 AutoDock Vina 모두 임의 선택보다 더 높은 정확도를 나타냈습니다. 두 방법 모두 포즈 순위 예측 작업에서 유의미한 성능을 나타내었음을 확인할 수 있습니다.

이 연구 결과는 CNN 모델이 결합 친화도를 예측하는 데 있어 기존의 도킹 방식보다 우수할 수 있음을 보여주며, 특히 포즈 분류와 관련된 작업에서 신뢰할 수 있는 도구로 활용될 가능성을 확인시켜 줍니다.

3. 순환 신경망 (Recurrent Neural Network; RNN)

3-1. 왜 순환 신경망이 필요한가?

신약개발 분야에서는 화합물의 구조, 반응 경로, 생물학적 시계열 데이터 등 순차적이거나 연속적인 특성을 가진 데이터가 매우 자주 등장합니다. 특히 분자 구조 데이터는 단순히 원자들이 나열된 정보가 아니라, 각 원자의 연결 순서(예: SMILES 표기법)

나 반응 메커니즘의 시간적 흐름이 분자의 특성 및 생물학적 활성을 결정짓는 중요한 단서가 됩니다.

하지만 기존의 심층 신경망은 이러한 순서 정보를 반영하지 못하고, 각 입력을 독립적으로 처리하는 방식으로 동작합니다. 이는 이미지 분류처럼 위치나 순서가 큰 영향을 미치지 않는 데이터에는 효과적이지만, 분자의 구조적 순서나 약물 반응의 시간적 패턴처럼 문맥과 순서가 중요한 데이터를 다루기에는 한계를 가집니다.

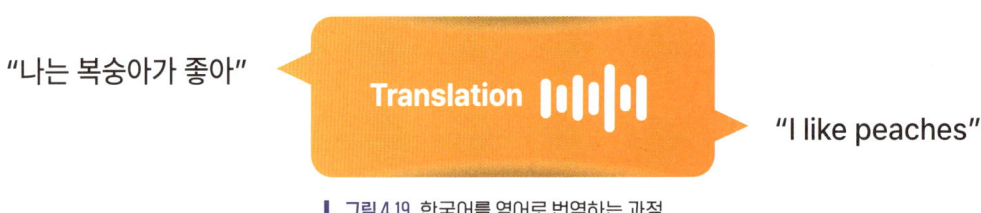

그림 4.19. 한국어를 영어로 번역하는 과정

예를 들어, 한국어 문장 "나는 복숭아가 좋아"를 영어로 번역한다고 할 때, 올바른 번역은 "I like peaches"입니다. 하지만 "peaches like I"나 "like I peaches"와 같은 잘못된 순서의 번역은 문장의 의미를 왜곡하게 됩니다. 이러한 작업에서는 데이터 간의 순서와 시간적 관계를 정확히 반영해야 하는데, 기존 심층 신경망 구조로는 이러한 순차적 의존성을 처리하는 데 어려움이 있습니다.

이처럼 문장 번역, 음성 인식, 시계열 예측 등의 작업에서는 각 요소가 순서에 따라 다른 의미를 가지며, 이를 반영하지 않으면 올바른 결과를 도출하기 어렵습니다. 순서와 문맥을 고려할 수 있는 새로운 접근 방식이 필요하게 되는 이유입니다.

순환 신경망은 입력의 순서가 중요한 데이터를 처리하기 위해 고안된 모델입니다. 이름 그대로 '순환' 구조를 갖고 있어, 이전 시점의 정보를 현재 시점의 계산에 반영하는 방식으로 작동합니다. 이러한 메커니즘은 문장처럼 앞뒤 맥락에 따라 의미가 달라지는 자연어 처리나, 시계열 데이터처럼 시간 흐름에 따라 값이 결정되는 문제에서 특히 효과적입니다.

순환 신경망은 각 시점에서 동일한 가중치를 사용하여 입력을 처리하는데, 이는 순환 신경망이 반복적으로 동일한 연산을 수행한다는 의미입니다. 예를 들어, 입력 시퀀스가 주어졌을 때 순환 신경망은 첫 번째 입력을 처리한 후 이 결과를 두 번째 입력과 결합하여 처리하며, 이 과정을 시퀀스가 끝날 때까지 반복합니다. 이 반복적 구조 덕분에 순환 신경망은 데이터의 시간적 순서와 관계를 유지하면서 이전 시점의 정보를 다음 시점으로 전달할 수 있습니다.

순환 신경망의 핵심은 이전 시점에서 얻은 정보를 다음 시점으로 전달하면서 누적된 정보에 기반하여 현재의 출력을 결정할 수 있다는 것입니다. 이는 순환 신경망이 이전 입력에 대한 "기억"을 유지하면서 미래의 예측이나 결정을 내릴 수 있게 해주는 구조적 특징입니다. 예를 들어, 자연어 처리에서 "나는 복숭아가 좋아"라는 단어 시퀀스를 처리할 때, 순환 신경망은 "나는"이라는 주어와 "복숭아"라는 명사를 "좋아"라는 동사와 연결시켜 문장의 전체 맥락을 이해할 수 있습니다.

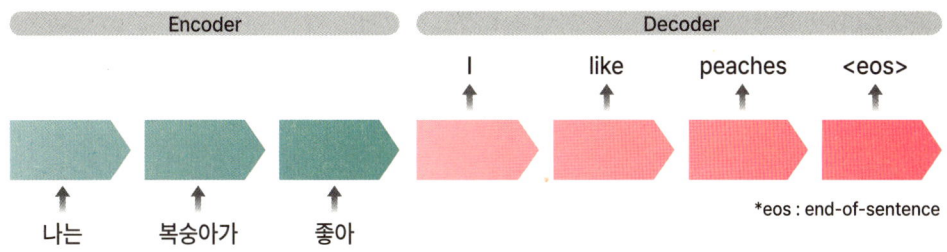

┃ 그림 4.20. 순환 신경망 기반 자연어 번역 예시

그림 4.20에서 보듯 순환 신경망 구조에서는 입력된 문장이 인코더라는 모듈을 통해 순서대로 처리됩니다. 인코더는 입력 데이터인 각 단어를 시점별로 받아들이며, 이

전 시점의 정보를 다음 시점으로 전달하여 순차적으로 정보를 축적합니다. 이를 통해 순환 신경망은 문맥을 유지하면서 각 단어의 의미를 누적해 나갈 수 있습니다. 예를 들어, 첫 번째 단어 "나는"을 처리한 후 그 정보를 다음 단어 "복숭아가"에 전달하며, 이 과정을 반복해 문장의 마지막 단어 "좋아"까지 정보를 전달합니다.

3-2. 순환 신경망 원리

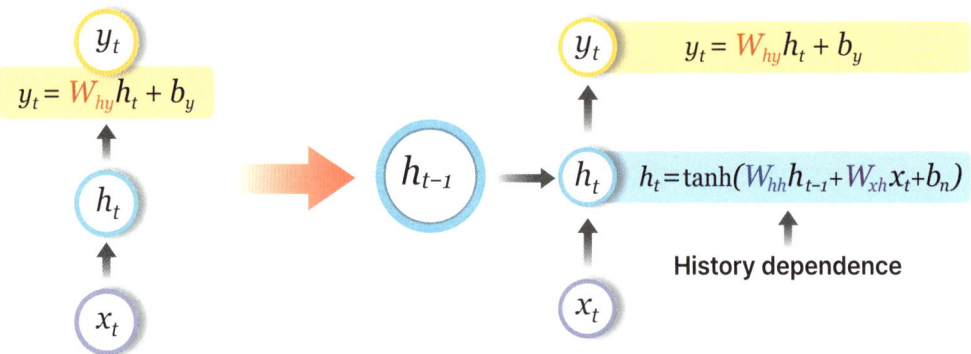

그림 4.21. 특정 시점 t에서 순환 신경망의 연산

그림 4.21은 순환 신경망이 입력 시퀀스를 시간 순서대로 처리하는 구조를 시각적으로 보여줍니다. 그림의 오른쪽 부분을 보면, 현재 시점(t)의 입력값(x_t)는 이전 시점의 상태(h_{t-1})와 함께 사용되어 새로운 상태(h_t)를 생성합니다. 이 h_t는 현재까지의 정보를 누적한 상태값으로, 다음 시점 계산에도 그대로 전달됩니다. 즉, 순환 신경망은 입력 시퀀스를 따라가며 과거 정보를 현재로 이어주는 순환 구조를 갖습니다. 이 구조 덕분에 시간 흐름에 따른 데이터의 문맥을 유지하며 처리할 수 있습니다.

순환 신경망의 주요 특징 중 하나는 각 시간 단계에서 이전 시간 단계의 은닉 상태 h_{t-1}를 현재 상태에 반영하는 것입니다. 여기서 W_{hh}는 이전 은닉 상태와 현재 입력을 결합하는 가중치입니다. 이 과정을 통해 순환 신경망은 순차적으로 정보를 누적하면서 시간에 따른 데이터를 학습하게 됩니다.

3-3. 순환 신경망 연산

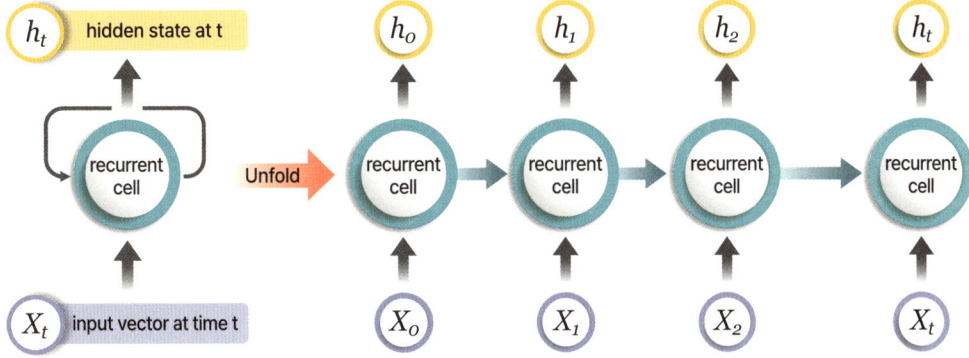

그림 4.22. 순환 신경망 모델의 연산 구조 예시

그림 4.22는 순환 신경망의 대표적인 구조를 시각화한 것입니다. 각 셀은 입력 시점마다 동일한 연산을 수행하며, 입력 x_t와 이전 은닉 상태 h_{t-1}을 바탕으로 현재의 은닉 상태 h_t를 계산합니다.

이 연산은 다음과 같은 수식으로 표현됩니다.

$$h_t = f(W_{hh}h_{t-1} + W_{xh}x_t + b_n)$$

- h_t: 현재 시점 t의 은닉 상태
- h_{t-1}: 이전 시점의 은닉 상태 (메모리 역할)
- x_t: 현재 시점의 입력값
- W_{hh}: 이전 상태 h_{t-1}에 곱해지는 가중치
- W_{xh}: 입력 x_t에 곱해지는 입력 가중치

- b_n: 편향 항
- f: 비선형 활성화 함수 (tanh, ReLU)

이 과정은 시퀀스의 길이만큼 반복되며, 이를 통해 순환 신경망은 데이터의 시간적 흐름을 따라 정보가 축적되는 구조를 갖게 됩니다. 그림 4.23은 이 개념을 더 명확히 이해할 수 있도록 위 구조를 시간 축을 따라 펼친(unroll) 형태로 보여줍니다.

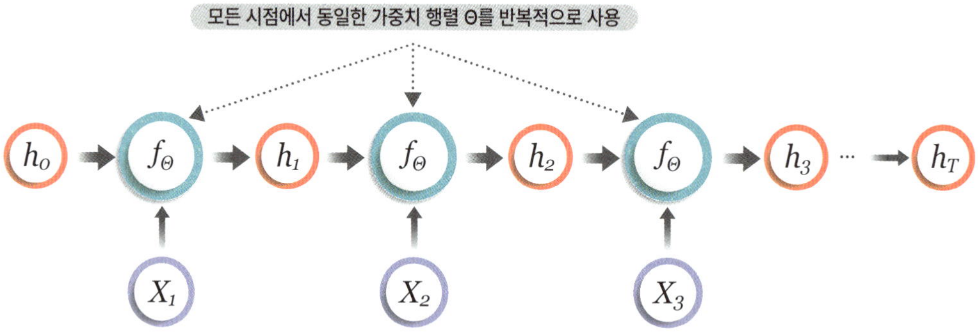

그림 4.23. 펼쳐진 순환 신경망 모델의 연산 구조

그림 4.23은 순환 신경망의 펼쳐진 구조를 보여주며, 시간 단계별로 동일한 가중치 행렬 Θ가 반복적으로 사용됨을 나타냅니다. 이러한 구조는 순환 신경망이 순차적 데이터의 시간적 의존성을 학습할 수 있게 합니다. 순환 신경망의 중요한 특징 중 하나는 가중치 공유입니다. 동일한 가중치 행렬 Θ가 모든 시간 단계에서 반복적으로 사용되며, 이는 순환 신경망이 시퀀스 전체에 걸쳐 일관된 변환을 적용함을 의미합니다. 가중치가 공유되기 때문에, 순환 신경망은 시퀀스의 길이에 관계없이 동일한 파라미터를 통해 데이터를 일반화할 수 있습니다. 가중치 공유는 순환 신경망이 시간적 의존성을 모델링하는 데 중요한 역할을 하며, 다양한 길이의 시퀀스에서도 일관된 성능을 발휘하게 합니다.

3-4. 순환 신경망의 가중치 공유 방식

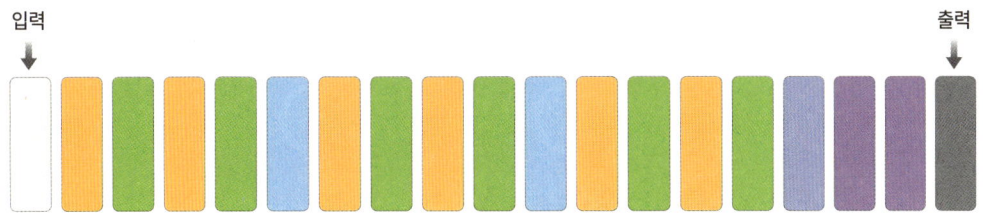

그림 4.24. 다중 합성곱 신경망으로 구성된 합성곱 신경망 모델의 예시

이러한 순환 신경망의 시간 기반 가중치 공유는 다른 신경망 구조와 뚜렷한 대비를 이룹니다. 예를 들어, 다층 구조 퍼셉트론(완전 연결 신경망)는 각 입력 노드마다 개별적인 가중치를 부여하기 때문에, 시퀀스가 길어질수록 학습해야 할 파라미터 수가 급격히 늘어나며, 과적합 위험도 높아집니다. 이 구조에서는 가중치 공유가 전혀 이루어지지 않기 때문에, 일관된 정보 전달이나 시간적 흐름의 학습에는 한계가 있습니다. 반면, 합성곱 신경망은 공간적 가중치 공유를 기반으로 작동합니다. 합성곱 신경망의 필터는 이미지 전체를 슬라이딩하며 같은 가중치를 반복 적용함으로써, 위치에 관계없이 동일한 시각적 패턴을 감지할 수 있게 합니다. 이는 공간 내 반복 구조를 포착하는 데 매우 효과적이며, 이미지나 영상 데이터와 같은 2차원 구조에서 주로 활용됩니다.

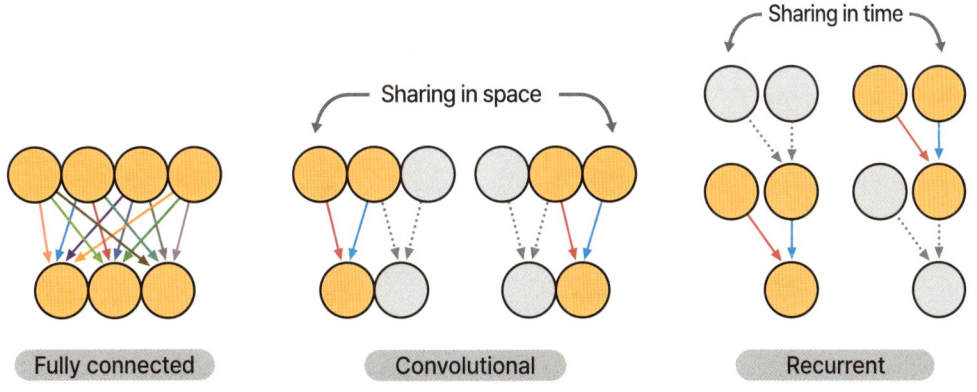

그림 4.25. 다층 구조 퍼셉트론, 합성곱 신경망, 순환 신경망에서 가중치 공유의 차이점

Chapter 4   딥러닝 모델 1 (Deep learning models 1)

이에 비해 순환 신경망은 시간 축을 따라 정보를 축적하고 반복 처리하는 시간적 가중치 공유구조를 갖고 있어, 시계열 데이터나 자연어처럼 시간 순서가 중요한 데이터에 적합합니다. 동일한 가중치가 반복 사용되기 때문에, 시점 간의 관계를 일관되게 학습할 수 있고, 시퀀스 길이와 무관하게 모델의 일반화 성능을 유지할 수 있습니다.

3-5. 자기회귀 구조와 확률적 시퀀스 모델링

순환 신경망의 셀 상태는 일반적으로 이전 시점의 은닉 상태와 현재 입력의 함수로 정의되며, 이러한 구조는 자기회귀 과정(autoregressive process)이라 불립니다. 통계학에서 자기회귀란 현재의 상태가 과거 상태에 의존해 결정된다는 개념으로, 시계열 데이터나 문장처럼 순서가 중요한 데이터에 자주 등장합니다.

순환 신경망은 이 자기회귀적 특성을 기반으로, 각 시점에서 이전의 모든 정보를 누적하여 다음 상태를 생성합니다. 이를 통해 연속적인 데이터의 시간적 의존성을 효과적으로 학습할 수 있습니다. 이러한 시계열적 흐름은 확률 모델링 관점에서도 설명할 수 있으며, 다음과 같은 조건부 확률의 곱으로 표현됩니다.

$p_\theta(w_0|source) \cdot p_\theta(w_1|w_0, source) \cdot \ldots \cdot p_\theta(w_n|w_{n-1}, w_{n-2}, \ldots, w_0, source)$

여기서 각 p_θ는 신경망의 파라미터로 매개변수화된 조건부 확률을 의미하며, 이전의 출력 및 새로운 입력에 따라 다음 출력을 예측합니다. 이와 같은 방식으로 순환 신경망은 시퀀스 데이터에서 시간적 의존성을 효과적으로 반영하며, 반복적인 연산을 통해 시퀀스의 마지막까지 데이터를 처리하게 됩니다.

다음 번역 예제로 설명해 보도록 하겠습니다.

영어 문장 "I am a student"을 한국어로 번역한다고 가정해봅시다. 이 과정은 다음과 같이 이루어집니다.

1. 모델은 먼저 "저는"이 가장 적절하다고 판단해 첫 단어로 출력합니다.
2. 다음 단어를 예측할 때는, "저는"이라는 첫 단어가 반영됩니다. 이로 인해 "학생", "의사", "번역가" 중에서 더 적절한 단어를 선택할 수 있게 됩니다.
3. 이어서 마지막 단어 "입니다"는 앞의 모든 단어들이 어떤 문맥을 형성했는지에 따라 결정됩니다.

즉, 매 순간 모델은 이전까지의 모든 정보를 활용해 다음 단어를 예측합니다. 이 구조가 바로 자기회귀(autoregressive) 방식이며, 순환 신경망의 핵심 아이디어이기도 합니다.

3-6. 순환 신경망 연산 예시

그림 4.26은 순환 신경망이 문자 단위 언어 모델(character-level language model)에서 어떻게 작동하는지 설명합니다. 다음 예제는 "hello"라는 단어의 문자 시퀀스를 학습 데이터로 사용하여, 각 문자에서 다음 문자를 예측하도록 훈련합니다.

모델 설정은 아래와 같습니다.
- **Vocabulary**: h, e, l, o
- **훈련 시퀀스**: "hello"
- **비용 함수**: Softmax를 사용하여 출력 확률을 계산

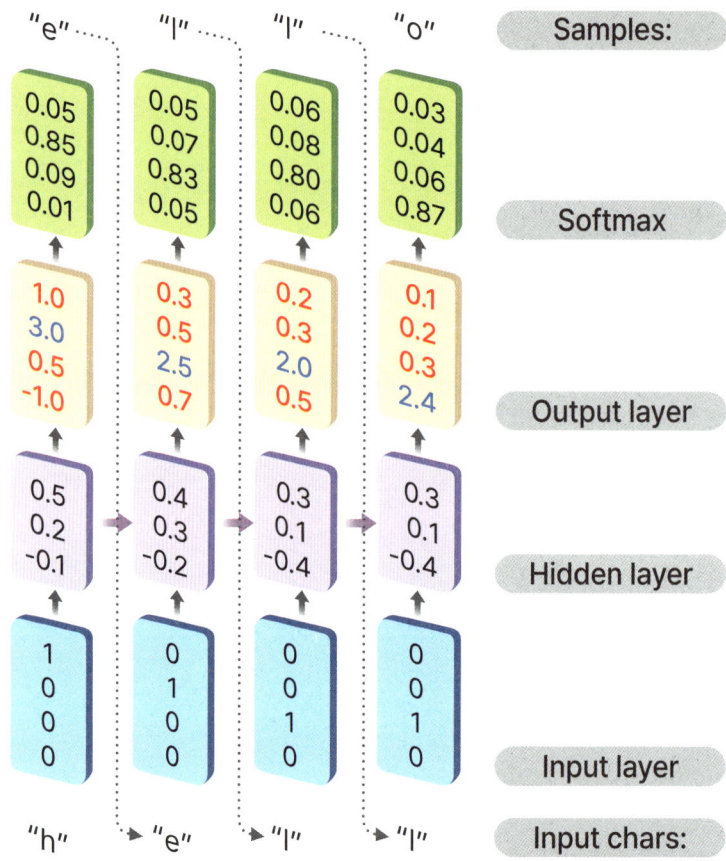

그림 4.26. hello 단어를 출력하는 순환 신경망 모델의 연산 구조

(1) 입력층

각 문자("h", "e", "l", "o")는 one-hot 벡터로 변환됩니다. 예를 들어, "h"는 [1, 0, 0, 0]로, "e"는 [0, 1, 0, 0]로 표현됩니다. 각 입력 벡터는 시간 단계마다 순차적으로 순환 신경망에 입력됩니다.

(2) 은닉층

은닉 상태는 이전 시간 단계의 은닉 상태 h_{t-1}와 현재 입력 x_t를 결합하여 계산됩니다. 이를 위해 가중치 Θ_{hh}와 Θ_{xh}가 사용됩니다. 이 예시에서는 각 문자마다 계산된 은닉 상태가 다음 문자 예측에 사용됩니다. 예를 들어, "h"를 입력 받으면 첫 번째 은닉 상태 h_1가 계산되고, 이를 바탕으로 "e"를 예측합니다.

(3) 출력층

은닉 상태 h_t는 가중치 Θ_{hy}를 통해 출력 벡터 y_t로 변환됩니다. 이 출력 벡터는 softmax 함수로 처리되어 각 문자에 대한 확률로 변환됩니다. 예를 들어, "e"가 입력으로 주어졌을 때 출력 확률 분포는 다음 문자인 "l"이 될 확률이 높게 설정됩니다.

(4) 테스트 시점

훈련이 완료된 후 테스트 시점에서는 샘플링을 통해 한 문자씩 예측하고, 예측된 문자를 다음 입력으로 사용하여 연속적인 예측을 수행합니다. 예를 들어, "h"로 시작하여 "e"를 예측하고, 이를 다시 입력으로 사용하여 다음 문자 "l"을 예측하는 식으로 진행됩니다.

출력에서 예측된 각 문자는 softmax 함수에 의해 확률 분포로 변환됩니다. 이 확률 분포를 통해 순환 신경망은 다음 문자로 등장할 가능성이 높은 문자를 선택하게 됩니다.

이 예제는 순환 신경망이 시퀀스 데이터를 처리하는 방식을 매우 직관적으로 보여줍니다. 입력 문자에 따라 은닉 상태가 갱신되고, 그 상태를 기반으로 다음 문자를 예측하며, 이를 반복적으로 연결해 시퀀스를 구성해 나가는 것이 순환 신경망의 핵심입니다. 특히 softmax를 통해 확률적으로 문자를 선택하는 방식은 언어 생성 모델에서 매우 중요한 메커니즘입니다.

3-7. 순환 신경망에서의 기울기 소실 문제

순환 신경망은 순차적인 데이터를 처리하며, 과거의 정보를 현재 상태로 전달할 수 있는 구조적 장점을 갖고 있습니다. 이론적으로는 입력 시퀀스의 길이에 관계없이 과거 정보를 누적하여 장기 의존성을 반영할 수 있습니다. 하지만 실제 학습 과정에서는 한 가지 심각한 문제가 발생합니다. 바로 기울기 소실 현상입니다.

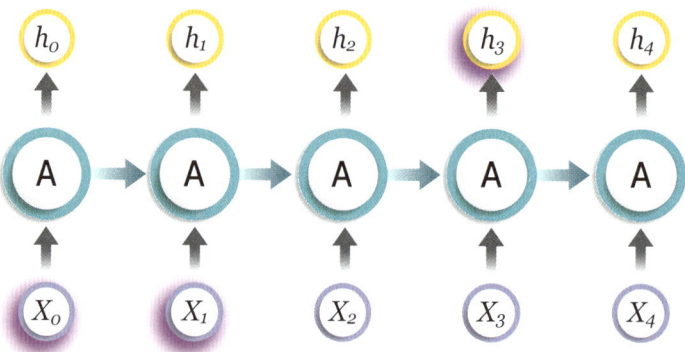

그림 4.27. Vanilla 순환 신경망 모델 구조

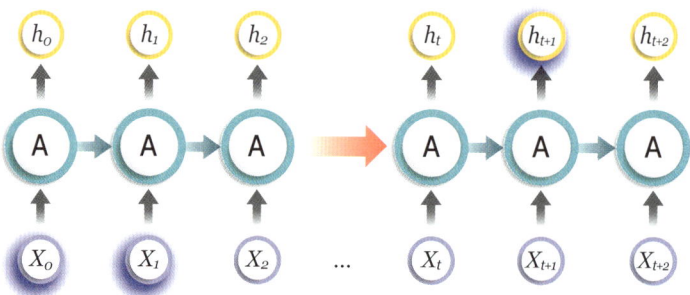

그림 4.28. Vanilla 순환 신경망 모델에서의 기울기 소실

순환 신경망은 시간 단계별로 동일한 가중치를 공유하며, 입력(x_t)와 이전(h_{t-1})을 기반으로 새로운 은닉 상태(h_t)를 반복적으로 계산합니다. 학습 시에는 역전파를 통해 시퀀스의 처음부터 끝까지 기울기를 전달해야 합니다.

그러나 이 과정에서 시퀀스에 같은 가중치 행렬을 연속적으로 곱하게 되면, 기울기의 크기는 계속해서 작아집니다. 특히 tanh나 sigmoid와 같은 포화성 비선형 함수가 사용되면, 기울기가 0에 수렴하는 현상이 더욱 심화됩니다. 이 현상을 기울기 소실이라 합니다.

이로 인해, 초기 시점의 정보는 학습 과정에서 거의 반영되지 않으며, 모델은 먼 과거의 정보를 잃게 됩니다. 기울기 소실 문제로 인해, 순환 신경망은 멀리 떨어진 과거의 정보를 현재와 연결 짓는 데 실패합니다. 이는 장기 의존성이 중요한 문제, 예를 들어 긴 문맥이 필요한 자연어 처리(NLP) 문제에서 큰 장애 요인이 됩니다. 예를 들어, 문장의 앞부분에서 언급된 정보가 뒤에서 다시 참조될 경우, 순환 신경망은 이러한 연결을 제대로 학습하지 못해 문맥을 잃어버릴 수 있습니다.

3-8. LSTM (Long Short-Term Memory)

LSTM은 기존 순환 신경망이 가진 장기 의존성(long-term dependency) 문제를 해결하기 위해 제안된 순환 신경망 구조입니다. 시퀀스가 길어질수록 순환 신경망은 과거 정보를 점차 잊는 경향이 있으며, 이는 자연어 처리나 시계열 예측처럼 맥락 유지가 중요한 문제에서 큰 약점이 됩니다.

이러한 한계를 극복하기 위해 LSTM은 정보를 선택적으로 기억하고 잊을 수 있도록 설계되었습니다. 인간의 기억처럼, 중요한 정보는 장기적으로 보존하고 불필요한 정보는 제거할 수 있도록, 내부에 게이트 구조를 도입한 것이 가장 큰 특징입니다.

이 게이트들은 시점마다 "무엇을 기억할지, 무엇을 잊을지, 무엇을 출력할지"를 조절하며, 전체적으로는 네 가지 주요 연산 단계로 구성됩니다.

Step 1. Forget gate: 이전 셀 상태의 정보 보존 여부 결정

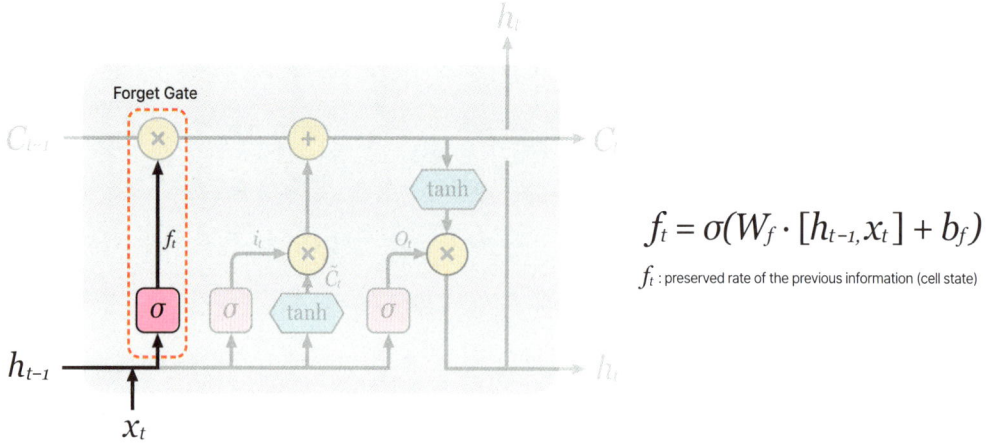

그림 4.29. LSTM 모델의 forget gate

Forget gate는 이전 셀 상태 C_{t-1}에서 얼마나 많은 정보를 보존할지를 결정합니다. 이는 불필요한 정보를 제거하여 모델의 효율성을 높이는 역할을 합니다.

$$f_t = \sigma(W_f \cdot [h_{t-1}, x_t] + b_f)$$

- f_t는 forget gate의 출력으로, 셀 상태에서 유지할 비율을 나타냅니다.
- W_f와 b_f는 forget gate의 가중치와 바이어스입니다.
- h_{t-1}은 이전 시점의 은닉 상태, x_t는 현재 입력입니다.
- 시그모이드 함수 σ는 출력값을 0과 1 사이로 변환합니다.

여기서 시그모이드 함수는 출력값을 0과 1 사이로 제한하여 이전 셀 상태에서 어느 정도 비율로 정보를 유지할지 결정합니다. f_t의 값이 1에 가까우면 정보를 그대로 보존하고, 0에 가까우면 정보를 잊게 됩니다.

Step 2. Input gate: 새로운 정보 입력 비율 결정

Input gate는 새로운 입력 x_t를 바탕으로 생성된 새로운 정보를 현재 셀 상태에 얼마나 반영할지를 결정합니다. 이 과정에서는 두 단계가 포함됩니다.

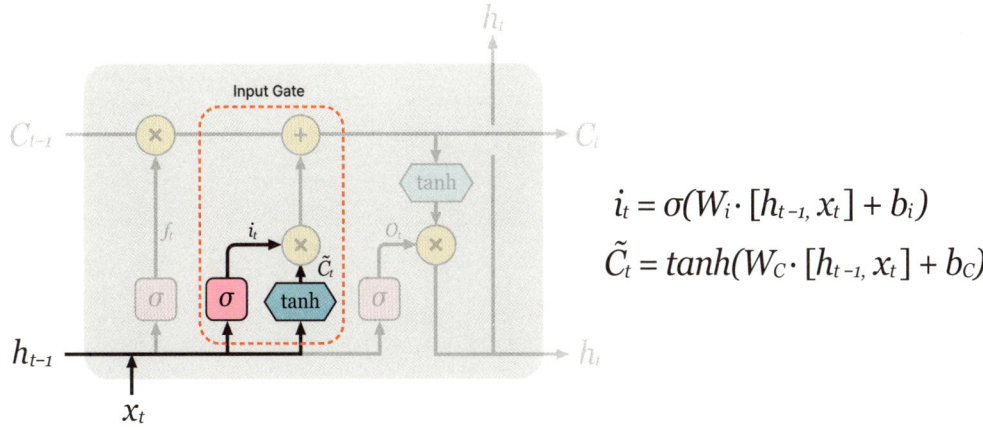

$$i_t = \sigma(W_i \cdot [h_{t-1}, x_t] + b_i)$$
$$\tilde{C}_t = tanh(W_C \cdot [h_{t-1}, x_t] + b_C)$$

그림 4.30. LSTM 모델의 input gate

(1) 새로운 정보 결정: 새로운 정보를 얼마나 반영할지를 결정하는 게이트를 통해 업데이트될 정보의 비율을 정합니다.

$i_t = \sigma(W_i \cdot [h_{t-1}, x_t] + b_i)$

여기서 i_t는 input gate의 출력으로, 새로운 정보가 반영될 비율을 결정합니다.

(2) 새로운 후보 값 계산: 현재 입력을 기반으로 새로운 정보를 tanh 함수를 통해 생성합니다.

$\tilde{C}_t = tanh(W_c \cdot [h_{t-1}, x_t] + b_c)$

여기서 $\tilde{C}_t$는 현재 입력을 기반으로 생성된 새로운 후보 셀 상태 값입니다.

시그모이드 함수와 tanh 함수를 사용하여 입력값을 조정합니다. 시그모이드 함수는 입력 비율을 결정하고, tanh 함수는 새로운 셀 상태 값을 생성합니다.

Step 3. 셀 상태 업데이트: 과거 정보와 새로운 정보 결합

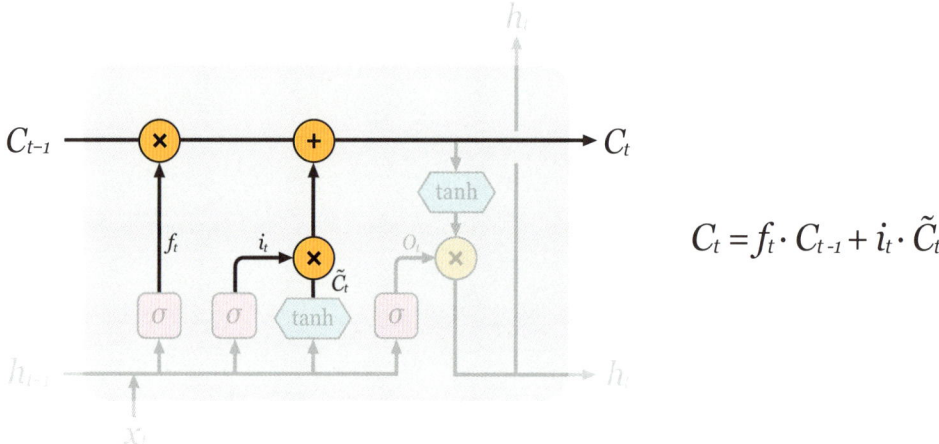

$$C_t = f_t \cdot C_{t-1} + i_t \cdot \tilde{C}_t$$

그림 4.31. LSTM 모델의 특정 시점 t에서 cell state 업데이트

Forget gate와 input gate의 결과를 바탕으로 이전 셀 상태 C_{t-1}와 새로운 후보 셀 상태 $\tilde{C}_t$를 조합하여 현재 시점의 셀 상태 C_t를 업데이트합니다.

$C_t = f_t \cdot C_{t-1} + i_t \cdot \tilde{C}_t$

C_t는 현재 시점의 셀 상태입니다.

$f_t \cdot C_{t-1}$는 forget gate의 출력과 이전 셀 상태의 곱으로, 이전 셀 상태 중 보존할 부분을 나타냅니다.

$i_t \cdot \tilde{C}_t$는 input gate의 출력과 새로운 후보 셀 상태의 곱으로, 새로운 정보를 얼마나 반영할지를 나타냅니다.

Step 4. Output gate: 은닉 상태 계산 및 출력

Output gate는 현재의 셀 상태 C_t를 기반으로 현재 시점의 은닉 상태 h_t를 계산합니다. 은닉 상태 h_t는 다음 시간 단계로 전달되는 출력이자, 시퀀스 데이터를 학습하는 데 중요한 역할을 합니다.

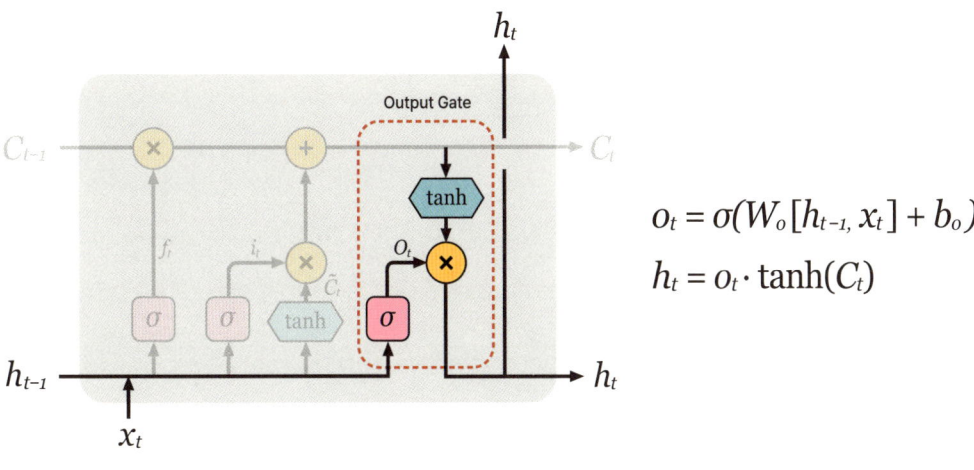

■ 그림 4.32. LSTM 모델의 특정 시점 t에서 output gate 및 은닉상태 업데이트

여기서 O_t는 output gate의 출력으로 현재 시점에서 얼마나 많은 셀 상태를 은닉 상태로 출력할지를 결정합니다. h_t는 tanh 활성화 함수를 통해 조정된 셀 상태 C_t와 output gate의 출력을 결합하여 생성됩니다.

3-9. LSTM 구조적 복잡성과 GRU의 등장

LSTM의 가장 큰 강점은 셀 상태(C_t)라는 개념을 도입함으로써, 시간이 지나도 중요한 정보를 유지할 수 있다는 점입니다. 이는 기존 순환 신경망에서 자주 발생하던 기울기 소실 문제를 완화하는 데 핵심적인 역할을 합니다. LSTM 내부의 forget gate와 input gate는 각 시점에서 어떤 정보를 유지하고, 어떤 정보를 제거할지를 스스로 결정하며, 이를 통해 필요한 정보는 오래 기억하고, 불필요한 정보는 빠르게 잊는 구조를 형성합니다. 결과적으로, 시퀀스가 길어지더라도 LSTM은 초기에 입력된 중요한 정보를 끝까지 전달할 수 있습니다.

다만, 이러한 장점은 구조의 복잡성이라는 대가를 수반합니다. 여러 게이트를 포함한 연산이 매 시점마다 반복되기 때문에, 메모리 사용량과 계산 비용이 증가하고, 학습 시간도 길어지는 단점이 있습니다.

이와 같은 복잡도를 줄이기 위해 제안된 변형 모델이 GRU(Gated Recurrent Unit)입니다. GRU는 LSTM과 유사하게 장기 의존성 문제에 대응할 수 있도록 설계되었지만, 구조적으로는 더 단순합니다. 셀 상태를 따로 두지 않고, 업데이트 게이트와 리셋 게이트라는 두 가지 게이트만으로 정보를 조절하기 때문에, 계산 효율성이 높고 학습 속도도 빠릅니다. 그럼에도 불구하고 많은 경우에서 LSTM과 비슷한 수준의 성능을 보여줍니다.

이러한 다양한 순환 신경망 모델들은 특정 상황과 데이터 특성에 따라 적절히 선택되어야 하며, 특히 AI 기반 신약개발과 같이 시퀀스 데이터의 맥락을 정확히 파악해야 하는 분야에서 중요한 역할을 수행할 수 있습니다. 예를 들어, 약물 반응 예측, 단백질 서열 분석, 분자 구조 생성 등 여러 응용에서 이들 모델은 핵심 기술로 자리잡고 있습니다.

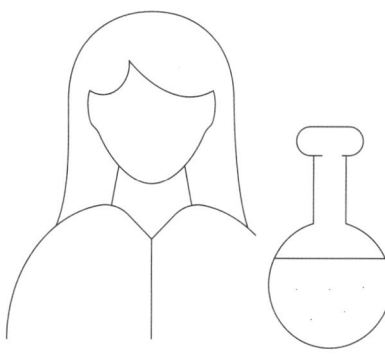

Chapter 4 딥러닝 모델 1 (Deep learning models 1)

Chapter 5.
딥러닝 모델 2
(Deep learning models 2)

1. 귀납적 편향의 개념 및 역할

- 1-1. 귀납적 편향 (Inductive bias)
- 1-2. 관계적 추론 (Relational reasoning)
- 1-3. 완전 연결 신경망과 가중치 공유
- 1-4. 합성곱 신경망과 순환 신경망에서의 가중치 공유
- 1-5. 귀납적 편향의 역할

2. 그래프 신경망 (Graph Neural Network; GNN)

- 2-1. 소셜 네트워크 예제
- 2-2. 그래프 표현 (Graph representations)
- 2-3. 분자 표현 (Molecular representation)
- 2-4. 분자 그래프
- 2-5. 원자 특징 행렬 (Atom feature matrix)
- 2-6. 인접 행렬 (Adjacency matrix)
- 2-7. 그래프 합성곱 신경망 (Graph Convolutional Network; GCN)
- 2-8. 그래프 합성곱 신경망에서 은닉 상태 업데이트
- 2-9. 그래프 합성곱 신경망의 일반화된 업데이트 방식
- 2-10. 합성곱 신경망과 그래프 신경망 비교
- 2-11. 리드아웃 (Readout) 과정
- 2-12. 리드아웃의 특징 및 구현 방식
- 2-13. 그래프 합성곱 신경망의 전체 구조
- 2-14. 귀납적 편향의 요약
- 2-15. 가상 탐색 적용 사례
- 2-16. 그래프 합성곱 신경망 모델을 활용한 예제 연구
- 2-17. 거리 인식 그래프 어텐션 신경망 (Distance-aware Graph Attention Network)
- 2-18. 거리 인식 그래프 어텐션 신경망의 상호작용 효과
- 2-19. 상호작용 효과를 반영한 차감
- 2-20. 데이터셋 구성
- 2-21. 결합 포즈 예측 결과
- 2-22. DUD-E 데이터셋 결과
- 2-23. 일반화 문제

Chapter 5.
딥러닝 모델 2
(Deep learning models 2)

　이번 장에서는 딥러닝의 심화 주제를 다루며, 특히 귀납적 편향(inductive bias)과 그래프 신경망 개념을 중심으로 설명합니다. 이러한 개념들은 분자 설계와 단백질-리간드 상호작용 예측 등 다양한 분야에서 어떻게 적용되는지 예시를 통해 이해할 수 있습니다.

　딥러닝 모델의 효율성을 높이기 위해 그래프 신경망과 귀납적 편향의 역할을 살펴보는 것이 이번 장의 핵심 목표입니다. 이 두 가지 주제는 복잡한 데이터 구조를 효과적으로 분석할 수 있는 모델을 설계하는 데 중요한 요소로, 이를 통해 학습 속도와 정확도를 개선할 수 있습니다. 이 과정에서, 각 주제별로 딥러닝 모델이 데이터 속에서 관계와 패턴을 인식하는 방법을 이해하게 될 것입니다. 이를 통해 분자 구조 예측과 같은 복잡한 과제를 해결하는 데 필요한 기초 지식을 쌓을 수 있습니다.

1. 귀납적 편향의 개념 및 역할

1-1. 귀납적 편향 (Inductive bias)

귀납적 편향은 머신 러닝 모델이 학습 과정에서 특정한 해답이나 패턴을 우선적으로 고려하도록 유도하는 일종의 사전 지식이나 규칙입니다. 관찰된 데이터만으로는 충분히 포착되지 않는 패턴을 더 효과적으로 학습하기 위해 설계된 이 요소는 모델이 학습을 수행하는 과정에서 데이터에 대한 가정이나 선호를 부여합니다. 이러한 가정이 없다면 모델은 복잡한 패턴을 제대로 이해하기 어렵거나, 모든 가능성을 무작위로 탐색하느라 학습 과정이 지나치게 비효율적일 수 있습니다. 예를 들어, 모델이 두 데이터 포인트 사이의 거리를 유클리드 거리로 정의하도록 유도한다면, 귀납적 편향은 데이터 간 관계를 계산할 때 일관된 기준을 제공하게 됩니다.

귀납적 편향의 예로 신경망에서 가중치 공유(weight sharing) 개념을 들 수 있습니다. 가중치 공유는 같은 가중치가 여러 뉴런에 걸쳐 적용되는 구조를 만들어 주는데, 이는 모델이 동일한 패턴을 여러 위치에서 감지하도록 합니다. 이러한 구조 덕분에 모델은 학습 파라미터의 수를 줄이며, 데이터가 조금 달라지더라도 유사한 특징을 인식할 수 있는 능력이 강화됩니다. 특히 이미지 데이터와 같은 공간적 패턴을 처리하는 데 매우 유리한 방식입니다. 합성곱 신경망이 대표적인 예로, 가중치 공유를 통해 각 이미지의 위치에 상관없이 동일한 특징을 감지할 수 있도록 귀납적 편향을 설계함으로써 모델의 일반화 성능을 향상시킵니다.

결과적으로, 귀납적 편향은 학습 과정에서 데이터와 모델의 관계를 보다 강력하게 만들어주고, 일반화 성능을 높이는 중요한 역할을 합니다. 데이터가 제한적이거나 잡음이 섞인 경우, 귀납적 편향은 모델이 핵심적인 특징을 더욱 명확히 인식하도록 합니다. 이러한 귀납적 편향은 모델이 특정 규칙을 학습하거나, 연속적이고 공간적인 패턴을 인식하는 데 필수적입니다. 귀납적 편향이 적절하게 설계되면 모델은 더욱 효율적이고 정확한 예측을 할 수 있으며, 이는 궁극적으로 모델이 새로운 데이터에도 잘 대응할 수 있는 탄탄한 기초를 마련하는 데 중요한 역할을 합니다.

1-2. 관계적 추론 (Relational reasoning)

관계적 추론은 사물 간의 관계와 상호작용을 이해하고 해석하는 능력을 의미하며, 이 과정에서 관계적 정보는 구조화된 표현을 통해 나타납니다. 여기서 구조화된 표현은 개별 요소들의 구성과 배열을 통해 특정 패턴이나 상호작용을 효과적으로 드러내는 방식으로, 이를 통해 모델은 단순히 각 요소의 속성뿐만 아니라 그들 간의 관계성을 함께 학습하게 됩니다. 관계적 추론은 이러한 구조화된 표현을 통해 데이터에서 나타나는 패턴을 인식하고, 개별 요소들이 서로 어떻게 상호작용하는지를 포착함으로써 더 높은 수준의 해석을 가능하게 합니다.

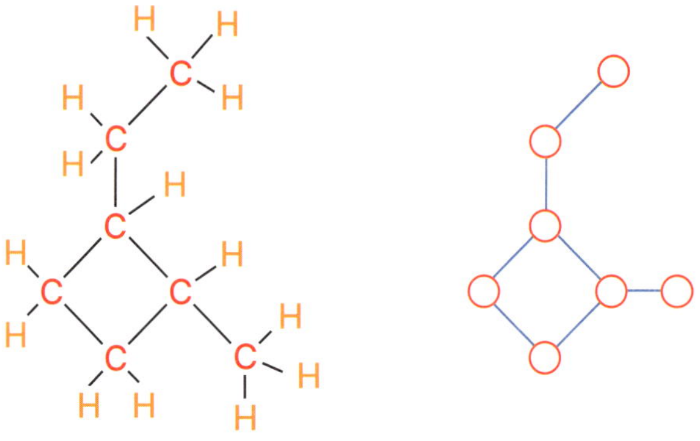

그림 5.1. 분자와 분자 그래프

관계적 추론의 핵심은 요소와 관계를 규칙에 따라 조합하여 새로운 정보를 유추하는 데 있습니다. 예를 들어, 두 물체가 "동일한 크기를 가진다"거나, "X는 Y보다 무겁다"는 관계 정보를 가지고 있다고 가정할 때, 이 정보는 단순한 속성 이상의 중요한 의미를 가집니다. 이러한 관계는 특정 규칙을 적용하여 새로운 관계나 결론을 도출할 수 있는 근거가 되며, 이를 통해 모델은 주어진 정보로부터 추가적인 통찰을 얻어낼 수 있습니다. 예를 들어, 무게와 크기 등의 물리적 속성을 고려하여 여러 물체 간의 관계를 비교하고, 특정 조건을 만족하는 객체나 그들의 배열을 식별하는 등의 작업을 수행할 수 있습니다.

이러한 관계적 추론 개념은 인지과학, 이론 컴퓨터 과학, 인공지능 연구의 기반이 되며, 특히 복잡한 문제를 해결할 때 필수적인 역할을 합니다. 인간은 관계적 추론을 통해 단순히 사물의 속성을 인식하는 것에 그치지 않고, 사물 간의 관계를 토대로 상황을 이해하고 예측하는 능력을 발휘합니다. 인공지능 모델에서도 이러한 관계적 추론 능력을 구현함으로써 객체 간의 관계를 기반으로 문제를 해결하는 능력을 부여할 수 있습니다. 예를 들어, 그래프 신경망과 같은 모델은 이러한 관계 정보를 구조적으로 학습하고 처리할 수 있어, 복잡한 상호작용을 포착하고 그로부터 중요한 패턴이나 규칙을 발견하는 데 뛰어난 성능을 발휘합니다.

| 1-3. 완전 연결 신경망과 가중치 공유

완전 연결 신경망은 각 계층의 모든 뉴런이 다음 계층의 모든 뉴런과 연결되는 복잡한 구조를 가지고 있습니다. 이러한 구조는 모델이 다양한 패턴과 관계를 학습하는 데 유리하지만, 각 연결이 독립적인 가중치를 가지기 때문에 필요한 파라미터의 수가 급격히 증가할 수 있습니다. 특히 데이터가 고차원이거나 복잡할수록 파라미터 수가 많아지며, 이는 학습에 필요한 계산 비용이 커지게 만듭니다. 많은 파라미터는 모델이 데이터에 과적합될 위험을 높이고, 학습 속도를 저하시킬 수 있으며, 모델의 일반화 성능에도 부정적인 영향을 미칠 수 있습니다.

가중치 공유는 이러한 문제를 해결하기 위한 효과적인 방법으로, 동일한 가중치를 여러 위치에서 사용하는 방식을 의미합니다. 예를 들어, 합성곱 신경망에서는 이미지 내 다양한 위치에서 동일한 필터(가중치 집합)를 사용하여 특정 패턴을 감지하는 방식으로 가중치를 공유합니다. 이러한 방식은 모델이 특정 위치에 관계없이 동일한 특징을 인식할 수 있게 해주며, 이미지의 공간적 패턴을 효과적으로 학습할 수 있도록 합니다. 순환 신경망에서는 시간 축을 따라 동일한 가중치를 반복적으로 적용함으로써 순차적 데이터를 학습할 수 있도록 하며, 이를 통해 모델이 시간적 패턴을 인식할 수 있게 합니다. 이러한 가중치 공유 방식 덕분에 합성곱 신경망과 순환 신경망은 필요한 파라미터 수를 크게 줄이고, 모델이 보다 효율적으로 학습할 수 있습니다.

결과적으로, 가중치 공유는 모델에 귀납적 편향을 부여하여 일반화 성능을 높이는 중요한 역할을 합니다. 이를 통해 합성곱 신경망과 순환 신경망은 공간적 또는 시간적 패턴을 더 쉽게 학습하며, 다양한 상황에서도 높은 예측 성능을 유지할 수 있게 됩니다. 즉, 가중치 공유를 통해 학습된 모델은 보다 적은 데이터와 자원으로도 중요한 특징을 인식하고 일반화할 수 있는 능력을 갖추게 되어, 다양한 응용 분야에서 효과적으로 활용될 수 있습니다.

1-4. 합성곱 신경망과 순환 신경망에서의 가중치 공유

합성곱 신경망은 이미지나 영상과 같은 데이터에서 공간적 패턴을 효과적으로 감지할 수 있도록 설계된 구조입니다. 합성곱 신경망의 주요 특징 중 하나는 가중치를 공간적으로 공유한다는 점으로, 이는 동일한 필터(가중치 집합)가 입력 데이터의 여러 위치에 반복적으로 적용된다는 뜻입니다. 예를 들어, 엣지를 감지하는 필터가 있다면, 이 필터는 이미지의 특정 위치에 상관없이 이러한 특징을 찾을 수 있습니다. 이를 통해 합성곱 신경망은 다양한 위치에서 동일한 패턴을 인식하는 능력을 갖추게 되며, 이미지 내의 특정 객체나 모양을 위치에 상관없이 효율적으로 감지할 수 있습니다. 이 가중치 공유 방식 덕분에 합성곱 신경망은 학습해야 하는 파라미터 수를 줄이며, 이미지의 전역적 특성을 학습하는 데 유리합니다.

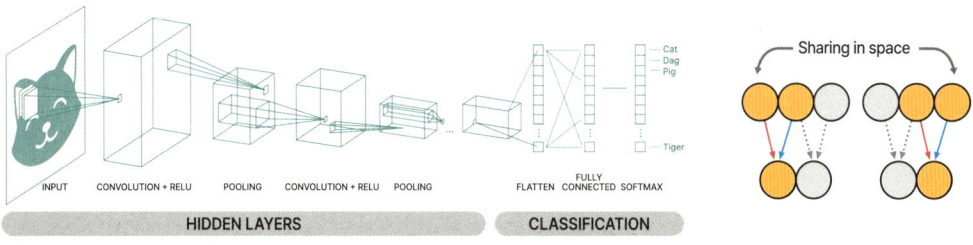

■ 그림 5.2. 합성곱 신경망 구성도

반면, 순환 신경망은 시계열 데이터나 텍스트와 같은 순차적 데이터를 처리하는 데 최적화된 구조입니다. 동일한 가중치를 여러 시간 단계에 걸쳐 반복 적용함으로써 시간적으로 가중치를 공유합니다. 이 방식은 데이터의 순서와 흐름을 고려해 정보를 처리하며, 과거 정보를 현재 단계에 반영해 문맥을 이해하고 시간적 패턴을 학습할 수 있도록 합니다. 예를 들어, 텍스트 데이터에서는 이전 단어들이 현재 단어에 미치는 영향을 반영하여 보다 자연스러운 문맥을 형성할 수 있습니다. 이러한 시간적 가중치 공유 방식은 연속적 데이터에서 규칙성을 학습하는 데 효과적이며, 텍스트 생성, 음성 인식, 금융 시계열 분석 등 다양한 분야에서 활용됩니다.

합성곱 신경망과 순환 신경망의 이러한 가중치 공유 방식은 각각의 모델이 특정 유형의 데이터에서 더 나은 성능을 발휘하도록 돕는 귀납적 편향을 제공합니다. 합성곱 신경망은 공간적으로 반복되는 패턴을 쉽게 감지하고, 순환 신경망은 시간적으로 일관된 정보를 학습함으로써 데이터를 효율적으로 처리할 수 있습니다. 이러한 귀납적 편향 덕분에 합성곱 신경망은 이미지 인식, 물체 탐지 등 시각적 데이터에서 뛰어난 성능을 보이며, 순환 신경망은 연속적 데이터에 대한 학습과 예측에서 높은 정확도를 자랑합니다. 결국, 합성곱 신경망과 순환 신경망은 가중치 공유를 통해 서로 다른 데이터 특성에 최적화된 학습 능력을 갖추며, 다양한 딥러닝 응용 분야에서 중요한 역할을 수행합니다.

1-5. 귀납적 편향의 역할

앞서 살펴본 것처럼, 귀납적 편향은 학습 알고리즘이 특정한 해답이나 패턴을 선호하도록 만드는 일종의 편향 요소입니다. 이는 모델이 관찰된 데이터만으로는 파악하기 어려운 일반화된 규칙을 쉽게 학습하도록 합니다. 예를 들어, 합성곱 신경망에서는 이미지의 특정 위치와 무관하게 패턴을 감지할 수 있도록 가중치 공유 방식으로 귀납적 편향을 적용하여 공간적 패턴을 학습하게 합니다. 이러한 편향이 모델 구조에 내재되어 있기 때문에 합성곱 신경망은 객체의 위치와 상관없이 엣지, 질감 등과 같은 시각적 특징을 효과적으로 감지할 수 있습니다. 마찬가지로, 순환 신경망은 시간 축 전반에 걸쳐 가중치를 공유하여 순차적 데이터의 규칙성을 학습하며, 텍스트나 음성 데이터의 시간적 흐름을 이해하는 데 중요한 귀납적 편향을 제공합니다.

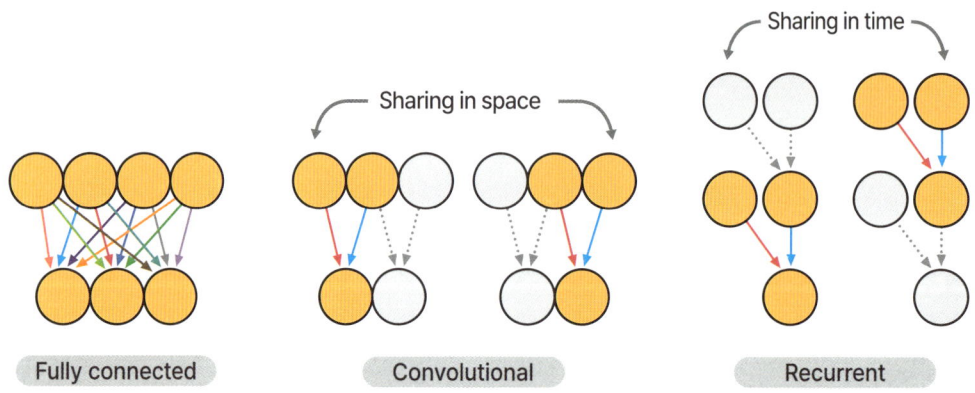

그림 5.3. 완전 연결, 합성곱 신경망, 그리고 순환 신경망 비교

귀납적 편향은 단순한 가중치 공유뿐 아니라 확률 모델이나 베이지안 모델에서도 중요한 역할을 합니다. 아래 식과 같이 베이지안 학습에서는 귀납적 편향을 사전 분포(prior distribution)의 선택과 그 파라미터를 통해 반영하는데, 이는 학습 데이터가 충분

하지 않더라도 특정 경향을 학습에 반영할 수 있게 해줍니다. 예를 들어, 사전 분포를 통해 특정 패턴을 우선시하도록 설정하면 모델이 제한된 데이터에서도 모델이 그 패턴에 맞춰 일반화된 예측을 할 가능성이 커집니다. 이는 데이터가 부족하거나 잡음이 섞인 환경에서 모델의 예측 성능을 유지하는 데 큰 도움이 됩니다. 결과적으로, 귀납적 편향을 통해 모델이 특정한 방향성을 가지고 학습하게 됨으로써 과적합을 방지하고 효율적인 학습을 가능하게 합니다.

$$p(\theta|x, y) = \frac{p(Y|X,\theta) \cdot p(\theta)}{p(Y|X)}$$

귀납적 편향은 이처럼 다양한 머신 러닝 및 딥러닝 모델의 일반화 성능을 높이는 데 핵심적인 요소로 작용합니다. 모델이 학습 중인 데이터에만 의존하지 않고, 사전 지식을 포함한 편향된 방향으로 학습하도록 유도하면, 적은 데이터로도 높은 정확도를 유지할 수 있습니다. 이러한 특성은 의료나 과학 분야처럼 데이터가 제한적이고 수집이 어려운 분야에서 특히 유용합니다. 귀납적 편향은 모델이 주어진 데이터에서 핵심적인 특징을 효과적으로 학습하게 하여, 새로운 데이터에서도 안정적인 예측 성능을 발휘할 수 있게 합니다.

2. 그래프 신경망 (Graph Neural Network; GNN)

2-1. 소셜 네트워크 예제

소셜 네트워크를 그래프로 나타내면, 각 개인은 노드로, 이들 간의 관계는 엣지로 표현됩니다. 이 그래프 표현은 사람들 간의 다양한 상호작용을 시각적으로 나타내며, 관계의 강도나 방향성을 고려하여 팔로우, 친구 추가, 메시지 주고받기와 같은 관계 유형을 엣지 속성으로 추가할 수도 있습니다. 예를 들어, 특정 사용자가 다른 사용자를 팔로우한다면, 이들 사이에 방향성을 갖는 연결선이 부여되어 그 관계를 나타낼 수 있습니다. 이러한 그래프 구조는 개인의 네트워크 내 위치와 중요도를 분석하거나, 영향력이 큰 사용자들을 찾아내는 데 활용됩니다. 그 결과 소셜 네트워크 플랫폼은 추천 시스템, 광고 타겟팅, 사회적 영향력 분석과 같은 다양한 목적에 맞는 데이터 기반 인사이트를 도출할 수 있습니다.

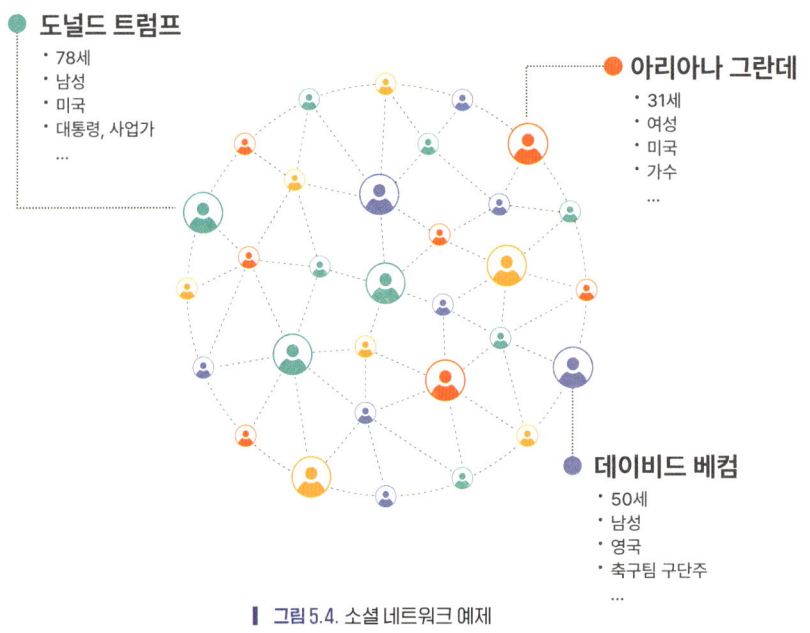

그림 5.4. 소셜 네트워크 예제

그래프 구조는 소셜 네트워크뿐 아니라 분자 구조와 같은 다양한 복잡한 시스템에서도 효과적으로 활용됩니다. 분자 구조에서는 각 원자를 노드로, 원자 간의 결합을 엣지로 표현하여 화합물의 내부 구조를 모델링할 수 있습니다. 예를 들어, 탄소와 수소 원자가 결합된 분자는 각각의 원자가 노드로, 이들 사이의 화학 결합이 엣지로 표시됩니다. 또한, 이 엣지는 단일 결합, 이중 결합 등 결합의 유형을 나타내는 속성을 부여함으로써 분자의 구조적 특성을 보다 정확하게 표현할 수 있습니다. 이와 같은 그래프 기반 표현은 화학적 특성과 결합 구조를 명확히 이해하고 분석하는 데 도움을 주며, 분자 모델링이나 약물 설계에서 핵심적인 역할을 합니다.

이러한 그래프 표현 방식은 복잡한 상호작용을 이해하고 분석하는 데 매우 유용합니다. 소셜 네트워크와 분자 구조 모두에서 그래프 구조를 통해 각 요소와 그들 간의 관계를 직관적으로 파악할 수 있으며, 이를 통해 구조적 패턴을 분석하거나 새로운 정보를 유추할 수 있습니다. 예를 들어, 소셜 네트워크에서 특정 인물이 네트워크 내에서 중요한 위치를 차지하는지 분석하거나, 분자 구조에서 특정 원자 간의 결합이 전체 분자의 안정성에 미치는 영향을 평가할 수 있습니다. 그래프 신경망과 같은 딥러닝 모델은 이러한 그래프 구조를 입력으로 받아 복잡한 관계를 학습하고 예측할 수 있으며, 이는 다양한 분야에서 효율적인 데이터 분석과 문제 해결에 기여합니다.

2-2. 그래프 표현 (Graph representations)

그래프는 노드의 특성과 노드 간의 연결 관계를 동시에 표현하여, 복잡한 데이터의 구조를 직관적으로 나타낼 수 있는 유연한 데이터 구조입니다. 예를 들어, 소셜 네트워크에서는 각 사람을 노드로, 이들 간의 친구 관계나 팔로우 관계를 엣지로 나타냅니다. 이러한 구조를 통해 어떤 노드와 연결되어 있는지, 그리고 네트워크 내에서 어떤 위치에 있는지를 시각적으로 파악할 수 있습니다. 소셜 네트워크 분석에서는 이 그래프 표현을 통해 핵심 인물 식별, 영향력 있는 노드 탐색, 관계 맥락 분석 등의 다양한 인사이트를 도출할 수 있으며, 추천 시스템과 같은 응용에 폭넓게 활용됩니다.

그래프 표현은 특히 분자 구조 분석에서 강력한 도구로 활용됩니다. 분자 내의 각 원자를 노드로, 원자 간의 화학 결합을 엣지로 표현하면 분자의 전체 구조와 상호작용을 효과적으로 나타낼 수 있습니다. 예를 들어, 탄소와 수소 원자가 결합된 분자를 그래프로 나타내면, 각각의 원소가 어떤 결합을 이루고 있는지 한눈에 파악할 수 있습니다. 또한, 이 그래프 모델은 원자의 특성, 결합의 종류 등 화학적 속성을 추가로 포함할 수 있어, 분자의 물리·화학적 특성까지 반영한 분석이 가능합니다. 이러한 그래프 기반 표현은 분자의 구조적 특성과 기능성을 평가하고, 새로운 화합물의 반응성을 예측하는 데 있어 유용한 정보를 제공합니다.

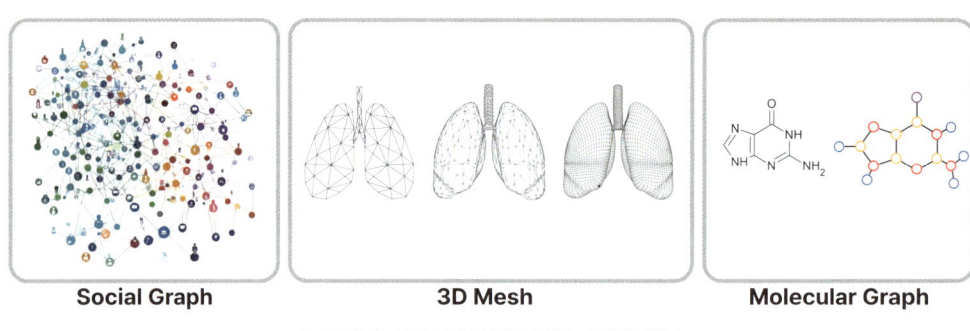

┃ 그림 5.5. 그래프로 표현할 수 있는 다양한 예시

이처럼 그래프에 노드와 엣지의 다양한 속성을 부여하면 더 정밀하고 깊이 있는 분석이 가능해집니다. 예를 들어, 소셜 네트워크 그래프에서 노드에는 사용자 정보 (예: 나이, 위치)와 같은 속성을, 엣지에는 관계 강도나 빈도를 추가하여 사용자 간의 관계를 더욱 세밀하게 분석할 수 있습니다. 분자 그래프에서는 각 원자에 화학적 특성, 각 결합에 결합 강도나 길이와 같은 속성을 부여해 분자의 구조와 반응성을 보다 정확하게 평가할 수 있습니다. 이러한 속성 확장은 그래프 신경망 모델과 결합해 복잡한 패턴과 관계를 학습하고 예측할 수 있게 하며, 약물 개발, 화합물 탐색, 소셜 네트워크 분석 등 다양한 분야에서 유망한 도구로 자리 잡고 있습니다.

┃ 2-3. 분자 표현 (Molecular representation)

분자는 다양한 방식으로 표현될 수 있으며, 이 중 대표적인 방식으로 SMILES, 분자 지문, 그리고 분자 그래프가 있습니다. SMILES는 분자의 구조를 문자열 형태로 간결하게 표현하는 방식으로, 화학 결합과 원자 배열을 일련의 문자로 나타냅니다. 예를 들어, 분자의 구성 요소와 결합 순서를 문자로 기록하여 화합물의 구조를 간단히 표현할 수 있습니다. SMILES는 주로 대규모 화합물 데이터베이스에서 분자 정보를 효율적으로 관리하고 검색하는 데 유용하며, 이러한 간결한 형식 덕분에 기계 학습 알고리즘의 입력으로 쉽게 활용됩니다.

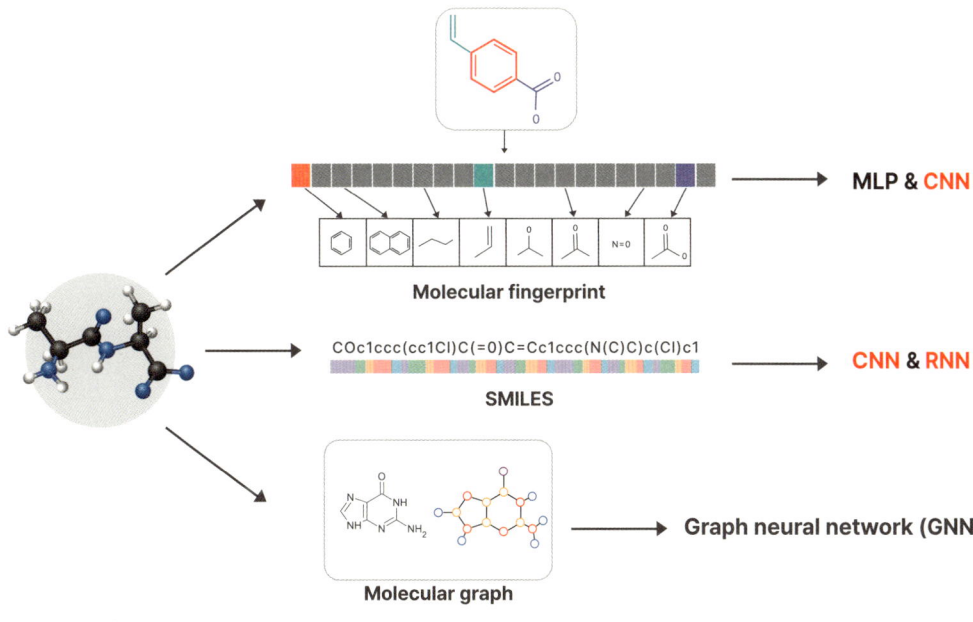

그림 5.6. 분자 구조를 표현하는 다양한 기법

분자 지문은 분자의 구조적 특징을 압축하여 고정된 길이의 벡터로 표현한 것입니다. 이 벡터의 각 요소는 특정 화학적 특징이나 부분 구조가 존재하는지 여부를 나타내며, 보통 이진 벡터로 구성됩니다. 분자 지문은 분자 유사성을 비교하거나 분류하는 데 유리하며, 특정 화합물의 성질이나 기능을 예측하는 데에도 사용됩니다. 이 방식은 데이터의 크기를 줄이면서도 분자의 중요한 특징을 보존할 수 있어, 고속 검색과 대규모 데이터 분석이 필요한 분야에서 많이 활용됩니다. 특히, 분자 간의 유사성을 신속하게 평가해야 하는 약물 발견 연구나 고성능 스크리닝 작업에서 분자 지문은 핵심적인 역할을 합니다.

분자 그래프는 원자를 노드로, 원자 간 결합을 엣지로 표현하여 분자의 전체 구조를 그래프로 모델링하는 방식입니다. 이 그래프 모델은 딥러닝의 그래프 신경망과 결합하여, 분자의 구조적 정보와 상호작용을 학습하고 분석하는 데 적합합니다. 그래프 신경망은 각 노드(원자)와 엣지(결합)의 정보를 학습하여 분자의 기능이나 화학적 반응성을 예측하는 데 뛰어난 성능을 발휘합니다. 이러한 그래프 기반 표현 방식은 약물 개발과 같은 분야에서 새로운 화합물의 가능성을 탐색하거나 특정 분자의 생물학적 활동성을 예측하는 데 활용되며, 분자 설계 및 예측을 보다 정교하게 수행할 수 있는 기반이 됩니다. SMILES, 분자 지문, 분자 그래프와 같은 다양한 표현 방식은 각각 고유의 장점이 있으며, 각 표현 방식에 맞는 딥러닝 모델을 선택하여 최적의 분석 결과를 얻을 수 있습니다.

2-4. 분자 그래프

분자를 그래프로 표현할 때, 각 원자는 노드로, 원자 간 결합은 엣지로 나타내어 분자의 전체적인 구조와 특성을 효과적으로 모델링할 수 있습니다. 예를 들어, 이소부탄올 분자를 그래프로 변환하면 탄소(C), 산소(O), 수소(H)와 같은 원소들이 노드로 표현되고, 이들 간의 결합이 엣지로 연결됩니다. 이러한 그래프 표현은 분자 내 원자 배열과 결합 정보를 그대로 반영할 수 있어, 분자의 화학적 특성을 이해하는 데 매우 유용합니다. 머신러닝에서 이러한 그래프 기반 모델을 활용하면 분자의 구조적 특성을 학습하여, 새로운 화합물의 성질을 예측하거나 분자 설계에 활용할 수 있습니다.

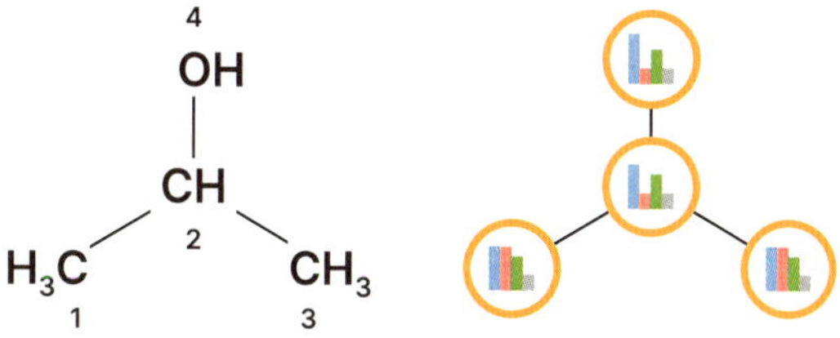

$$X_1 = \begin{bmatrix} 6 \\ 3 \\ 4 \\ 0 \end{bmatrix} \cdots X_4 = \begin{bmatrix} 8 \\ 1 \\ 4 \\ 0 \end{bmatrix} \begin{matrix} \text{Atom type} \\ \text{\# of Hs.} \\ \text{\# Valence} \\ \text{Aromaticity} \end{matrix} \quad A = \begin{bmatrix} 1 & 1 & 0 & 0 \\ 1 & 1 & 1 & 1 \\ 0 & 1 & 1 & 0 \\ 0 & 1 & 0 & 1 \end{bmatrix}$$

그림 5.7. 이소부탄올에 대한 분자 그래프 표현법

    분자 그래프의 각 노드는 해당 원자에 대한 다양한 특성을 포함하는 특징 벡터로 표현됩니다. 이 벡터에는 원자의 타입(예: 탄소, 산소), 결합 가능한 수소의 개수, 결합 차수(단일, 이중 결합 등)와 같은 정보가 포함되어, 해당 원자가 분자 내에서 어떤 역할을 하는지에 대한 중요한 단서를 제공합니다. 이러한 특징 벡터는 딥러닝 모델에서 중요한 입력 값으로 사용되며, 모델이 분자 내 원자들의 특성과 이들의 상호작용을 이해하는 데 필수적입니다. 노드와 엣지의 특징 벡터를 함께 학습함으로써, 모델은 분자 전체의 구조적 정보를 포괄적으로 이해할 수 있으며, 이 정보를 바탕으로 분자 예측 및 분류 작업에서 우수한 성능을 발휘할 수 있습니다.

    분자 그래프는 노드와 엣지의 연결 관계를 통해 분자의 물리적, 화학적 특성을 효과적으로 반영할 수 있어, 특히 약물 개발과 같은 분야에서 중요한 역할을 합니다. 예를 들어, 그래프 신경망과 같은 딥러닝 모델은 분자 그래프를 입력으로 받아 원자와 결합 간의 상호작용을 학습하고, 특정 질병에 대한 약물 반응성을 예측하는 데 활용할 수 있습니다. 이를 통해 분자 구조와 기능적 특징을 함께 분석하여 효과적인 약물 후보를 발굴하거나, 새로운 화합물의 잠재적 용도를 예측할 수 있습니다. 그래프 기반 모델은 이처럼 분자의 세부적인 특성과 복잡한 상호작용을 학습하는 데 강점을 지니고 있으며, 분자 설계 및 신약개발에서 혁신적인 도구로 자리잡고 있습니다.

2-5. 원자 특징 행렬 (Atom feature matrix)

원자의 특징은 분자의 구조와 성질을 설명하는 중요한 요소들로, 원자 타입(예: 탄소, 산소), 결합할 수 있는 수소 원자의 개수, 원자가전자 수, 방향족성(고리 구조의 여부) 등 다양한 속성으로 구성됩니다. 각 원자는 이러한 속성들로 인해 고유한 화학적 특성을 지니며, 이를 통해 분자의 전체적인 특성에도 영향을 미칩니다. 이러한 원자 속성들은 단순히 개별 원자의 특성에 그치지 않고, 이들 간의 결합과 상호작용을 통해 분자의 기능적 특성으로 이어지기 때문에, 분자 분석 및 예측에서는 원자의 세부적인 특징을 효과적으로 반영하는 것이 중요합니다.

개별 원자의 특성을 하나의 벡터로 결합하면, 원자들의 다양한 속성을 포괄적으로 표현할 수 있는 행렬을 만들 수 있습니다. 각 원자에 대해 원자 타입, 수소 개수, 결합 차수 등 여러 특성을 숫자로 나타내어 벡터로 구성하고, 이를 모든 원자에 대해 쌓으면 분자의 전체적인 구조를 표현하는 원자 특징 행렬이 완성됩니다. 이 행렬은 분자 내 모든 원자들의 특징을 한데 모아 놓은 것으로, 각 원자가 가진 고유한 화학적 속성을 정량적으로 나타내어 딥러닝 모델에 전달하기에 이상적입니다. 분자 내 각 원자의 위치와 특성이 반영된 이 행렬은 모델이 분자의 특성을 학습하는 데 중요한 기초 자료가 됩니다.

$$X_4 = \begin{bmatrix} 8 \\ 1 \\ 4 \\ 8 \end{bmatrix} \begin{matrix} \text{Atom type} & 0000000100 & z = 1 \sim 10 \\ \text{\# of Hs.} & 01000 & n = 0 \sim 4 \\ \text{\# Valence} & 01000 & n = 0 \sim 4 \\ \text{Aromaticity} & 0 & n = 0, 1 \end{matrix} \quad \begin{matrix} v_1: \text{atom type} \\ v_2: \text{num hydrogen} \\ v_1: \text{valency} \\ v_1: \text{aromaticity} \end{matrix}$$

$X_4 = [v_1|v_2|v_2|v_2] = \underbrace{0000000100}_{v_1}\underbrace{01000}_{v_2}\underbrace{01000}_{v_3}\underbrace{1}_{v_4}$

$X_4W = [v_1|v_2|v_2|v_2][W_1|W_2|W_2|W_2] = v_1W_1+v_2W_2+v_3W_3+v_4W_4$

Integrating each information

그림 5.8. 분자 그래프에서 원자 특징 행렬 예시

그래프 신경망은 이러한 원자 특징 행렬을 입력으로 받아 원자 간의 상호작용을 학습하고, 이를 바탕으로 분자의 특성을 예측하는 데 활용됩니다. 그래프 신경망은 해당 행렬을 통해 각 원자의 속성과 이들 간의 결합 관계를 동시에 분석하며, 이를 통해 분자의 화학적, 물리적 성질을 이해하고 예측할 수 있습니다. 예를 들어, 특정 분자가 가진 독성, 반응성, 혹은 약물 후보 가능성을 예측할 때 그래프 신경망은 원자 간의 상호작용 패턴을 파악하여 유의미한 예측을 수행할 수 있습니다. 이처럼 원자 특징 행렬은 딥러닝 모델에서 분자 구조 정보를 전달하는 핵심 구성 요소이며, 이를 통해 그래프 신경망은 복잡한 분자 구조를 이해하고 예측하는 데 강력한 성능을 발휘할 수 있습니다.

2-6. 인접 행렬 (Adjacency matrix)

그래프에서 노드 간 연결을 표현하는 중요한 방법 중 하나가 인접 행렬입니다. 인접 행렬은 그래프의 구조를 수치적으로 표현한 행렬이며, 행렬의 각 요소는 특정 노드 쌍 간의 연결 유무를 나타냅니다. 예를 들어, 두 노드가 연결되어 있다면 해당 요소에 "1"을, 연결되어 있지 않다면 "0"을 표시합니다. 이러한 인접 행렬은 그래프의 연결 관계를 단순한 이진 행렬로 표현하여, 복잡한 그래프 구조를 시각화하거나 데이터를 정리하는 데 유용한 정보를 제공합니다.

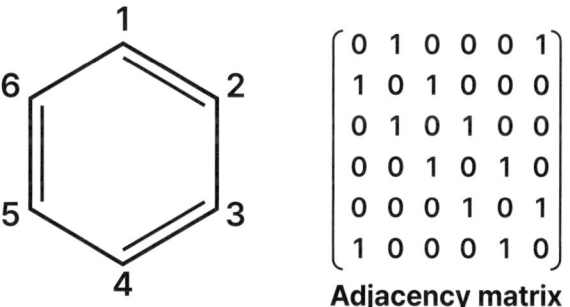

그림 5.9. 벤젠 분자 그래프의 인접 행렬 예시

인접 행렬은 그래프 구조를 딥러닝 모델에 입력으로 전달하기에 적합한 형태로 만들어줍니다. 딥러닝 모델은 인접 행렬을 통해 노드 간 연결 정보를 이해하고, 각 노드가 어떤 다른 노드와 연결되어 있는지 파악할 수 있습니다. 특히, 그래프 신경망과 같은 딥러닝 모델에서는 인접 행렬을 활용해 노드 간 상호작용을 학습하고, 그래프 내에서 각 노드가 가지는 역할과 관계를 반영할 수 있습니다. 이를 통해 그래프 신경망은 특정 노드의 특징을 주변 노드의 특성과 함께 분석하여, 전체 그래프의 구조적 특성을 이해하고 예측하는 데 중요한 단서를 제공합니다.

분자 구조를 그래프로 모델링할 때는 계산 효율성과 실용성을 위해 수소 원자를 제거한 인접 행렬을 사용하기도 합니다. 수소는 대부분의 분자에서 주변 원자와 단일 결합만 형성하는 경우가 많기 때문에, 이를 생략해도 분자의 주요 골격과 특성 분석에는 큰 영향을 주지 않는 경우가 많습니다. 수소를 제외함으로써 인접 행렬의 크기를 줄여 계산 효율을 높일 수 있으며, 복잡한 분자 구조를 분석하는 과정에서 불필요한 데이터 처리를 최소화할 수 있습니다. 이처럼 인접 행렬은 분자 그래프의 구조를 간결하게 나타내어 딥러닝 모델에서 처리하기 용이하게 만들어 줍니다.

2-7. 그래프 합성곱 신경망 (Graph Convolutional Network; GCN)

앞 절에서 그래프 신경망과 그래프 표현 방식을 살펴보았습니다. 이제 그중 널리 쓰이는 변형인 그래프 합성곱 신경망에 대해서 소개합니다. 그래프 합성곱 신경망은 그래프 구조 데이터를 다루는 데 특화된 딥러닝 모델로, 다양한 관계가 얽혀 있는 복잡한 데이터에서 강력한 성능을 발휘합니다. 그래프 합성곱 신경망은 그래프에서 이웃 노드 정보를 정규화해 집계(합/평균 등)한 뒤 학습 가능한 가중 행렬과 비선형 활성 함수를 적용하여 새로운 노드 표현을 생성하는 계층 구조를 가집니다. 즉, 각 층은 "자신 + 이웃" 정보를 혼합하고 이를 공통 가중치로 투영하여 노드 은닉 표현을 갱신합니다.

층을 여러 번 쌓으면 다중 홉 이웃 정보가 누적되어 더 넓은 그래프 문맥을 반영한 표현을 학습할 수 있습니다.

그래프는 노드와 엣지로 이루어져 있으며, 노드는 개별 객체를, 엣지는 객체 간의 관계를 나타냅니다. 기존의 딥러닝 모델들은 주로 이미지나 텍스트처럼 구조가 명확한 데이터를 다루는 데 적합한 반면, 그래프 합성곱 신경망은 이러한 노드 간의 복잡한 연결을 학습하는 데 최적화되어 있습니다. 예를 들어 소셜 네트워크 분석에서 각 노드는 사람을, 엣지는 사람들 간의 관계를 나타낼 수 있으며, 화학 분자 구조나 지식 그래프에서도 비슷하게 활용됩니다. 그래프 합성곱 신경망은 이러한 그래프 구조의 상호작용을 기반으로 학습하여, 노드와 엣지의 관계를 깊이 있게 이해할 수 있게 합니다.

그래프 합성곱 신경망의 학습 과정에서 각 층은 특정 노드의 특징을 주변 노드들의 정보와 결합하여 새로운 특징 벡터로 업데이트합니다. 이 과정을 합성곱이라고 부르며, 이는 이미지에서의 합성곱 신경망과 비슷한 개념입니다. 각 노드는 직접 연결된 이웃 노드로부터 정보를 받아 자신의 특징을 갱신하며, 이 과정을 여러 층에 걸쳐 반복하게 됩니다. 처음에는 가까운 이웃들로부터 정보를 얻다가, 층이 깊어질수록 더 넓은 이웃으로부터 정보를 통합하게 되어 그래프의 전체 구조를 반영한 특징을 학습할 수 있습니다. 예를 들어 화학 분자 구조 분석에서는 특정 원자가 주변 원자들의 정보를 수용해 새로운 화학적 특성을 예측할 수 있으며, 소셜 네트워크에서는 사람의 특성이 주변 친구들의 특성과 연관되어 업데이트될 수 있습니다.

이렇게 그래프 합성곱 신경망은 노드 간 관계를 활용해 더욱 정교한 특징을 학습할 수 있으며, 이를 통해 노드 분류, 그래프 분류, 링크 예측 등 다양한 작업에 활용됩니다. 노드 분류에서는 각 노드가 특정 범주에 속하는지 분류하며, 예를 들어 소셜 네트워크에서 사용자 그룹을 분류하거나, 지식 그래프에서 특정 개념의 유형을 파악하는 데 사용됩니다. 그래프 분류 작업에서는 전체 그래프의 속성을 분류하는 데 활용되며, 화학 분자의 약물 특성을 예측하는 데 쓰일 수 있습니다. 그래프 합성곱 신경망은 이처럼 데이터 간 관계와 구조적 패턴을 학습하여 다양한 그래프 기반 문제에서 깊이 있는 분석과 예측을 가능하게 합니다.

2-8. 그래프 합성곱 신경망에서 은닉 상태 업데이트

그래프 합성곱 신경망에서 은닉 상태 업데이트는 그래프 신경망의 핵심 메커니즘 중 하나로, 특정 노드의 특징 벡터를 이웃 노드들의 정보와 결합하여 새롭게 갱신하는 과정입니다. 각 노드는 독립적인 객체로서 존재하지만, 그래프 구조 내에서는 서로 상호작용하며 중요한 정보를 교환합니다. 은닉 상태 업데이트는 이런 상호작용을 반영하기 위해, 특정 노드가 주변의 이웃 노드로부터 정보를 받아 자신의 상태를 변화시키도록 합니다. 이때 이웃 노드들의 특징 벡터가 합산되거나 가중 평균되는 방식으로 결합되며, 이를 통해 주변 노드와의 관계가 반영된 새로운 은닉 상태를 얻게 됩니다. 이렇게 갱신된 상태는 모델이 그래프 구조를 통해 의미 있는 특징을 학습하는 데 중요한 역할을 합니다.

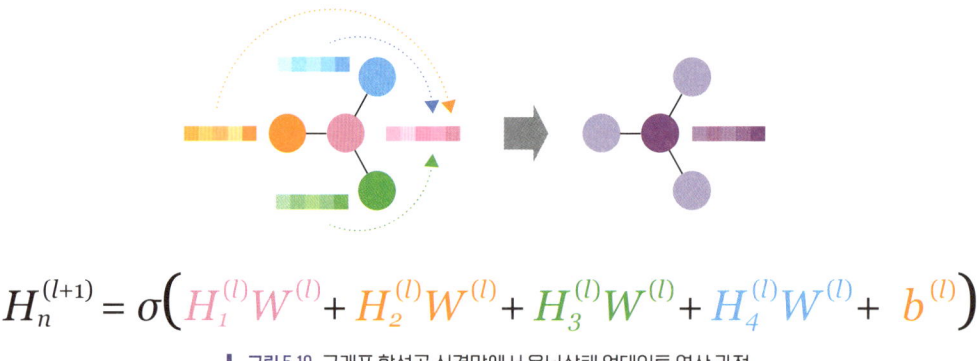

$$H_n^{(l+1)} = \sigma\left(H_1^{(l)}W^{(l)} + H_2^{(l)}W^{(l)} + H_3^{(l)}W^{(l)} + H_4^{(l)}W^{(l)} + b^{(l)} \right)$$

그림 5.10. 그래프 합성곱 신경망에서 은닉상태 업데이트 연산 과정

이 과정은 그래프 합성곱이라는 연산을 통해 이루어집니다. 합성곱 신경망에서 픽셀 주변의 정보가 합성곱을 통해 결합되듯이, 그래프 합성곱 신경망에서는 특정 노드의 이

웃 정보가 그 노드의 특징 벡터에 영향을 미칩니다. 노드는 이웃으로부터 통합된 정보를 바탕으로 표현을 갱신하고 다음 층으로 전달합니다. 층을 거듭할수록 더 먼 이웃 정보까지 전파되어 그래프 전체 구조를 반영한 표현을 학습하게 됩니다. 즉, 더 많은 층을 사용할수록 모델이 더 넓은 그래프 영역의 정보를 결합하여 복잡한 구조적 패턴을 포착할 수 있습니다.

이처럼 그래프 합성곱 신경망의 은닉 상태 업데이트는 데이터 간의 상호 의존성을 반영하여 그래프 구조 내에서 더욱 정교한 특징을 학습할 수 있도록 합니다. 단순히 개별 노드의 특징을 분석하는 것이 아닌, 노드 간의 상호작용을 기반으로 한 특성 추출이 가능하기 때문에, 데이터의 상호 의존성이 높은 문제에 특히 적합합니다. 분자 구조나 소셜 네트워크처럼 데이터가 밀접한 관계를 통해 의미를 갖는 경우, 그래프 합성곱 신경망의 은닉 상태 업데이트는 기존의 독립적인 데이터 분석 방법과는 차별화된 효과를 발휘합니다. 이러한 메커니즘 덕분에 그래프 합성곱 신경망은 관계성과 구조적 패턴이 중요한 다양한 문제에 널리 적용되며, 복잡한 데이터 구조를 이해하고 예측하는 데 강력한 도구가 됩니다.

2-9. 그래프 합성곱 신경망의 일반화된 업데이트 방식

그래프 합성곱 신경망에서의 일반화된 업데이트 방식은 그래프 구조 내의 각 노드가 주변 노드로부터 정보를 수집해 학습하는 과정을 단순하고 효율적으로 구현한 것입니다. 이 방식에서는 특정 노드가 자신의 특징 벡터를 갱신할 때, 인접한 노드들의 상태 정보를 합산하여 새로운 특징을 생성합니다. 이러한 합산 과정을 통해 각 노드는 주변 노드의 정보를 바탕으로 자신의 특징을 업데이트하며, 이 과정은 각 노드가 주변 맥락을 반영하면서 독립적으로 학습을 진행할 수 있게 만들어줍니다. 이러한 업데이트는 그래프의 인접 행렬을 활용하여 수학적으로 표현될 수 있으며, 이를 통해 모델이 효율적으로 연산을 수행할 수 있습니다.

그래프 합성곱 신경망의 업데이트는 모든 노드가 동일한 가중치를 공유한다는 특징을 지니고 있습니다. 즉, 모든 노드는 그래프 내에서 동일한 학습 규칙을 따르며, 개별적으로 업데이트되지만 동일한 가중치 행렬을 통해 상태를 갱신하게 됩니다. 이는 노드 간의 관계성이 중요시되는 그래프에서 학습 효율성을 크게 높여줍니다. 예를 들어, 소셜 네트워크에서 특정 사용자가 다른 사용자의 영향을 받는 상황에서, 모든 사용자 (노드)는 동일한 방식으로 정보 교환과 학습을 진행할 수 있습니다. 개별적으로 가중치를 학습하는 대신, 모든 노드가 동일한 가중치를 공유하므로 계산 효율성을 높이며 메모리와 연산 비용을 줄이는 장점이 있습니다. 이렇게 동일한 학습 규칙을 공유함으로써 그래프 합성곱 신경망은 큰 규모의 그래프에서도 효과적으로 동작할 수 있습니다.

이와 같은 일반화된 업데이트 방식은 그래프 합성곱 신경망이 그래프 구조의 특성을 잘 반영하면서도 효율성을 유지할 수 있게 하는 핵심 요소입니다. 일반적인 신경망 모델은 개별 데이터 포인트 간의 독립성을 전제하지만, 그래프 합성곱 신경망은 노드 간의 상호작용을 모델링하는 데 최적화되어 있습니다. 이를 통해 모델은 전체 그래프의 구조적 패턴을 학습하며, 노드와 그 주변 이웃 간의 관계를 반영하여 더 풍부한 특징 벡터를 얻을 수 있습니다. 또한, 인접 행렬을 활용해 계산을 진행하는 이 방식은 병렬 처리가 가능하므로, 매우 큰 규모의 그래프에서도 효율적으로 학습할 수 있는 기반을 제공합니다. 이는 대규모 소셜 네트워크나 지식 그래프와 같은 실제 응용에서 매우 중요한 장점입니다.

결과적으로 그래프 합성곱 신경망의 일반화된 업데이트 방식은 그래프 데이터를 다룰 때의 연산 효율성을 크게 높여주며, 데이터 간의 관계성을 자연스럽게 학습하는 데 탁월한 접근법을 제시합니다. 그래프 구조가 복잡한 문제에서는 개별적인 학습이 아닌, 인접한 노드의 정보를 공유하여 일관성 있게 특징을 학습하는 것이 필수적입니다. 이를 통해 그래프 합성곱 신경망은 분류, 예측, 군집화 등의 다양한 작업에서 높은 성능을 발휘하며, 그래프 데이터를 다루는 다양한 문제에서 중요한 도구로 자리 잡고 있습니다.

2-10. 합성곱 신경망과 그래프 신경망 비교

합성곱 신경망은 이미지 데이터처럼 격자 형태로 배열된 데이터를 처리할 때, 각 픽셀이 항상 정해진 수의 이웃 픽셀과 연결된다는 특징을 활용하여 패턴을 추출합니다. 이미지에서는 커널 크기에 따라 주변 픽셀들의 정보를 일정한 방식으로 결합하고, 이를 통해 이미지 전체에서 나타나는 일관된 특징을 학습하게 됩니다. 예를 들어, 합성곱 신경망의 3×3 커널은 각 픽셀 주변 8개의 픽셀 정보를 결합해 국소적인 경계선이나 텍스처와 같은 패턴을 추출할 수 있습니다. 합성곱 신경망은 이미지 데이터처럼 격자 형태로 배열된 데이터를 처리할 때, 각 픽셀이 항상 정해진 수의 이웃 픽셀과 연결된다는 특징을 활용하여 패턴을 추출합니다. 이미지에서는 커널 크기에 따라 주변 픽셀들의 정보를 일정한 방식으로 결합하고, 이를 통해 이미지 전체에서 나타나는 일관된 특징을 학습하게 됩니다.

반면에 그래프 신경망은 각 노드마다 다양한 수의 이웃을 가지며, 그래프 구조에 따라 이웃 정보가 다르게 반영되는 비정형 데이터를 처리하는 데 적합합니다. 예를 들어, 분자 구조와 같은 데이터에서는 각 원자(노드)의 주변 원자들이 일정하지 않으며, 그래프 구조에 따라 이웃의 위치와 관계가 매우 다르게 나타납니다. 그래프 신경망은 이러한 다양한 이웃 정보를 학습 과정에 반영하여, 데이터의 복잡한 상호작용을 분석할 수 있습니다. 이처럼 고정된 격자 구조를 넘어서 자유롭게 연결된 데이터에서 관계성을 학습하는 그래프 신경망은 소셜 네트워크나 분자 특성 예측 등 다양한 응용에서 큰 장점을 제공합니다.

CNN (Convolutional Neural Network)

GCN (Graph Convolutional Network)

$$H_n^{(i+1)} = H_{m \times m}^{(i)} W_{m \times m}$$

$$H_v^{(i+1)} = \sum_{u \in N(v)} H_u W = AHW$$

▎ 그림 5.11. 합성곱 신경망과 그래프 합성곱 신경망 연산 비교

    결과적으로, 합성곱 신경망은 일정한 커널 크기를 통해 고정된 구조의 데이터를 학습하는 반면, 그래프 합성곱 신경망은 유동적인 이웃 관계를 반영하여 그래프의 비정형 데이터를 학습합니다. 합성곱 신경망은 이미지와 같은 격자형 데이터에 최적화된 특성을 가지고 있으며, 그래프 합성곱 신경망은 그래프 구조에서 다양한 관계성과 상호작용을 분석하는 데 효과적입니다. 따라서 그래프 합성곱 신경망은 복잡한 연결 구조를 가진 데이터에서 의미 있는 패턴을 포착할 수 있어, 관계성과 구조가 중요한 문제를 다루는 데 매우 유용하게 활용이 가능합니다.

2-11. 리드아웃 (Readout) 과정

    그래프 신경망에서 리드아웃 과정은 그래프 수준의 특징을 추출하고 요약하는 데 중요한 역할을 합니다. 리드아웃은 그래프의 모든 노드에서 추출된 특징을 결합하여 그래프 전체의 정보를 하나의 벡터로 요약하는 작업입니다. 이를 통해 개별 노드의 특징이 아닌, 그래프 전체의 전반적인 특성을 반영할 수 있습니다. 특히 분자 구조나 소셜 네트워크와 같이 각 노드가 의미를 가지면서도 전체 그래프의 구조가 중요한 데이터를 분석할 때, 리드아웃 과정을 통해 그래프 전체의 통합적 정보를 효과적으로 추출할 수 있습니다.

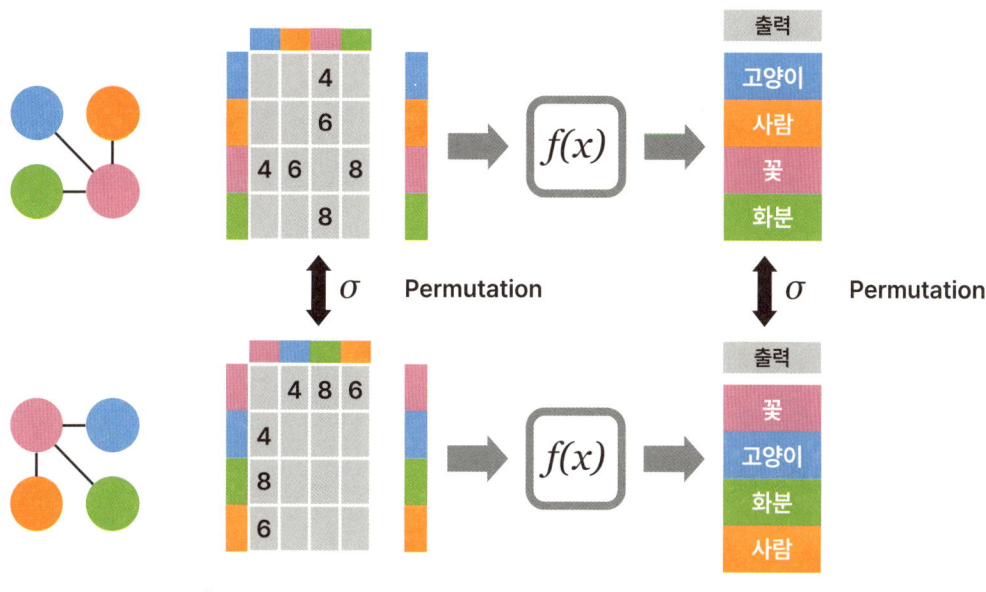

▎ 그림 5.12. 그래프 신경망에서 입력 그래프의 순열 변환에 따른 출력값 변환

리드아웃 과정의 중요한 특성 중 하나는 순열 불변성(permutation invariance)입니다. 그래프 데이터는 노드의 순서가 정해져 있지 않기 때문에, 리드아웃 함수는 그래프의 노드 순서가 바뀌더라도 항상 동일한 결과를 생성해야 합니다. 이를 위해 리드아웃 과정에서는 노드의 순서에 영향을 받지 않는 연산(예: 합산, 평균, 최댓값 등) 방법을 활용합니다. 예를 들어, 그래프의 모든 노드에서 추출된 특징 벡터를 합산하는 리드아웃 방식을 사용할 경우, 노드 순서가 바뀌어도 전체 합은 동일하게 유지됩니다. 이와 같은 방식으로 그래프 신경망은 동일한 그래프 구조가 입력될 때, 노드 순서와 무관하게 일관된 그래프 특징을 생성할 수 있습니다.

리드아웃 함수는 최종적으로 그래프의 전반적인 특징 벡터를 생성하며, 이 벡터는 그래프 분류, 회귀, 예측 등 다양한 작업에 활용됩니다. 분자 구조 예측을 예로 들면, 리드아웃 과정에서 분자의 각 원자(노드)에서 추출된 특징이 통합되어 분자 전체의 화학적 속성을 반영하는 하나의 벡터로 요약됩니다. 이 벡터는 분자의 독성 여부, 결합 가능성 등과 같은 특성을 예측하는 데 사용됩니다. 소셜 네트워크 분석에서도, 리드아웃을 통해 네트워크 내 전체 사용자 간의 관계성을 요약하여 네트워크의 속성(예: 사회적 연결성, 정보 확산 가능성 등)을 분석할 수 있습니다.

결과적으로, 그래프 신경망에서 리드아웃 과정은 그래프의 복잡한 관계성과 구조적 특성을 효과적으로 요약하며, 노드 순서에 영향을 받지 않는 방식으로 설계되어 그래프 수준의 특징을 안정적으로 추출합니다. 이러한 리드아웃의 특성 덕분에, 그래프 신경망은 다양한 그래프 데이터에 대해 일관성 있고 신뢰할 수 있는 예측을 제공할 수 있으며, 구조적으로 동일한 그래프가 동일한 결과를 내도록 보장됩니다. 이는 특히 복잡한 관계를 가진 그래프 데이터를 다룰 때 매우 중요한 기능으로, 그래프 신경망이 다양한 문제를 해결하는 데 효과적인 도구로 자리 잡게 합니다.

2-12. 리드아웃의 특징 및 구현 방식

리드아웃 과정에서는 그래프의 노드별 특징을 통합하여 그래프 수준의 특징을 요약하는 다양한 방법이 존재합니다. 대표적인 방법으로는 노드별 합산 방식과 모으기(gathering) 방식이 있습니다. 이 과정은 각 노드에서 학습된 특징을 결합하여 그래프 전체를 대표하는 벡터를 생성하는 역할을 하며, 노드 간 순서에 상관없이 일관된 결과를 도출할 수 있도록 설계되어 있습니다. 이는 그래프 신경망에서 순열 불변성을 유지하는 데 중요한 역할을 하며, 데이터가 구조적으로 변해도 동일한 결과를 얻을 수 있게 해줍니다.

$$Z_G = \tau \left(\sum_{i \in G} MLP(H_i^{(L)}) \right)$$

합산 방식은 그래프 내의 모든 노드의 특징을 더하는 간단하고 직관적인 방법입니다. 이를 통해 각 노드가 가진 정보가 그래프의 전체적인 특징 벡터에 기여하게 됩니다. 이 방식은 계산이 간단하고 효율적이면서도, 그래프의 크기에 관계없이 일관된 특징 벡터를 얻을 수 있는 장점이 있습니다. 평균 방식도 비슷하게 각 노드의 특징을 평균하여 전체 그래프의 대표적인 특징 벡터를 생성하며, 그래프의 크기에 영향을 덜 받는 유연한 표현을 제공합니다. 이런 리드아웃 방식들은 주로 그래프 내에서 각 노드가 동일한 비중으로 반영될 때 적합하며, 복잡한 그래프에서도 간단하게 적용 가능합니다.

$$Z_G = \tau \left(\sum_{i \in G} \sigma(MLP_1(H_i^{(L)}, H_i^{(O)})) \odot MLP_2(H_i^{(L)}) \right)$$

반면, 모으기 방식은 노드 특징의 결합을 단순한 합산이나 평균 대신, 최댓값, 최솟값 등의 비선형 연산을 사용하여 수행하기도 합니다. 이 방식은 각 노드가 가진 특정 패턴이나 극단적인 값을 반영할 수 있어, 노드 간의 특성이 뚜렷하게 구분되는 경우에 효과적입니다. 예를 들어, 소셜 네트워크의 영향력 분석에서 특정 노드의 강한 연결이 중요할 때 최댓값을 활용하는 리드아웃 방식을 사용하면 특정 노드의 중요한 특성을 그래프 수준에서도 반영할 수 있습니다. 다양한 리드아웃 방식들은 서로 다른 그래프 구조에 맞게 유연하게 적용될 수 있으며, 데이터의 특성에 따라 최적의 리드아웃 방식을 선택할 수 있습니다.

결과적으로, 리드아웃 과정에서의 다양한 요약 방식들은 그래프 신경망의 최종 출력에서 중요한 역할을 하며, 그래프 전체를 대표하는 유연한 특징 벡터를 생성합니다. 합산, 평균, 최댓값 등의 방식은 그래프의 순서가 바뀌어도 일정한 결과를 유지하면서, 그래프의 전체적인 구조와 특성을 잘 반영하게 해 줍니다. 따라서 리드아웃 과정을 통해 그래프의 다양한 특성을 하나의 벡터로 요약하여, 이를 기반으로 분류나 회귀와 같은 다양한 예측 작업에 적합한 입력을 생성할 수 있습니다.

2-13. 그래프 합성곱 신경망의 전체 구조

그래프 합성곱 신경망의 전체 구조는 그래프 데이터의 복잡한 관계를 효율적으로 학습하는 일련의 단계로 구성됩니다. 이 구조는 노드의 초기 특징에서 시작해 여러 그래프 합성곱 층을 거쳐 학습된 정보를 리드아웃 층에서 요약하고, 최종적으로 예측층에서 원하는 예측 작업을 수행하도록 설계되어 있습니다. 처음 입력 단계에서는 그래프의 노드 특징 행렬과 인접 행렬이 주어집니다. 여기서 노드 특징 행렬은 그래프 내 각 노드의 초기 정보를 나타내며, 인접 행렬은 그래프 구조를 정의하여 어떤 노드가 연결되어 있는지를 알려줍니다. 이러한 입력 정보는 그래프 구조와 노드의 초기 특징을 바탕으로, 모델이 데이터 간의 상호작용을 학습할 수 있도록 합니다.

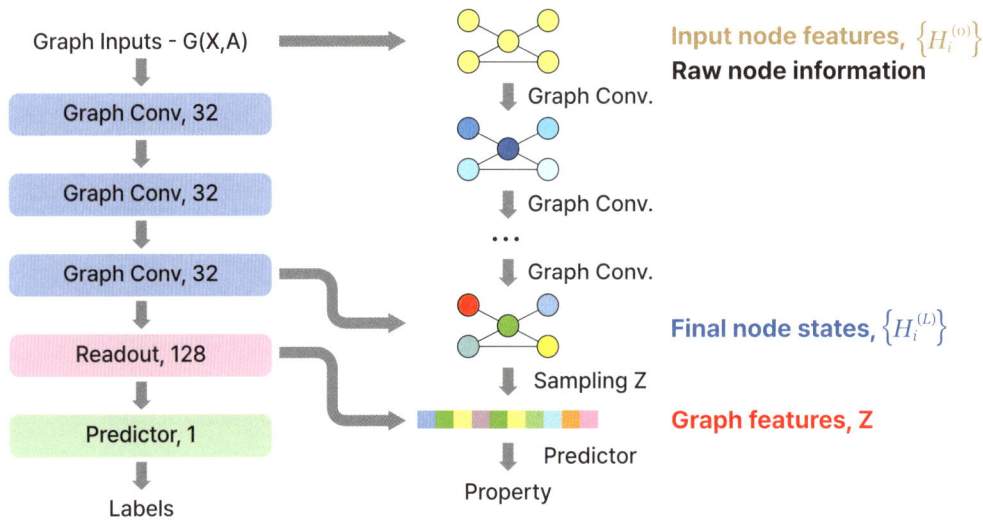

| 그림 5.13. 그래프 합성곱 신경망의 연산 구조

입력된 데이터는 이후 여러 개의 그래프 합성곱 층을 거치며 점진적으로 복잡한 특징을 학습합니다. 각 그래프 합성곱 층은 노드의 현재 특징을 주변 이웃 노드들과 결합하여 새로운 특징 벡터로 업데이트합니다. 이러한 특징 업데이트 과정은 합성곱 신경망의 합성곱 층과 유사하게, 각 노드가 자신의 이웃으로부터 정보를 받아들이며 자신을 갱신하도록 합니다. 층이 깊어질수록 노드는 더 넓은 범위의 이웃으로부터 정보를 수집하고, 그래프 전체의 구조적 특성을 반영하는 고차원적 특징을 학습하게 되니

다. 이로써 각 노드는 자신을 둘러싼 그래프의 구조와 연결성을 내포한 고유한 표현을 얻게 되어, 복잡한 그래프 데이터에서도 의미 있는 정보를 학습할 수 있게 됩니다.

여러 합성곱 층을 거친 후에는 리드아웃 층이 등장하여, 그래프 전체를 대표하는 하나의 벡터로 요약합니다. 리드아웃 층은 그래프의 각 노드에서 학습된 특징을 결합하여 그래프 수준의 종합적인 특징 벡터를 생성합니다. 이때 사용되는 리드아웃 방식으로는 노드 특징 벡터의 합산, 평균, 또는 최댓값 연산 등이 있습니다. 이러한 연산을 통해 그래프의 순열 불변성을 유지할 수 있으며, 그래프 내 각 노드가 일정한 비중으로 반영되어 구조 전체를 대표하는 일관된 벡터가 생성됩니다. 이 벡터는 그래프 전체의 특성을 요약하여, 이후 예측층에서 다양한 작업에 적합한 입력 데이터로 사용됩니다.

마지막 예측층은 리드아웃 층에서 생성된 특징 벡터를 기반으로, 그래프 또는 개별 노드의 속성을 예측하는 작업을 수행합니다. 예를 들어 그래프 분류 작업에서는 리드아웃 벡터를 활용해 그래프 전체의 특성을 기반으로 분류하거나, 노드 분류 작업에서는 각 노드의 개별 특징을 반영해 분류를 진행할 수 있습니다. 예측층에서는 이러한 정보들을 바탕으로 분류, 회귀 분석, 또는 특정 노드 또는 그래프의 속성 예측을 수행할 수 있습니다. 예컨대 분자 구조 예측에서는 분자의 화학적 특성을 분석해 약물의 효능을 예측하거나, 소셜 네트워크 분석에서는 사용자의 행동 패턴을 예측하는 데 활용됩니다.

결과적으로, 그래프 합성곱 신경망의 전체 구조는 입력된 데이터를 여러 합성곱 층을 통해 깊이 있게 분석한 후, 리드아웃 층과 예측 층을 거쳐 그래프 데이터의 복잡한 관계와 상호작용을 효과적으로 학습할 수 있도록 구성된 신경망입니다.

2-14. 귀납적 편향의 요약

앞서 살펴보았듯 귀납적 편향은 딥러닝 모델이 특정 패턴을 우선적으로 학습하도록 유도하여, 데이터의 구체적인 세부 사항 외에도 일반화된 특성을 학습할 수 있게 해주는 중요한 개념입니다. 이는 모델이 학습 데이터에 덜 의존하고도 구조적 패턴을 파악할 수 있도록 돕는 데 사용되며, 특히 합성곱 신경망과 그래프 합성곱 신경망에서 강력한 효과를 발휘합니다. 합성곱 신경망과 그래프 합성곱 신경망은 각각 이미지와 그래프 데이터를 다루며, 귀납적 편향을 통해 이러한 비정형 데이터에서 일정한 패턴을 효과적으로 학습할 수 있습니다.

아키텍처	엔티티	관계	관계 유도 편향	불변성
Fully connected	Units	All-to-all	Weak	-
Convolutional	Grid elements	Local	Locality	Spatial translation
Recurrent	Timesteps	Sequential	Sequentiality	Time translation
Graph network	Nodes	Edges	Arbitrary	Node, edge permutations

▎표 5.1. 다양한 딥러닝 모델의 귀납적 편향 및 관계적 추론

합성곱 신경망에서 귀납적 편향은 이미지 내에서 동일한 패턴을 다양한 위치에서 인식할 수 있도록 합니다. 예를 들어, 고양이의 눈과 같은 패턴은 이미지의 특정 위치에만 나타나는 것이 아니라, 전체 이미지 내 여러 위치에서 발견될 수 있습니다. 합성곱 신경망은 가중치 공유와 필터 구조를 활용하여 이러한 패턴을 위치에 구애받지 않고 학습할 수 있게 합니다. 이 과정에서 귀납적 편향은 모델이 특정 위치에 있는 픽셀에 의존하지 않고 전체 이미지에서 일관된 특성을 학습하도록 합니다. 이를 통해 합성곱 신경망은 이미지의 공간적 패턴을 추출하는 데 뛰어난 성능을 발휘하며, 이미지 분류나 물체 인식 등 다양한 시각적 문제에 효과적으로 적용됩니다.

그래프 합성곱 신경망에서도 귀납적 편향은 그래프 데이터의 구조적 특성을 이해하는 데 중요한 역할을 합니다. 그래프에서는 노드가 다양한 수의 이웃과 관계를 맺고 있을 수 있으며, 그 구조가 데이터마다 크게 달라질 수 있습니다. 귀납적 편향은 그래프 합성곱 신경망이 이러한 유동적인 구조에서도 일관된 특성을 학습할 수 있도록 합니다. 그래프 합성곱 신경망은 노드가 가진 특징을 주변 노드들과 결합해 업데이트하

는 방식으로 학습을 진행하는데, 귀납적 편향은 노드와 이웃 간의 상호작용을 통해 그래프 전체의 구조적 패턴을 학습하도록 만듭니다. 이를 통해 그래프 합성곱 신경망은 분자 구조 예측, 소셜 네트워크 분석 등에서 높은 예측 성능을 유지하면서도 데이터의 관계성을 잘 반영할 수 있습니다.

결과적으로 귀납적 편향은 합성곱 신경망과 그래프 합성곱 신경망에서 모두 모델의 성능 향상에 기여하며, 학습 과정에서의 효율성과 일반화 능력을 높입니다. 공간적 패턴을 다루는 합성곱 신경망과 구조적 패턴을 다루는 그래프 합성곱 신경망 모두에서 귀납적 편향을 활용함으로써, 모델은 특정 데이터에 국한되지 않고 새로운 데이터에서도 높은 성능을 발휘할 수 있습니다. 이는 분류, 예측 문제와 같은 다양한 딥러닝 응용 분야에서 유용하며, 이미지와 그래프 데이터의 분석을 보다 정교하게 수행할 수 있도록 합니다.

2-15. 가상 탐색 적용 사례

실험을 통한 대규모 라이브러리 탐색은 물리적으로 많은 화합물을 테스트해야 하므로 시간과 비용이 많이 들지만, 가상 탐색은 컴퓨터 기반 분석을 통해 수백만 개의 화합물을 빠르게 평가할 수 있어 개발 속도를 크게 향상시킵니다. 특히, 초기 단계에서 약물 후보를 발굴하는 데 가상 탐색은 매우 유용하여 신약개발 과정의 효율성을 높이는 중요한 도구로 자리 잡았습니다.

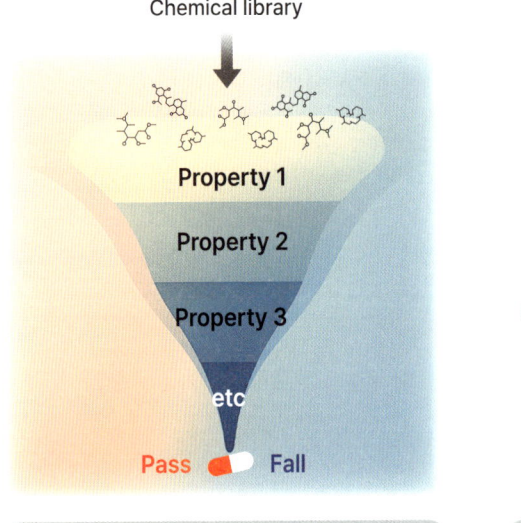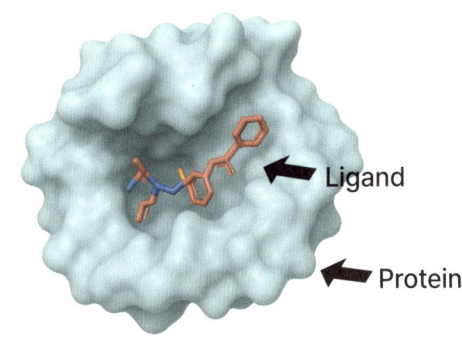

그림 5.14. 가상 탐색과 딥러닝 기반 도킹

최근에는 가상 탐색의 필터링 과정을 더욱 정밀하게 하기 위해 딥러닝 모델이 적극 활용되고 있습니다. 딥러닝 모델은 대규모 화합물 데이터와 단백질-리간드 결합 데이터를 학습하여, 타겟 단백질과 결합할 가능성이 높은 화합물을 높은 정확도로 예측합니다. 예를 들어, 그래프 합성곱 신경망은 분자를 그래프 형태로 표현해 각 원자 간의 구조적 관계를 학습하고, 이를 통해 결합 친화도와 약물 유사성을 더욱 효과적으로 평가할 수 있습니다. 딥러닝 모델의 도입은 가상 탐색이 전통적 방법으로는 발견하기 어려운 새로운 화합물도 예측할 수 있도록 하여, 약물 후보 발굴의 정확성과 효율성을 동시에 높이고 있습니다.

2-16. 그래프 합성곱 신경망 모델을 활용한 예제 연구

그래프 합성곱 신경망 모델은 화합물의 활성을 예측하는 데 효과적으로 활용될 수 있는 강력한 도구로, 신약개발 초기 단계에서 유망한 약물 후보를 발굴하는 데 유용합니다. 예를 들어, 특정 단백질과의 결합을 통해 활성화될 가능성이 있는 화합물과 비활성화될 가능성이 있는 화합물을 구분하는 이진 분류 문제에 그래프 합성곱 신경망 모델을 적용할 수 있습니다. 이 경우 그래프 합성곱 신경망 모델은 화합물과 단백질의 상호작용을 예측하여, 타겟 단백질에 대해 활성을 가질 가능성이 높은 화합물을 효과적으로 찾아낼 수 있습니다. 특히 타겟 단백질의 3D 구조가 알려져 있다면, 모델이 더 정확하게 결합 친화도를 예측할 수 있습니다.

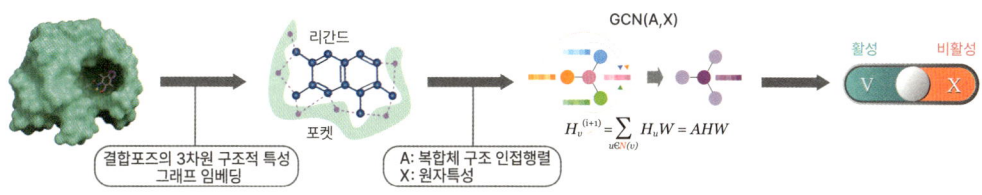

▌ 그림 5.15. GCN을 이용한 단백질-리간드 결합 구조 기반 이진 분류 모델

그래프 합성곱 신경망 모델은 화합물과 단백질의 결합 친화도를 학습하기 위해, 화합물을 그래프 구조로 표현하여 각 원자와 그 결합 정보를 분석합니다. 예를 들어, 화합물 내의 각 원자를 노드로, 원자 간의 결합을 엣지로 표현한 그래프를 학습합니다. 그래프 합성곱 신경망은 이러한 그래프 구조를 통해 화합물의 구조적 특징을 학습하며, 특히 화합물 내의 중요 결합이나 원자 배열 패턴이 단백질과의 결합에 어떻게 영향을 미치는지 분석할 수 있습니다. 이를 통해 모델은 화합물의 특정 구조가 단백질과 안정적인 결합을 형성할 가능성을 예측하게 됩니다. 이 과정에서 GCN은 화합물과 단백질 간의 상호작용을 보다 정밀하게 예측할 수 있으며, 이를 통해 가상 탐색의 정확도를 높일 수 있습니다.

2-17. 거리 인식 그래프 어텐션 신경망 (Distance-aware Graph Attention Network)

거리 인식 그래프 어텐션 신경망은 약물 개발에서 리간드와 단백질 간 결합 특성을 학습하는 데 유용한 딥러닝 모델입니다. 이 모델은 리간드와 단백질의 결합 포켓을 그래프 구조로 변환하여, 각 구성 요소 간의 상호작용을 학습할 수 있도록 설계되어 있습니다. 특히, 단백질과 리간드 간의 결합 거리를 고려하는 방식으로 학습이 진행되므로, 결합 위치와 강도에 따른 중요한 결합 정보를 더욱 정밀하게 포착할 수 있습니다.

거리 인식 그래프 어텐션 신경망 모델의 첫 번째 계층은 리간드 자체의 내부 구조를 학습하는 데 중점을 둡니다. 리간드는 원자들 간의 결합과 거리를 그래프로 표현하며, 이 계층에서는 리간드 내 원자들이 서로 어떻게 연결되어 있는지 학습하게 됩니다. 이를 통해 리간드의 자체적인 구조적 특성과 안정성을 파악할 수 있으며, 특정 패턴이 결합 친화도에 미치는 영향을 모델이 이해하게 됩니다. 예를 들어, 리간드 내 특정 원자 배열이 단백질과의 결합에 중요한 역할을 할 경우, 모델은 이를 학습하여 결합 가능성을 높이는 요인으로 인식하게 됩니다.

두 번째 그래프 어텐션 신경망 계층에서는 리간드와 단백질 간의 상호작용을 학습합니다. 이 단계에서는 단백질의 결합 포켓과 리간드 사이의 거리 정보를 반영하여, 리간드가 단백질에 얼마나 효과적으로 결합할 수 있는지 예측합니다. 단백질의 결합 부위와 리간드 간의 최적 결합을 파악하기 위해 거리 정보를 활용하여, 결합이 잘 일어날 가능성이 높은 포즈와 친화도를 모델이 학습하게 됩니다. 이로 인해 모델은 리간드가 단백질과 결합할 때의 위치와 결합 강도를 예측하는 데 더욱 뛰어난 성능을 보입니다.

결과적으로, 거리 인식 그래프 어텐션 신경망 모델은 리간드와 단백질 간의 결합 효과를 반영하여 화합물의 활성을 예측하는 데 매우 유용한 모델입니다. 리간드의 구조적 특징과 단백질과의 상호작용을 단계적으로 학습함으로써, 기존 모델보다 더욱 정교하게 결합 친화도를 예측할 수 있으며, 가상 스크리닝 과정에서 유망한 약물 후보를 선별하는 데 중요한 역할을 합니다.

2-18. 거리 인식 그래프 어텐션 신경망의 상호작용 효과

거리 인식 그래프 어텐션 신경망은 약물 개발에서 리간드와 단백질 간의 결합 특성을 학습하는 데 특화된 모델로, 이들의 상호작용을 그래프 구조로 변환하여 학습합니다. 이 접근 방식은 리간드와 단백질 간의 복잡한 결합 관계를 반영할 수 있도록 설계되어 있으며, 리간드의 구조와 단백질의 결합 포켓을 효과적으로 파악하여 화합물의 활성 예측에 중요한 역할을 합니다. 특히, 단백질과 리간드 간의 거리를 고려하여 학습을 진행하므로, 결합 친화도와 같은 세부 특성을 보다 정밀하게 평가할 수 있습니다.

이 모델은 두 개의 주요 학습 단계(계층)로 구성됩니다. 첫 번째 그래프 어텐션 신경망(Graph Attention Neural Network, GAT) 계층에서는 리간드 자체의 내부 구조를 독립적으로 학습합니다. 리간드는 각 원자와 원자 간 결합을 기반으로 그래프 형태로 표현되며, 이 계층에서는 리간드 내의 원자 간 연결과 거리 정보를 중심으로 학습이 이루어집니다. 이 과정은 리간드의 자체 구조적 특성을 포착하여, 리간드가 결합할 때 주요한 역할을 하는 부분을 모델이 이해하도록 돕습니다. 예를 들어, 리간드 내 특정 화학 결합이나 원자 배열이 단백질과의 결합에 중요한 영향을 미칠 경우, 모델은 이를 인식하여 결합 가능성을 높이는 요인으로 학습할 수 있습니다.

두 번째 그래프 어텐션 신경망 계층에서는 리간드와 단백질 간의 상호작용에 초점을 맞춥니다. 이 단계에서는 리간드와 단백질 간의 각 노드 (원자) 간 거리 정보를 통합하여, 리간드가 단백질의 결합 포켓에 적합하게 결합할 가능성을 예측합니다. 단백질의 표면 포켓과 리간드가 결합할 때의 친화도를 예측할 수 있도록, 모델은 각 노드의 위치와 거리 정보를 바탕으로 리간드와 단백질 간 결합 효과를 학습하게 됩니다. 이 계층을 통해 리간드가 단백질과 결합할 때 나타나는 특정 위치와 결합 친화도가 반영되며,

이는 결합 강도를 정밀하게 예측하는 데 유용합니다.

2-19. 상호작용 효과를 반영한 차감

상호작용 효과를 반영한 차감 기법은 리간드와 단백질 포켓 간의 구체적인 상호작용 효과를 학습하는 데 있어 중요한 역할을 합니다. 두 단계의 그래프 어텐션 신경망 연산 후, 각 단계의 결과값 간의 차감을 수행하여 리간드와 단백질 포켓 간 상호작용에 따른 변화를 추출합니다. 이 차감 과정은 두 구조가 결합할 때 생기는 영향과 변화를 모델이 이해하게 하며, 리간드와 단백질 포켓 간의 상호작용 효과를 효과적으로 반영할 수 있게 합니다. 이를 통해 그래프 어텐션 신경망 모델은 두 구조 간 결합에 의해 나타나는 중요한 특징을 더욱 정교하게 학습할 수 있습니다.

이후에 각 노드의 상태는 새롭게 갱신되고, 인접 행렬을 활용하여 어텐션 계수(attention coefficient)를 계산합니다. 이 어텐션 계수는 각 노드가 결합에 미치는 영향을 반영하여, 인접한 노드 간의 상호작용 정도를 측정합니다. 모델은 이 어텐션 계수를 사용해 각 노드의 상태를 가중합하여 새로운 상태로 변환합니다. 이 과정에서 중요한 상호작용을 가지는 노드는 더 높은 가중치를 부여받아, 리간드와 단백질 포켓 간 결합 친화도와 같은 결합 관련 속성을 더욱 정밀하게 예측할 수 있습니다.

이러한 방식으로 그래프 어텐션 신경망 모델은 분자 간의 상호작용을 깊이 있게 학습하게 됩니다. 특히, 상호작용 효과를 반영한 차감과 가중합 과정을 통해, 단백질과 리간드가 서로 어떤 방식으로 영향을 주고받는지를 모델이 파악할 수 있습니다. 예를 들어, 특정 노드 (원자)가 결합에 중요한 역할을 하는 경우, 그 노드는 가중합 과정에서 상대적으로 높은 비중을 차지하여, 결합 효과에 대한 예측이 더욱 정확해집니다.

2-20. 데이터셋 구성

가상 탐색을 위한 데이터셋은 주로 활성 화합물과 비활성 화합물(decoy 화합물)의 구성을 포함하며, 리간드의 다양한 포즈 생성 과정이 포함됩니다. 이 데이터셋 구성 과정에서 화합물의 활성을 평가하기 위해 도킹 기법이 사용됩니다. 도킹 과정에서는 화합물이 단백질의 결합 부위에 어떻게 결합할지를 예측하는데, 이 과정에서 SMINA와 AutoDock Vina 점수 함수가 주로 활용됩니다. 두 함수는 리간드와 단백질의 결합 친화도를 평가하여, 특정 리간드가 단백질에 얼마나 잘 결합할 가능성이 있는지를 수치화합니다. 이러한 도킹 점수를 바탕으로 리간드의 활성 가능성을 예측하고, 가상 스크리닝의 효율성을 높일 수 있는 데이터를 수집합니다.

가상 탐색에 사용되는 주요 데이터셋으로는 PDBbind와 DUD-E, MUV 데이터셋이 있습니다. PDBbind 데이터셋은 다양한 단백질-리간드 복합체의 결합 친화도 정보를 포함하고 있어, 단백질과 리간드 간 결합 친화도를 평가하고 학습하는 데 유용합니다.

이 데이터셋들로 학습된 모델은 실험적 스크리닝 이전에 대규모 화합물 라이브러리를 효율적으로 여과해 유망 후보를 우선순위화하는 데 사용됩니다. 특히 DUD-E와 MUV는 모델의 분류 성능(활성 vs 비활성)을 객관적으로 검증하는 표준 벤치마크로 널리 활용되며, 단순 도킹 스코어 기반 랭킹보다 향상된 예측력을 달성하는 통합/학습 기반 가상 스크리닝 접근법 개발을 촉진합니다. 결합 친화도뿐 아니라 포즈 정확도를 함께 고려하면 실험 단계에서의 실패율을 줄이고 후보 발굴 속도를 높일 수 있습니다.

2-21. 결합 포즈 예측 결과

결합 포즈 예측은 특정 화합물이 표적 단백질의 결합 포켓에서 취하는 3차원 배치(포즈)를 예측하는 작업으로, 결합력·선택성·약효 및 잠재적 안정성 평가에 직접적인 영향을 미치는 구조 기반 약물설계의 핵심 단계입니다.

앞에서 다뤘던 그래프 합성곱 신경망 계열 모델은 전통적 도킹 스코어(예: AutoDock Vina, SMINA 등)에 기반한 포즈 선택 접근법보다 향상된 포즈 판별·재순위화 성능을 보였습니다. 그래프 신경망은 단백질-리간드 복합체를 노드(원자/잔기)와 엣지(결합, 공간 근접성, 상호작용 특징)로 표현하여 지역적 화학 결합 정보와 비결합성 상호작용 패턴을 동시에 학습할 수 있어, 단일 경험적 스코어 함수에 의존하는 전통 도킹 대비 더 풍부한 표현력을 제공합니다.

특히 거리 인식 어텐션 메커니즘을 통합한 그래프 합성곱 신경망 변형은 결합에 결정적인 원자·접촉 특징에 가중치를 부여함으로써 포즈 분류 정확도를 추가로 개선하는 것으로 보고되었습니다. Lim et al. (2019) 연구의 모델은 도킹으로 생성된 다중 포즈 중에서 네이티브에 가까운 포즈를 더 잘 식별하고, 가상 스크리닝(예: DUD-E)과 포즈 예측(예: PDBbind) 작업 모두에서 기존 도킹 기반 지표보다 높은 AUROC를 달성했습니다.

CSAR 데이터셋을 활용하여 결합 포즈 예측 결과를 평가한 연구에서 그래프 합성곱 신경망 기반의 모델이 기존 도킹 모델보다 우수한 성능을 보인다는 것을 밝혔습니다. 특히, 그래프 어텐션 메커니즘을 추가한 그래프 합성곱 신경망 모델은 결합 포즈 예측에서 더 정확한 결과를 제공하며, 모델의 효율성과 정확도를 입증했습니다. 이 결과는 그래프 합성곱 신경망 모델이 기존 도킹 모델의 한계를 넘어, 결합 포즈 예측에 더욱 적합한 잠재력을 지니고 있음을 보여줍니다.

그래프 합성곱 신경망 모델은 도킹 기반 모델에 비해 포즈 순위 예측에서 뛰어난 성능을 발휘하였습니다. 포즈 순위 예측은 화합물이 단백질 결합 포켓에 결합할 때 최적의 위치를 예측하고 그 위치를 평가하는 작업으로, 약물 개발에 중요한 단계입니다. 그래프 합성곱 신경망 모델은 분자 내 각 원자와 결합을 그래프 형태로 학습하여, 결합 포즈의 정확도를 향상시키고, 결합 친화도가 높은 포즈를 효과적으로 선별할 수 있습니다. 이러한 그래프 합성곱 신경망의 성능은 단백질과 리간드 간의 미세한 상호작용을 보다 정밀하게 모델링하기 때문에 가능한 결과입니다.

특히, 그래프 합성곱 신경망 모델에 어텐션 메커니즘을 추가하면 예측의 정확도가 더욱 높아지며, 이는 결합 포즈 예측을 위한 중요한 개선점으로 작용합니다. 어텐션 메커니즘은 모델이 결합에 핵심적인 상호작용(수소결합 주게/받게 군집, 전하보완성, 방향성 π-π 등), 즉 특정 원자나 결합에 더 많은 집중을 기울이도록 도와주며, 이를 통해 리간드와 단백질 간의 복잡한 결합 관계를 보다 정확히 파악할 수 있습니다. 이러한 가중치화는 모델이 "어떤 원자쌍/접촉이 결합 정확도에 기여하는가"를 학습하도록 도와 포즈 판별 민감도를 높입니다. 이 과정은 그래프 합성곱 신경망 모델이 결합 포즈를 예측할 때 단백질 결합 포켓 내에서 가장 적합한 리간드 배치를 예측하게 해줍니다. 이로써, 어텐션 메커니즘을 포함한 그래프 합성곱 신경망 모델은 기존 도킹 기법을 사용한 예측에 비해 더욱 정확하고 정교한 결합 포즈를 제시할 수 있습니다.

이러한 연구 결과는 그래프 합성곱 신경망 기반 모델이 기존 도킹 기법을 대체하거나 보완할 가능성을 보여줍니다. AutoDock Vina 모델을 비롯한 전통적 도킹 기법들은 분자와 단백질의 결합 친화도를 예측하는 데 널리 사용되어 왔으나, 그래프 합성곱 신경망 모델은 리간드와 단백질의 구조적 특징을 심층적으로 학습하여 예측의 정밀도를 크게 향상시킵니다. 특히, 결합 포즈 예측의 정확성은 약물 개발에서 후보물질을 효율적으로 선별하는 데 결정적인 역할을 하기 때문에, 그래프 합성곱 신경망 모델의 예측 성능 향상은 가상 스크리닝과 초기 약물 발굴 단계에서 큰 기여를 할 수 있습니다.

결론적으로, 그래프 합성곱 신경망 기반의 결합 포즈 예측 모델은 기존의 도킹 기법보다 더욱 정밀하게 화합물과 단백질의 결합 구조를 예측할 수 있는 잠재력을 가지고 있으며, 이를 통해 약물 개발 초기 단계에서 더 효과적으로 유망한 후보물질을 선별할 수 있습니다. 그래프 합성곱 신경망 모델은 어텐션 메커니즘의 추가로 인해 결합 포즈 예측의 정확도를 높일 수 있어, 가상 스크리닝의 효율성을 강화하고 약물 개발의 성공 가능성을 높이는 데 중요한 역할을 할 수 있습니다. 그러나 도킹 모델을 완전히 대체한다기보다, 도킹으로 폭넓게 포즈를 샘플링한 뒤 그래프 합성곱 신경망 기반 모델이 이를 정밀 필터링/재랭킹하는 하이브리드 워크플로가 현실적인 적용 경로로 권장됩니다.

2-22. DUD-E 데이터셋 결과

DUD-E 데이터셋을 활용해 다양한 딥러닝 기반 스코어링/분류 모델과 전통적 도킹 접근법의 가상 스크리닝 성능을 비교한 결과, 제안된 그래프 어텐션 신경망 모델이 모든 평가 지표에서 뛰어난 성능을 보였습니다. 특히, 어텐션 메커니즘을 적용한 그래프 어텐션 신경망 모델은 예측 정확도가 크게 향상되어, 기존 모델 대비 더욱 정밀한 가상 스크리닝이 가능해졌습니다. 어텐션 메커니즘은 모델이 리간드-단백질 간 상호작용 중 예측에 핵심적인 원자·접촉에 더 높은 가중치를 부여함으로써 분류 정확도와 랭킹 성능을 향상시키는 데 기여했습니다.

전통적으로 사용되는 합성곱 신경망 기반 3D 격자(voxel) 표현 방식은 영상 데이터 처리에는 강점이 있지만, 희소하고 불규칙한 분자 그래프의 위상·결합 패턴을 완전하게 반영하기에는 표현상 제약이 있습니다. 반면 그래프 어텐션/그래프 합성곱 기반 모델은 분자 내 각 원자와 결합을 노드·엣지로 직접 다루고, 단백질 결합 포켓과의 접촉 그래프를 통합 학습함으로써 복잡한 비정형 상호작용 구조를 보다 세밀하게 모델링할 수 있습니다. 이 결과는 그래프 신경망이 기존 방법보다 유리하다는 점을 확인해 주며, 어텐션 메커니즘이 예측 정확도 향상에 중요한 역할을 한다는 것을 입증합니다.

DUD-E 데이터셋에서 결과를 평가한 연구에서도 그래프 합성곱 신경망 기반 가상 탐색 모델이 도킹 모델과 합성곱 신경망 모델을 능가하는 성능을 보여주었습니다. 그래프 합성곱 신경망 모델은 그래프 형태로 화합물의 구조적 특징을 학습하며, 도킹 모델보다 더 높은 정밀도로 결합 가능성을 예측합니다. 이는 그래프 합성곱 신경망이 가상 탐색에서 유망한 후보물질을 더 신속하게 선별할 수 있음을 시사합니다. 특히, 어텐션 메커니즘을 포함한 모델은 결합 친화도와 관련된 주요 상호작용에 집중하여, 모델의 성능을 한층 더 향상시키는 데 크게 기여했습니다.

결과적으로, 그래프 신경망 모델은 가상 스크리닝에서 도킹 모델을 대체할 가능성을 보여주며, 특히 정확도와 효율성 면에서 뛰어난 성능을 입증했습니다. 이러한 연구 결과는 딥러닝 기반 가상 스크리닝의 발전 가능성을 여실히 보여주며, 어텐션 메커니즘과 그래프 신경망이 약물 개발 초기 단계에서 중요한 역할을 할 수 있음을 시사합니다.

2-23. 일반화 문제

그래프 합성곱 신경망 모델이 외부 데이터셋에 대한 일반화에 어려움을 겪는 문제와 이를 해결하기 위한 필요성을 다룹니다. 기존의 합성곱 신경망 모델과 마찬가지로, 그래프 합성곱 신경망 모델은 특정 데이터셋(DUD-E)으로 학습할 경우 해당 데이터셋에 대해서는 높은 성능을 보이지만, 다른 데이터셋(MUV, ChEMBL)에서는 성능이 크게 떨어지는 문제가 빈번히 발생합니다. 이는 학습된 표현이 특정 데이터 분포(활성 계열, 물성 범위, 디코이 생성 규칙)에 과적합되어 새로운 화학 공간 또는 다른 생물학적 어세이 조건에서 재현성을 확보하지 못하는 전형적 증상입니다.

DUD-E의 경우 활성군 내부 및 타깃 간 유사 골격(analogue bias), 물성 기반 디코이 선택에서 기인한 분포 차이(decoy bias) 등이 보고되었으며, 이러한 편향은 모델이 단백질-리간드 물리적 상호작용보다는 리간드 자체 특징만으로 활성/비활성을 구별하도록 학습되는 결과를 낳을 수 있습니다. 따라서 DUD-E에서 높은 AUC가 반드시 새로운 타깃 혹은 외부 화학 라이브러리에 대한 예측력을 보장하지 않습니다.

이와 같은 일반화 문제는 특히 다양한 화합물과 반응성이 요구되는 약물 개발 분야에서 큰 도전 과제가 됩니다. 그래프 합성곱 신경망 모델이 특정 데이터셋에만 최적화될 경우, 새로운 화합물이나 다양한 환경에서 예측의 정확도가 낮아질 수 있습니다. 특히 약물 개발에서는 새로운 데이터에 대한 높은 예측 성능이 필수적이기 때문에, 그래프 합성곱 신경망 모델의 일반화 성능을 높이는 것이 중요한 과제로 부각됩니다. 따라서 그래프 합성곱 신경망 모델이 외부 데이터셋에서도 안정적인 예측 능력을 유지하도록 개선하는 연구가 필요합니다.

이를 해결하기 위해서는 그래프 합성곱 신경망/그래프 신경망 계열 모델의 구조적 개선, 학습 데이터 분포 확장, 그리고 과적합 억제를 위한 학습 규제 기법이 병행될 필요가 있습니다. 예를 들어, DUD-E와 같은 단일 벤치마크에 의존하지 않고 여러 데이터셋(PDBbind, MUV, ChEMBL 서브셋 등)을 통합한 다중-도메인 학습을 수행하면 모델이 다양한 화학 공간과 생물학적 문맥에 노출되어 외삽 능력이 향상될 수 있습니다. 또한 데이터 증강을 통해 포즈 섭동, 프로톤화 상태 변형 등을 포함하면 모델이 구조적 변이를 견디도록 훈련할 수 있습니다. 정규화, 드롭아웃, 가중치 감소, 조기 종료(early stopping)와 같은 과적합 방지 기법을 적절히 적용하면 특정 데이터셋 특성에 지나치게 적응하는 현상을 줄일 수 있습니다. 이러한 접근을 조합하면 그래프 합성곱 신경망의 외부 일반화 문제를 완화할 수 있으며, 그 결과 구조 기반 가상 스크리닝, 약물 발견, 화학 반응성/활성 예측 등 다양한 응용 분야에서 그래프 신경망 모델의 실용성이 크게 확대될 수 있습니다.

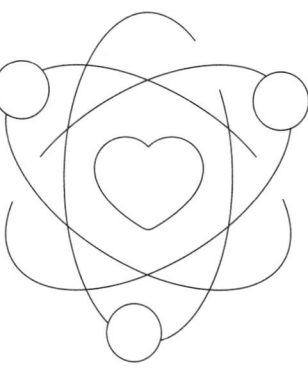

Chapter 5 딥러닝 모델 2 (Deep learning models 2)

Chapter 6.
생성 AI 기반 약물 설계
(Generative AI for drug design)

1. 생성 AI의 개념
1-1. 생성 AI란 무엇인가?
1-2. 약물 발견에 미치는 영향

2. 지도 학습과 비지도 학습

3. 생성 AI의 핵심 개념

4. 생성 모델의 분류

5. Kullback-Leibler (KL) 발산

6. 오토인코더 (AE)와 변분 오토인코더 (VAE)
6-1. 오토인코더 (AutoEncoder; AE)
6-2. 변분 오토인코더 (Variational AutoEncoder; VAE)

7. 생성적 적대 신경망
  (Generative Adversarial Network; GAN)

8. 생성 AI 기반 분자 설계 사례 연구

Chapter 6.
생성 AI 기반 약물 설계
(Generative AI for drug design)

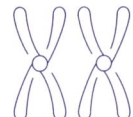

1. 생성 AI의 개념

1-1. 생성 AI란 무엇인가?

생성 AI는 기존의 데이터를 활용해 사람처럼 새로운 콘텐츠를 만들어낼 수 있는 인공지능 기술입니다. 이는 단순히 입력 데이터를 이해하고 분류하는 기존 AI와 달리, 학습한 데이터의 패턴과 구조를 바탕으로 새로운 텍스트, 이미지, 음악, 영상 등을 창작할 수 있다는 점에서 혁신적입니다. 생성 AI 모델은 다양한 데이터셋에서 학습한 정보를 토대로 원본과 유사하면서도 독창적인 결과물을 만들어내며, 이를 통해 사용자가 입력한 간단한 지시문만으로도 매우 복잡한 결과를 도출할 수 있습니다. 예를 들어, 텍스트 생성 모델인 GPT는 방대한 텍스트 데이터를 학습해 사용자의 요청에 맞는 문장을 완성합니다. 또 다른 예로 DALL·E, 미드저니, 소라 (Sora) 등은 실제와 유사한 새로

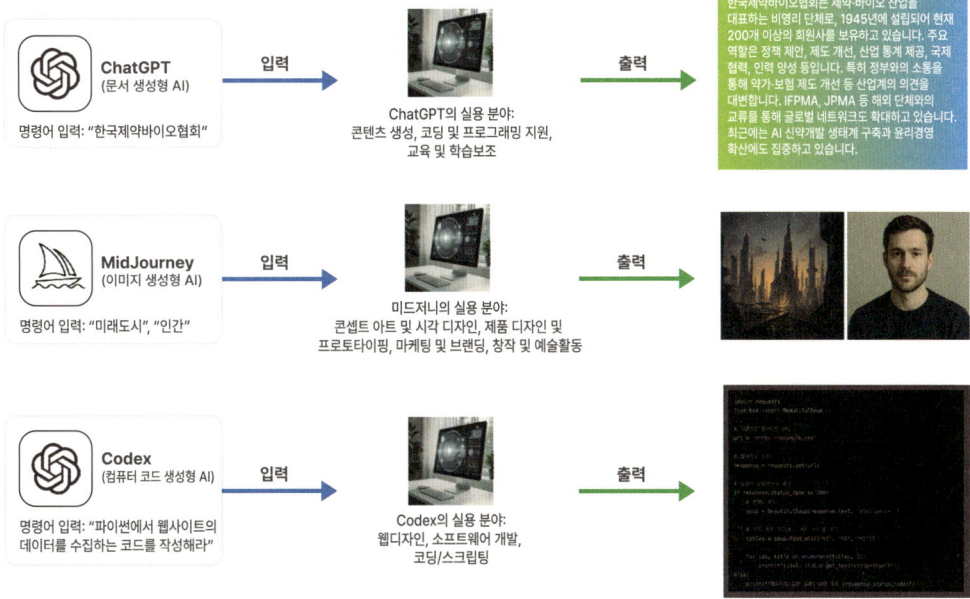

그림 6.1. 생성 AI의 활용 사례

운 이미지, 영상이나 그래픽을 생성하는 데 특화되어 있습니다.

이러한 생성 AI 기술은 자연어 처리와 컴퓨터 비전에서 그 가능성을 입증하면서 점점 더 많은 산업에서 활용되고 있습니다. 언어 생성, 번역, 요약 등의 자연어 처리와 관련된 작업 외에도, 이미지 합성, 음성 생성, 게임 캐릭터 디자인 등 창의적인 작업에도 적용할 수 있어 예술, 교육, 엔터테인먼트, 의료 분야에서 그 활용도가 높아지고 있습니다. 특히 생성 AI는 기존에는 사람이 해야 했던 창의적 작업을 빠르고 효율적으로 수행해, 작업 시간을 단축하고 새로운 아이디어를 제시하는 데 큰 도움을 주고 있습니다. 이렇듯 생성 AI는 다양한 분야에서 새로운 가능성을 열어가며 그 영향력을 확장해 가고 있습니다. 이러한 특징은 기존의 방식으로는 해결하기 어려웠던 문제들에 새로운 접근법을 제시하며, 산업 전반에 걸쳐 빠르게 채택되고 있습니다. 예를 들어, 복잡한 데이터 패턴을 학습하여 최적의 결과를 예측하거나, 특정한 요구 조건에 맞는 결과물을 생성하는 능력은 연구, 디자인, 엔지니어링 등 다양한 영역에서 생성 AI의 활용도를 넓히고 있습니다. 특히 의료나 약물 개발 분야에서는 생성 AI가 기존의 방식을 보완하고 가속화할 수 있는 강력한 도구로 주목받고 있습니다.

1-2. 약물 발견에 미치는 영향

생성 AI는 약물 개발 분야에서 큰 혁신을 불러오고 있습니다. 기존의 약물 개발 과정은 후보물질을 탐색하고 실험하는 데 많은 시간과 비용이 소요되는 반면, 생성 AI는 이를 획기적으로 단축할 수 있습니다. 생성 AI는 방대한 생물학적 데이터와 화합물 구조를 학습하여 특정 단백질이나 질병 표적과 잘 결합하는 분자를 빠르게 설계할 수 있습니다. 이 과정에서, AI는 단백질-화합물 간 상호작용 패턴을 학습하여 효능이 높고 안전한 분자를 탐색하며, 동시에 기존의 실험적 방식보다 훨씬 빠르게 새로운 약물 후보를 생성할 수 있습니다. 또한, AI는 기존 약물 구조를 분석하고 그 구조를 최적화하여 부작용을 줄이고 효과를 극대화하는 방안을 제시하는 데도 활용됩니다.

또한 생성 AI는 특정 환자 집단이나 유전적 특성을 고려한 맞춤형 약물 설계에도 중요한 역할을 합니다. 예를 들어, 유전적 요인에 따라 달라지는 약물 반응을 분석하여 특정 환자에게 최적화된 약물을 설계할 수 있으며, 이를 통해 개인화된 치료가 가능해집니다. 더불어, 생성 AI는 기존에 탐색이 어려웠던 '불치성 질환'에 대한 가능성 있는 약물 후보도 제안할 수 있습니다. 기존의 약물 탐색이 어려웠던 복잡한 질병 표적이나 미해결 질병에도 AI가 새로운 접근 방식을 제시할 수 있어, 신약개발에 있어서 생성 AI의 활용 가능성은 매우 크다고 할 수 있습니다. 결과적으로, 생성 AI는 약물 발견 과정에서 시간과 비용을 크게 줄여줄 뿐 아니라, 신약개발의 성공 가능성을 높여주며 의료 산업의 발전을 가속화할 것으로 기대됩니다.

2. 지도 학습과 비지도 학습

지도 학습과 비지도 학습은 인공지능 학습의 두 가지 핵심 방법으로, 각각 다른 방식으로 데이터를 다루며 다양한 문제를 해결하는 데 사용됩니다. 먼저, 지도 학습은 입력 데이터와 그에 대한 정답이 함께 제공되는 경우에 사용됩니다. 예를 들어, 사진 속의 개와 고양이를 분류하는 문제에서는 '개'나 '고양이'라는 정답 라벨이 각각의 사진에 붙어 있습니다. 지도 학습 모델은 이러한 라벨 정보를 바탕으로 입력 데이터와 정답 간의 관계를 학습하여 새로운 데이터를 정확하게 분류하거나 예측할 수 있습니다. 대표적인 지도 학습 방법으로는 분류와 회귀가 있으며, 분류는 데이터를 미리 정의된 여러 카테고리로 구분하고, 회귀는 연속적인 값을 예측하는 데 사용됩니다.

반면, 비지도 학습은 데이터에 정답 라벨이 없는 상황에서 사용됩니다. 이 방식은 데이터 간의 숨겨진 패턴이나 구조를 찾는 데 초점을 맞추고 있습니다. 예를 들어, 대규모 화합물 데이터를 입력으로 제공할 때, 비지도 학습 모델은 각 화합물의 특징을 분석하여 유사한 특성을 가진 화합물들끼리 그룹화하거나 군집화할 수 있습니다. 이러한 데이터 분류와 군집화는 새로운 패턴을 발견하고, 데이터 내의 잠재적인 관계를 찾는 데 유용합니다. 따라서 비지도 학습은 데이터가 방대하고, 그 안에 내재된 구조적 정보를 파악할 필요가 있을 때 주로 사용됩니다. 비지도 학습의 예로는 클러스터링이나 차원 축소가 있습니다.

이 두 학습 방식은 생성 AI에서도 중요한 역할을 합니다. 특히 약물 설계에서, 지도 학습을 통해 AI 모델이 특정 약물 특성과 그에 대응하는 분자 구조 간의 관계를 학습할 수 있습니다. 예를 들어, 특정 단백질과 높은 결합력을 갖는 분자를 탐색할 때, 지도 학습을 통해 모델이 이러한 결합력과 관련된 분자 구조의 특성을 배울 수 있습니다. 이후 생성 AI 모델은 이러한 특성에 맞춰 새로운 약물 후보를 제안할 수 있게 됩니다. 한편, 비지도 학습은 다양한 화합물의 특징을 자동으로 분류하고 군집화하여, 서로 유사한 약물 특성을 가진 분자들을 찾는 데 활용될 수 있습니다. 이를 통해 새로운 약물 후보를 탐색하거나, 기존 약물의 효능과 안전성을 높이기 위한 후보군을 구축하는 데 도움을 줄 수 있습니다.

결과적으로, 지도 학습과 비지도 학습은 약물 설계 과정에서 생성 AI가 데이터를 효과적으로 다루고 패턴을 학습하는 데 필수적입니다. 약물 설계에 있어 생성 AI 모델이 지도 학습을 통해 목표 특성에 맞는 데이터를 학습하는 동시에, 비지도 학습으로 약물의 다양한 특징과 패턴을 스스로 찾아낼 수 있기 때문에 약물 개발 과정이 더욱 정교해지고 효율적으로 개선될 수 있습니다. 이러한 학습 방식을 활용한 생성 AI는 약물 발견의 새로운 가능성을 열어주며, 비용과 시간을 절감하는 동시에 더 나은 품질의 신약을 개발할 수 있도록 도울 수 있습니다.

3. 생성 AI의 핵심 개념

생성 AI의 핵심 개념은 확률 분포 학습을 통해 새로운 데이터를 생성하는 능력에 있습니다. 기존의 AI 모델은 주로 입력 데이터를 분류하거나 패턴을 인식하는 데 초점이 맞춰져 있었지만, 생성 AI는 한 단계 더 나아가, 입력 데이터의 분포를 학습하여 그와 유사하면서도 새로운 데이터를 만들어내는 것을 목표로 합니다. 이 과정에서 생성 AI 모델은 데이터의 구조적 특성과 패턴을 파악하여 원본 데이터와 같은 분포를 따르면서도, 직접적인 복사본이 아닌 독창적인 결과물을 생성하게 됩니다. 예를 들어, 수많은 고양이 사진을 학습한 AI 모델은 새로운 고양이 이미지를 만들어낼 수 있는데, 이 이미지는 기존의 학습 데이터와 유사한 특성을 가지지만, 전혀 새로운 모습으로 나타날 수 있습니다.

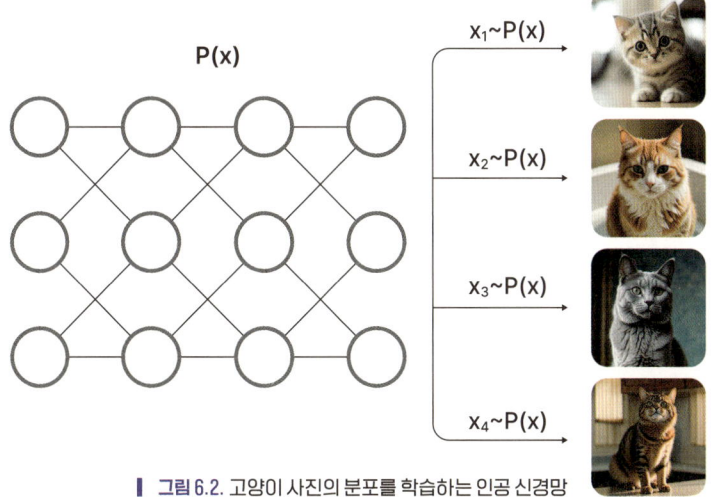

▌ 그림 6.2. 고양이 사진의 분포를 학습하는 인공 신경망

    이러한 생성 과정은 다양한 종류의 생성 모델을 통해 이루어집니다. 대표적인 생성 모델로는 변분 오토인코더(VAE)와 생성적 적대 신경망(GAN)이 있으며, 이들은 각기 다른 방식으로 데이터를 학습하고 생성합니다. VAE는 데이터를 저차원 잠재 공간에 압축하여 주요 특징만을 유지하면서 확률 분포를 학습하는 방식입니다. 학습된 잠재 공간에서 새로운 데이터를 샘플링하여 복원하면 원본 데이터와 유사한 새로운 데이터가 만들어집니다. 반면, GAN은 생성자(generator)와 판별자(discriminator)라는 두 개의 신경망을 사용하여 경쟁적 학습을 통해 사실적인 이미지를 생성합니다. 생성자는 새로운 이미지를 만들고, 판별자는 이 이미지가 실제 이미지인지 가짜인지 판별하며, 이 과정이 반복되면서 점점 더 정교한 이미지를 생성하게 됩니다.

    생성 AI의 이러한 확률적 데이터 생성 능력은 다양한 분야에 큰 변화를 가져왔습니다. 예를 들어, 이미지 생성 모델은 영화나 게임에서의 캐릭터 디자인, 배경 장면 제작에 유용하게 사용되고 있으며, 예술 분야에서는 아티스트들이 창의적인 작품을 만드는 데에 도움을 주고 있습니다. 텍스트 생성 모델은 뉴스 요약, 자동 번역, 소설 또는 시 같은 창의적인 글쓰기에도 활용되며, 실제로 인간이 작성한 것처럼 자연스러운 텍스트를 생성할 수 있습니다. 이러한 생성 AI의 창의적 가능성은 콘텐츠 생산과 같은 창조적인 작업을 자동화하고, 효율성을 크게 향상시키는 데 기여하고 있습니다.

4. 생성 모델의 분류

생성 모델은 데이터의 확률 분포를 어떻게 다루는지에 따라 크게 두 가지로 분류됩니다. 첫 번째는 명시적 밀도 모델로, 이 모델은 데이터의 명시적인 확률 분포를 학습합니다. 즉, 모델이 데이터가 따르는 분포를 직접적으로 계산하고 학습하는 방식입니다. 이 과정에서 모델은 데이터의 전체적인 분포를 표현할 수 있는 수학적 함수나 분포를 찾으며, 학습된 분포를 기반으로 새로운 데이터를 생성합니다. 대표적 모델인 VAE는 입력 데이터를 저차원 잠재 공간에 압축하여 주요 특징만 남긴 채 확률 분포를 학습하므로, 특정 조건에 따라 새로운 데이터를 생성할 때 유리합니다.

명시적 밀도 모델의 장점은 데이터의 확률 분포를 명확히 모델링할 수 있어, 새로운 데이터를 생성할 때 그 분포를 기반으로 일관된 결과물을 만들어낼 수 있다는 점입니다. 그러나 이 방식은 데이터 분포를 명시적으로 정의하고 계산해야 하므로, 데이터의 차원이 높거나 분포가 복잡할수록 학습 과정이 어렵고 계산 비용이 많이 드는 단점이 있습니다. 이러한 모델은 특히 특정 데이터의 분포를 분석하고 싶을 때, 또는 생성된 데이터가 원본 데이터와 얼마나 유사한지를 평가할 수 있을 때 활용도가 높습니다.

반면, 암묵적 밀도 모델은 데이터의 명시적 분포를 계산하지 않고도 직접 샘플링을 통해 새로운 데이터를 생성할 수 있는 방식입니다. 즉, 데이터 분포를 직접적으로 모델링하지 않고도 데이터 생성이 가능한데, 이는 GAN(Generative Adversarial Network)과 같은 모델에서 활용됩니다. GAN 모델은 생성자와 판별자가 서로 경쟁적으로 학습하는 구조를 가집니다. 생성자는 무작위로 샘플을 생성해 판별자를 속이려고 하고, 판별자

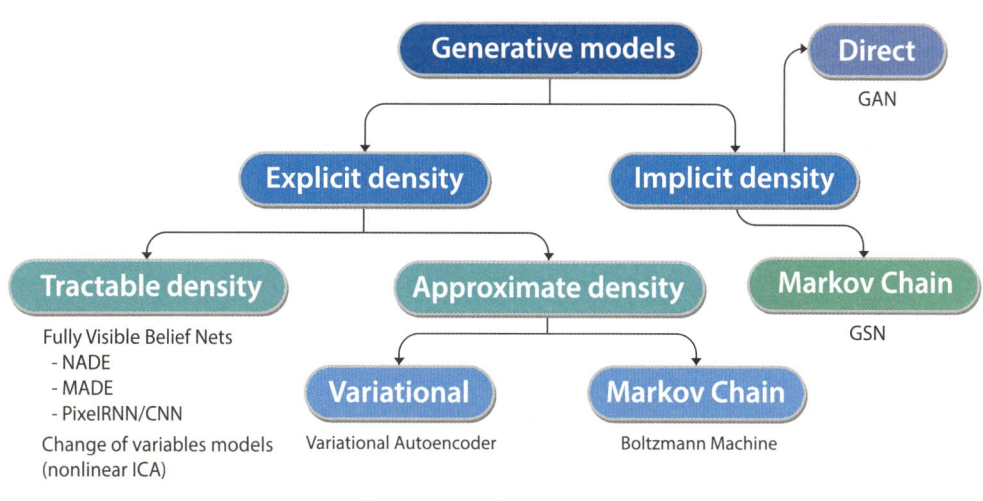

| 그림 6.3. 다양한 생성 AI의 분류

는 이 샘플이 진짜인지 가짜인지 구별하려고 합니다. 이러한 경쟁적 학습 과정은 점점 더 정교한 샘플을 생성하게 하여, GAN이 매우 사실적인 이미지나 텍스트를 만들어낼 수 있도록 합니다. 암묵적 밀도 모델은 직접적인 확률 계산이 없기 때문에 학습 속도가 빠르고 복잡한 데이터 분포에도 잘 대응할 수 있습니다.

암묵적 밀도 모델의 주요 장점은 고차원 데이터에 대한 표현력이 뛰어나고, 현실적인 이미지나 복잡한 구조의 데이터를 생성할 때 효과적이라는 점입니다. 특히 GAN은 이미지 생성, 예술적 창작, 영상 합성 등 다양한 분야에서 탁월한 성과를 보여주고 있으며, 텍스트 생성이나 음악 생성에도 응용되고 있습니다. 다만, GAN은 학습 과정에서 불안정성 문제가 발생할 수 있고, 두 신경망이 균형을 이루며 학습하는 것이 어려운 점이 있어, 이를 해결하기 위한 다양한 안정화 기법 연구가 진행 중입니다. 결과적으로 명시적 밀도 모델과 암묵적 밀도 모델은 각각의 장점과 단점이 있어, 생성하려는 데이터의 특성과 목적에 따라 적절한 모델을 선택하여 활용하는 것이 중요합니다.

5. Kullback-Leibler (KL) 발산

주어진 학습 데이터 세트 $x=(x_1, x_2, ..., x_n)$에 대해 관찰된 데이터의 확률 분포가 $P(x)$를 따른다고 가정합니다. 이때 딥러닝을 통해 $P(x)$를 최대한 근사하는 모델 분포 $Q_w(x)$를 학습하고자 합니다. 이 모델 분포는 파라미터 w로 표현할 수 있습니다. 즉, 두 분포가 가까울수록 모델이 실제 데이터를 더 잘 나타냅니다.

KL 발산은 두 확률 분포 간의 차이를 정량화하는 방법으로, 머신러닝과 딥러닝에서 모델 학습 과정의 중요한 지표로 사용됩니다. 이 지표는 주로 모델이 실제 데이터 분포와 얼마나 가까운지를 평가하여, 모델이 학습 데이터에 내재된 구조적 특징을 제대로 반영하는지 확인하는 데 유용합니다.

KL 발산의 정의는 다음과 같습니다.

$$D_{KL}(P \parallel Q) = \sum_x P(x) \log \frac{P(x)}{Q(x)}$$

여기서 $P(x)$는 관찰된 데이터 분포(참 분포)이며, $Q(x)$는 모델이 학습하는 분포입니다. KL 발산의 특징은 모든 관찰 데이터 x에 대해 $P(x) = Q(x)$일 때 0이 됩니다. 이 결과는 곧 모델 분포 $Q(x)$가 데이터 분포 $P(x)$와 모든 데이터 구간에서 완전히 일치함을 의미합니다. 반대로 $Q(x)$가 $P(x)$와 다를수록 KL 발산 값이 커집니다. 이는 모델 분포가 데이터 분포를 잘 표현하지 못하고 있음을 나타냅니다. 예를 들어, 이미지나 텍스트 생성 모델에서 KL 발산 값이 낮을수록 생성된 데이터가 실제 데이터와 유사하다는 것을 의미합니다. KL 발산이 0에 가까운 경우 모델 분포가 실제 데이터 분포와 거의 일치함을 나타내며, 발산 값이 클수록 두 분포 사이의 차이가 큼을 의미합니다. KL 발산의 또 다른 중요한 특징은 항상 0 또는 양의 값을 가지며, 미분이 가능하다는 것입니다. 즉, 머신러닝 학습의 비용 함수가 가져야 하는 조건을 모두 갖추고 있습니다.

데이터 분포 $P(x)$와 모델 분포 $Q_w(x)$로 표현된 KL 발산을 최소화하기 위해 경사 하강법을 사용하여 다음과 같이 파라미터 w를 업데이트합니다.

$$w_{ij} \leftarrow w_{ij} - \alpha \frac{\partial D_{KL}(P \parallel Q)}{\partial w_{ij}}$$

학습이 완료되면 KL 발산이 0으로 수렴하면서, 학습된 w값을 얻게 됩니다.

약물 설계에서는 VAE가 기존의 약물 데이터 분포를 모델이 얼마나 잘 학습했는지를 확인하기 위해 KL 발산이 활용됩니다. 특히, 생성형 AI 모델은 새로운 약물 후보를 설계할 때 기존 약물의 특성과 유사한 분자 구조를 생성할 수 있어야 합니다. 이때, 모델의 학습 분포와 기존 약물 데이터의 분포 간의 KL 발산이 작을수록 모델이 기존 약물의 특성 및 구조를 잘 반영하고 있음을 시사합니다. 예를 들어, 특정 약물의 생체 내 흡수율, 효능, 독성 등이 기존 데이터와 일관되도록 설계된 분자가 생성된다면, 이는 KL 발산이 낮아 모델이 원래 데이터의 통계적 특징을 효과적으로 학습했음을 의미합니다. 다음 장에서는 KL발산을 이용해 약물 설계 생성 AI를 모델링하는 것을 배우고자 합니다.

6. 오토인코더 (AE)와 변분 오토인코더 (VAE)

6-1. 오토인코더 (AutoEncoder; AE)

오토인코더는 입력 데이터를 압축하여 주요 정보만을 남기고, 이를 다시 원래의 데이터로 복원하는 비지도 학습 모델입니다. 기본적으로 오토인코더는 인코더와 디코더로 구성되어 있으며, 인코더는 데이터를 저차원 공간으로 변환하여 특징을 압축하고, 디코더는 압축된 표현을 원래의 데이터 형태로 복원하는 역할을 수행합니다. 이 과정을 통해 AE는 원본 데이터의 핵심 패턴을 유지하며 불필요한 정보를 제거하여, 데이터의 주요 특징을 잘 반영한 저차원 표현을 생성합니다. 이때 AE는 입력 데이터와 복원된 출력 데이터 간의 차이를 최소화하는 방향으로 학습됩니다.

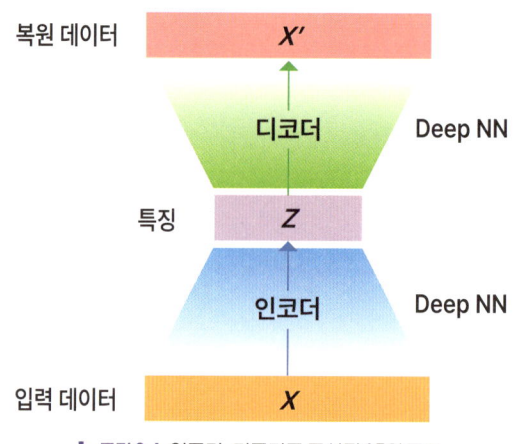

그림 6.4. 인코더, 디코더로 구성된 AE의 구조

그림 6.4는 AE의 구조를 보여줍니다. 이미지나 분자 구조와 같은 주어진 입력 값 x를 인공 신경망으로 표현된 인코더를 통해 더 작은 차원으로 압축합니다. 이 압축된 표현은 잠재 벡터(latent vector) 또는 특징 벡터(feature vector)라고 하며, 이들 벡터 공간을 잠재 공간(latent space)라 부릅니다. 잠재 벡터 z의 차원은 원본 데이터 x보다 작아야 하며, 데이터를 대표하는 가장 중요한 특징만 유지합니다. 디코더는 잠재 벡터 z를 다시 원본 데이터와 유사한 형태로 복원합니다. 복원된 데이터는 x'로 표현됩니다.

AE는 원본 데이터 x와 복원 데이터 x' 간의 차이를 최소화하는 방향으로 인코더와 디코더를 학습시킵니다. 그림 6.5는 AE 기반으로 이미지 데이터를 학습하는 과정을 보여줍니다. AE는 입력 받은 데이터를 복원하는 방식으로 학습이 진행되기 때문에 데이터에 레이블이 필요 없습니다. 즉, 레이블이 없는 데이터만으로도 학습이 가능하기 때문에 AE는 비지도 학습에 속하게 됩니다.

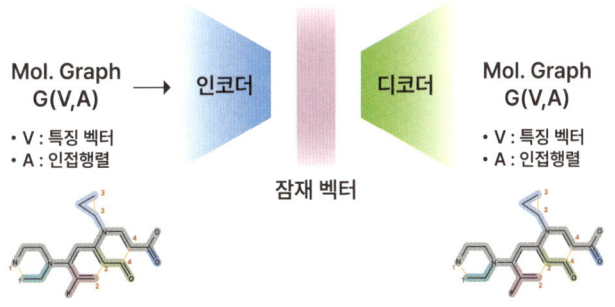

그림 6.5. 그래프 분자 구조를 학습하는 AE 예시

약물 설계에서 AE는 분자 구조의 복잡한 특성을 단순화하고, 중요한 특징을 저차원으로 압축하는 데 매우 유용합니다. 그림 6.5처럼 다양한 약물 분자 구조를 입력 데이터로 사용하여 AE를 학습시키면, 이 모델은 약물의 중요한 화학적 특성을 저차원 표현으로 압축할 수 있습니다. 이렇게 압축된 정보는 분자의 효능, 독성, 용해도 등의 예측에 필요한 핵심 특성만을 포함하기 때문에, 새로운 약물 설계에서 중요한 역할을 합니다. 약물 분자를 이러한 저차원 표현으로 변환하면, 필요한 특성만을 남겨둔 효율적인 데이터 표현이 가능해져 약물 설계와 관련된 연산 및 분석이 단순화됩니다.

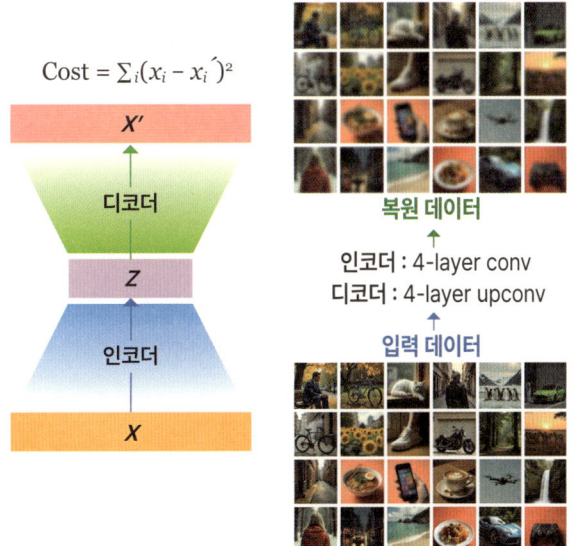

그림 6.6. AE 기반 이미지 데이터 학습 예시

또한, 그림 6.7과 같이 AE는 새로운 분자 구조를 생성하거나 기존 분자의 특성을 변형할 때에도 활용될 수 있습니다. AE의 잠재 공간에서 분자의 저차원 표현을 이용하면, 기존 분자 구조 간의 유사성을 기반으로 새로운 분자를 생성하거나 특정 특성을 강화한 분자 설계가 가능해집니다. 이 잠재 공간에서 이동하면서 분자 특성을 조절할 수 있어 약물의 독성을 줄이거나 치료 효능을 향상시키는 등, 원하는 약리학적 특성에 맞춘 맞춤형 약물 설계가 이루어질 수 있습니다.

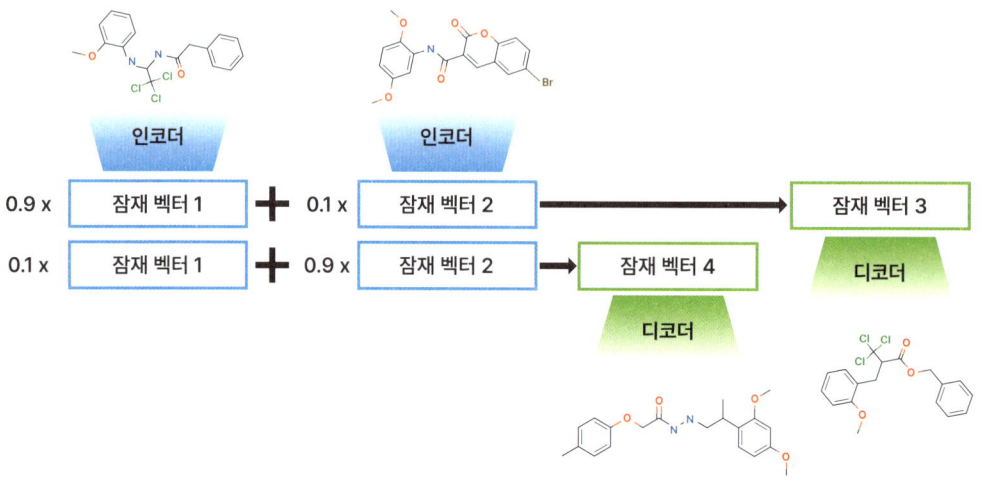

그림 6.7. AE로 얻어진 잠재 벡터들의 선형 결합으로 새로운 분자를 생성하는 예시

6-2. 변분 오토인코더 (Variational AutoEncoder; VAE)

변분 오토인코더 (VAE)는 일반 AE의 구조를 기반으로 하지만, 데이터의 잠재 공간을 확률 분포로 표현하여 새로운 데이터를 생성할 수 있는 능력을 갖추고 있습니다. VAE는 데이터의 잠재 공간을 하나의 고정된 벡터로 압축하는 대신, 잠재 공간을 평균과 분산을 가지는 확률 분포로 학습하여 다양한 잠재 변수 값에서 샘플링할 수 있도록 합니다. 이러한 접근 방식을 통해 VAE는 잠재 공간을 탐색하면서 새로운 데이터를

생성하거나 기존 데이터와 유사하지만 독창적인 데이터를 만들 수 있습니다. 이때 잠재 공간의 각 점은 원본 데이터의 주요 특성을 반영하며, 확률 분포를 통해 데이터를 다양하게 생성하는 데 기여합니다.

VAE는 관찰된 데이터 x가 잠재 벡터 z에서 생성되었다고 가정하는 생성 모델입니다. VAE는 데이터의 잠재 표현을 학습하고, 이를 통해 데이터를 재구성하거나 새로운 데이터를 생성할 수 있습니다. VAE의 핵심 아이디어는 관찰된 데이터 포인트들이 관찰되지 않은 잠재 요인에서 비롯된 결과라는 가정입니다. 이 과정에서 VAE는 잠재 변수의 분포를 학습하며, 학습된 분포에서 샘플링하여 새로운 데이터를 생성합니다. 이를 통해 데이터의 구조를 이해하고, 효율적으로 새로운 데이터를 생성할 수 있습니다.

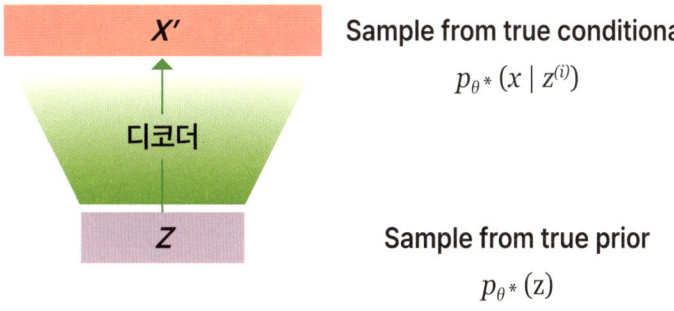

그림 6.8. 잠재 공간의 사전 분포로부터 추출된 잠재 벡터로부터 디코더를 이용해 입력 데이터와 유사한 x'을 생성하는 과정

그림 6.8과 같이 VAE는 잠재 변수 z의 실제 분포(진짜 사전 분포, $p_{\theta^*}(z)$)를 근사하는 것을 목표로 합니다. 실제로는 이 분포를 알 수 없기 때문에, 모델은 이를 추정하고 근사하는 작업을 수행합니다. 잠재 변수 z는 데이터 생성 과정에서 중요한 역할을 하며, 데이터의 본질적인 구조를 나타냅니다. VAE는 생성 모델의 파라미터 θ를 학습하여 잠재 변수의 참 분포를 최대한 근사하는 방향으로 설계되었습니다.

또한, 잠재 변수 z가 주어졌을 때 데이터 x를 생성하는 조건부 확률 $p_{\theta^*}(x|z)$도 학습의 중요한 부분입니다. VAE는 이 조건부 분포를 학습하기 위해 디코더 신경망을 사용

합니다. 디코더는 z로부터 입력 데이터 x를 재구성하는 신경망으로, 잠재 변수에서 데이터를 복원하는 과정을 수행합니다. 구체적으로, VAE는 잠재 변수 z를 사전 분포에서 샘플링한 뒤 디코더를 통해 데이터를 생성하며, 이를 통해 이미지, 문장, 또는 다른 복잡한 구조를 생성할 수 있습니다.

VAE의 주요 학습 목표는 생성 모델의 참 파라미터 θ^*를 추정하는 것입니다. 이 파라미터는 잠재 공간 z에서 관찰된 데이터 x로의 매핑을 정의하며, 훈련 과정에서 VAE는 생성된 데이터와 실제 데이터 간의 차이를 최소화하기 위해 이 파라미터를 학습합니다. 이를 통해 VAE는 데이터의 분포를 효과적으로 모델링하고 학습된 분포를 기반으로 새로운 데이터를 생성할 수 있습니다.

VAE의 훈련 과정에서 모델은 훈련 데이터의 우도를 극대화하도록 설계됩니다. 우도는 특정 잠재 표현 z에서 데이터 x를 생성할 조건부 확률 $p_\theta(x|z)$를 학습하는 과정을 포함합니다. 여기서 $p_\theta(x|z)$는 잠재 변수 z가 주어졌을 때 데이터 x를 생성할 확률을 나타내며, 이를 통해 모델은 데이터와 잠재 변수 간의 관계를 학습합니다. 데이터 x의 우도 $p_\theta(x)$는 모든 가능한 잠재 변수 z에 대해 적분을 수행하여 계산되며, 다음 수식으로 표현됩니다.

$$p_\theta(x) = \int p_\theta(z) p_\theta(x|z) dz$$

이 수식에서 $p_\theta(z)$는 잠재 변수의 사전 확률을 나타냅니다. 하지만 데이터 우도 $p_\theta(x)$를 정확히 계산하는 것은 매우 어렵습니다. 이 계산은 잠재 공간 전체에서 적분을 수행해야 하며, 잠재 변수의 분포 $p_\theta(z)$가 알려져 있지 않은 경우가 대부분이기 때문입니다. 이러한 적분은 실제로 계산 불가능한 경우가 많아 VAE 학습 과정에서 가장 큰 어려움으로 작용합니다.

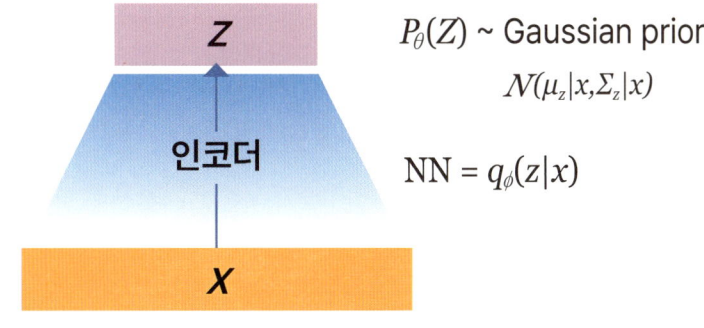

그림 6.9. 인코더를 이용해 입력 데이터 x를 가우시안 분포를 따르는 잠재 공간으로 매핑하는 과정

이 문제를 해결하기 위해 VAE는 몇 가지 방법을 사용합니다. 첫 번째는 $p_\theta(z)$를 직접 계산하지 않고, 이를 근사하는 $q_\phi(z|x)$라는 인코더 신경망을 도입하는 것입니다. 인코더 신경망은 입력 데이터 x를 기반으로 잠재 변수 z의 조건부 분포를 모델링하며, 이를 통해 잠재 변수 z를 효율적으로 샘플링할 수 있습니다. $q_\phi(z|x)$는 데이터와 잠재 변수 간의 관계를 학습하여 계산의 복잡성을 줄여줍니다. 또한 VAE는 위 그림과 같이 잠재 변수 z의 사전 분포를 가우시안 분포로 가정합니다. 가우시안 분포는 평균이 0이고, 분산이 1인 단순한 형태를 가지며, 이를 통해 잠재 공간의 구조를 단순화하고 학습 과정을 용이하게 합니다. 가우시안 분포를 사전 분포로 사용함으로써 VAE는 잠재 공간의 모든 변수를 이 분포 내에서 학습하도록 유도합니다.

잠재 변수 z의 샘플링 과정은 입력 데이터 x에 의존하는 조건부 분포 $q_\phi(z|x)$에서 이루어집니다. 인코더 신경망은 x를 입력으로 받아 두 가지 값을 출력하는데, 하나는 가우시안 분포의 평균 $\mu_z|x$, 다른 하나는 분산 $\Sigma_z|x$입니다. 이 평균과 분산은 데이터 x에 따라 달라지는 가우시안 분포를 정의하며, 이 분포에서 잠재 변수 z가 샘플링됩니다. 이를 통해 VAE는 잠재 변수와 데이터 간의 관계를 효율적으로 학습하고 데이터 재구성 및 생성 작업을 수행할 수 있습니다.

결론적으로, VAE는 잠재 변수와 관련된 계산의 복잡성을 해결하기 위해 인코더 신경망과 가우시안 사전 분포를 활용합니다. 인코더 신경망은 잠재 변수의 분포를 근사

하며, 가우시안 분포는 잠재 공간을 단순화하고 계산을 용이하게 만듭니다. 이를 통해 VAE는 데이터를 효과적으로 재구성하고 새로운 데이터를 생성할 수 있는 강력한 모델이 됩니다.

VAE의 주요 목표는 데이터 $x^{(i)}$에 대한 우도 $p_\theta(x^{(i)})$를 극대화하는 것입니다. 그러나 $p_\theta(x^{(i)})$를 직접 계산하기는 어려우므로, 로그 우도 $\log p_\theta(x^{(i)})$를 극대화합니다. 이 과정에서 인코더 신경망 $q_\phi(z|x)$를 활용하여 잠재 변수 z를 모델링합니다. 이를 수식으로 표현하면 다음과 같습니다.

$$\log p_\theta(x^{(i)}) = \mathbb{E}_{z \sim q_\phi(z|x^{(i)})}[\log p_\theta(x^{(i)}|z)]$$

이때 우변의 기댓값은 다음과 같이 표현됩니다.

$$\mathbb{E}_{z \sim q_\phi(z|x^{(i)})}[\log p_\theta(x^{(i)}|z)] = \sum_z q_\phi(z|x^{(i)}) \log p_\theta(x^{(i)}|z)$$

앞의 두 식과 베이즈 정리를 이용해서 로그 우도를 전개하면 다음과 같은 결과에 도달합니다.

$$\begin{aligned}
\log p_\theta(x^{(i)}) &= E_{z \sim q_\phi(z|x^{(i)})}[\log p_\theta(x^{(i)}|z)] \\
&= E_z\left[\log \frac{p_\theta(x^{(i)}|z)p_\theta(z)}{p_\theta(z|x^{(i)})}\right] \quad \text{(Bayes' Rule)} \\
&= E_z\left[\log \frac{p_\theta(x^{(i)}|z)p_\theta(z)}{p_\theta(z|x^{(i)})} \frac{q_\phi(z|x^{(i)})}{q_\phi(z|x^{(i)})}\right] \quad \text{(Multiply by the unity 1)} \\
&= E_z[\log p_\theta(x^{(i)}|z)] - E_z\left[\log \frac{q_\phi(z|x^{(i)})}{p_\theta(z)}\right] + E_z\left[\log \frac{q_\phi(z|x^{(i)})}{p_\theta(z|x^{(i)})}\right]
\end{aligned}$$

이때 두 번째 항은 기댓값에 대한 표현을 활용해 다음과 같이 KL 발산 식으로 표현할 수 있습니다.

$$\begin{aligned}
E_z\left[\log \frac{q_\phi(z|x^{(i)})}{p_\theta(z)}\right] &= \sum_z q_\phi(z|x^{(i)}) \log \frac{q_\phi(z|x^{(i)})}{p_\theta(z)} \\
&= D_{KL}\left(q_\phi(z|x^{(i)}) \parallel p_\theta(z)\right)
\end{aligned}$$

마찬가지로 세 번째 항도 KL 발산식으로 표현됩니다.

$$E_z\left[\log\frac{q_\phi(z|x^{(i)})}{p_\theta(z|x^{(i)})}\right] = \sum_z q_\phi(z|x^{(i)}) \log\frac{q_\phi(z|x^{(i)})}{p_\theta(z)}$$
$$= D_{KL}\big(q_\phi(z|x^{(i)}) \parallel p_\theta(z)\big)$$

결과적으로 정리하면 로그 우도는 다음과 같이 두 개의 KL 발산식으로 표현됩니다.

$$\log p_\theta(x^{(i)}) = E_z\left[\log p_\theta(x^{(i)}|z)\right] - D_{KL}\big(q_\phi(z|x^{(i)}) \parallel p_\theta(z)\big) + D_{KL}\big(q_\phi(z|x^{(i)}) \parallel p_\theta(z|x^{(i)})\big)$$

로그 우도를 최대화하는 과정에서 첫 번째 항을 통해 디코더 신경망이 잠재 벡터로부터 원본 데이터와 유사한 데이터를 생성하게 하고, 두 번째 항을 통해 인코더 신경망이 입력 데이터를 가우시안 분포를 따르는 잠재 공간으로 매핑하게 합니다. 하지만 세 번째 항은 진짜 인코더를 모르기 때문에 학습을 진행할 수 없습니다. 다만 KL 발산이 항상 0 또는 양의 값을 가진다는 성질을 이용하여 로그 우도를 다음과 같이 두 가지 항으로 정리할 수 있습니다.

$$\log p_\theta(x^{(i)}) = \underbrace{E_z\left[\log p_\theta(x^{(i)}|z)\right] - D_{KL}\big(q_\phi(z|x^{(i)}) \parallel p_\theta(z)\big)}_{\mathcal{L}(x^{(i)},\theta,\phi)} + \underbrace{D_{KL}\big(q_\phi(z|x^{(i)}) \parallel p_\theta(z|x^{(i)})\big)}_{\geq 0}$$

그 결과 로그 우도를 최대화할 때 마지막 항은 제외하고 다음의 부등식을 풀게 됩니다.

$$\log p_\theta(x^{(i)}) \geq \mathcal{L}(x^{(i)},\theta,\phi)$$

최종적으로 위 부등식의 우변을 최대화함으로써 로그 우도를 최대화하게 됩니다. 이때 인코더와 디코더의 학습 파라미터는 주어진 입력 데이터에 대해 다음과 같은 식을 통해 업데이트할 수 있습니다.

$$\theta^*, \phi^* = \arg\max_{\theta,\phi} \sum_{i=1}^{N} \mathcal{L}(x^{(i)},\theta,\phi)$$

VAE의 장점은 생성 모델에 대한 원칙적 접근 방식을 제공한다는 점입니다. VAE는 데이터의 잠재 벡터를 생성하여 이를 다른 작업에서도 유용한 특징 표현으로 활용할 수 있게 합니다. 이러한 특성은 데이터의 잠재 구조를 파악하는 데 도움을 주며, 데이터의 구조적 패턴을 효과적으로 학습할 수 있도록 합니다. 반면, VAE의 단점으로는 잠재 공간에서 밀도 함수를 계산하기 어렵다는 점입니다. 이로 인해 직접적으로 최적화가 불가능하며, 대신 우도의 하한(lower bound)을 최적화해야 합니다. 또한, VAE로 생성되는 이미지 샘플은 GAN 모델에 비해 흐릿하고 낮은 품질을 나타내는 경향이 있어, 생성된 이미지나 데이터의 선명도나 품질 면에서 GAN보다 성능이 떨어지는 한계가 있습니다.

7. 생성적 적대 신경망 (Generative Adversarial Network; GAN)

GAN은 약물 설계에서 새로운 분자를 생성하는 강력한 도구로, 기존 데이터에 포함되지 않은 전혀 새로운 분자 구조를 만들어낼 수 있습니다. GAN은 데이터를 생성하기 위해 두 개의 신경망이 경쟁하는 구조를 가지는 생성 모델입니다. GAN은 데이터의 명시적인 확률 밀도 함수를 추정하지 않고, 신경망을 사용해 데이터를 암묵적으로 모델링합니다. 두 개의 주요 구성 요소는 생성기(G)와 판별기(D)로, 이들은 서로 경쟁하면서 학습합니다.

판별기의 역할은 입력 데이터가 실제 데이터인지 아니면 생성기가 만들어낸 가짜 데이터인지 구별하는 것입니다. 판별기는 데이터 샘플에 대해 "진짜(real)" 또는 "가짜(fake)"라는 판단을 내리는 확률을 출력합니다. 반면, 생성기는 무작위 노이즈를 입력으로 받아 판별기를 속일 수 있는 가짜 데이터를 생성하는 데 초점을 맞춥니다. 생성기의 목표는 판별기로 하여금 생성된 데이터를 실제 데이터로 잘못 판단하게 만드는 것입니다.

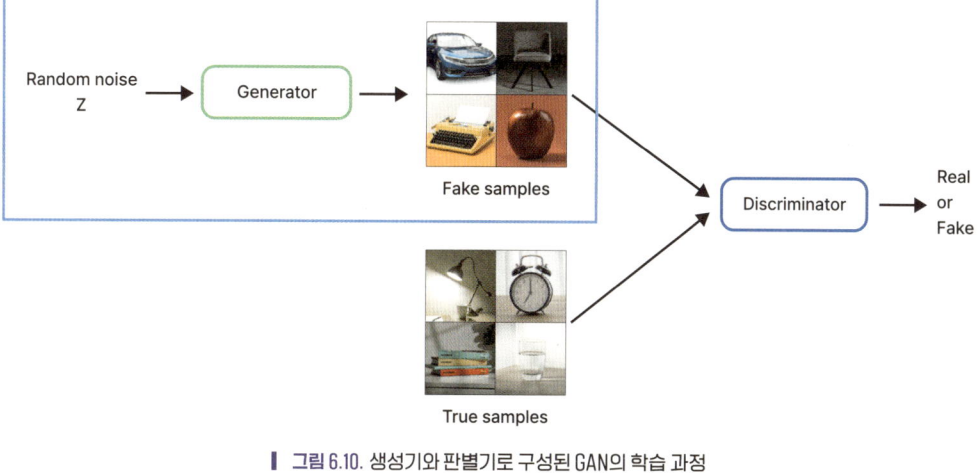

그림 6.10. 생성기와 판별기로 구성된 GAN의 학습 과정

그림 6.10은 GAN의 학습 과정을 나타냅니다. 먼저, 생성기는 랜덤 노이즈 z를 입력으로 받아 가짜 샘플을 생성합니다. 이 샘플은 실제 데이터와 유사한 분포를 가지도록 설계됩니다. 생성된 가짜 샘플은 실제 데이터와 함께 판별기의 입력으로 제공됩니다. 판별기는 이 입력 데이터가 진짜인지 가짜인지 구분하는 작업을 수행하며, 그 결과를 출력합니다. 생성기는 판별기가 가짜 데이터를 진짜 데이터로 판단하도록 학습하며, 판별기는 생성기의 데이터를 정확히 구별하려고 학습합니다.

이러한 과정이 반복되면서, 생성기는 점차 판별기가 구별할 수 없는 수준으로 진짜 같은 데이터를 생성할 수 있게 됩니다. 반대로 판별기도 생성기가 만든 데이터를 정확히 구분하기 위해 더욱 정교해집니다. 이렇게 생성기와 판별기가 서로 경쟁하며 발전하는 구조는 GAN이 복잡한 데이터 분포를 효과적으로 학습하는 데 중요한 역할을 합니다.

결과적으로 GAN은 점점 더 실제 데이터와 유사한 데이터를 생성할 수 있는 모델로 발전합니다. 이를 통해 GAN은 이미지 생성, 스타일 변환, 데이터 증강 등 다양한 분야에서 성공적으로 활용되고 있습니다. GAN은 데이터 분포를 암묵적으로 학습하며, 생성된 데이터는 실제 데이터와 시각적으로 구분할 수 없을 정도로 유사해질 수 있습니다. 이처럼 GAN은 생성 모델의 중요한 혁신으로 평가됩니다.

GAN의 목적 함수는 생성기와 판별기가 각자의 목표를 달성하기 위해 최적화해야 하는 수학적 표현으로, 두 신경망이 서로 상반된 목표를 가지고 학습하는 구조를 반영합니다. GAN의 목적 함수는 극소-극대(minimax) 최적화 문제로 표현되며, 두 신경망이 서로의 성능을 최대화하거나 최소화하려고 하는 대립적인 관계를 나타냅니다.

GAN의 목적 함수는 다음과 같이 정의됩니다.

$$\min_{\theta_g} \max_{\theta_d} \mathrm{E}_{x \sim p_{data}}[\log D_{\theta_d}(x)] + \mathrm{E}_{z \sim p_z}[\log(1 - D_{\theta_d}(G_{\theta_g}(z)))]$$

여기서 판별기는 입력된 데이터가 실제 데이터인지, 아니면 생성기가 만든 가짜 데이터인지를 구별하며, 이를 위해 $D_{\theta_d}(x)$라는 함수를 사용합니다. 이 함수는 입력 데이터 x가 실제 데이터일 확률을 출력합니다. 한편, 생성기는 랜덤 노이즈 z를 입력으로 받아 가짜 데이터를 생성하며, 이를 $G_{\theta_g}(z)$로 나타냅니다. 이 두 신경망은 각각 다른 목표를 가지고 학습합니다. 판별기의 목표는 실제 데이터에 대해 높은 확률값을 출력하고, 생성된 데이터에 대해서는 낮은 확률값을 출력하여 가짜 데이터를 정확히 구별하는 것입니다. 반면 생성기의 목표는 판별기를 속이고, 생성된 데이터를 실제 데이터로 보이게 하여 판별기가 높은 확률값을 출력하도록 만드는 것입니다.

판별기의 목적은 목적 함수를 극대화하는 것입니다. 이를 통해 판별기는 실제 데이터에 대한 확률값을 1에 가깝게 하고, 생성된 데이터에 대해 확률값을 0에 가깝게 하여 가짜 데이터를 정확히 구별하려고 합니다. 생성기는 이와 반대로 목적 함수를 극소화하려고 합니다. 생성기는 가짜 데이터를 점점 더 실제 데이터와 유사하게 만들어 판별기가 이를 실제 데이터로 판단하도록 유도합니다. 이렇게 생성기는 판별기의 구별 능력을 약화시키는 방향으로 학습합니다.

GAN의 학습 과정에서 생성기와 판별기는 서로 경쟁하며 성능을 개선합니다.

이 과정에서 사용되는 핵심 개념은 극소-극대 목적 함수와 두 신경망의 교대 학습(alternative training)입니다. 학습 과정에서 판별기는 경사 상승을 통해 학습하며, 목표는 실제 데이터를 "진짜"로, 생성된 데이터를 "가짜"로 정확히 구분하는 것입니다.

판별기는 주어진 데이터를 기반으로 입력 데이터의 진위를 판단하는 확률 값을 계산하고, 이를 최대화하려고 노력합니다. 반면, 생성기는 경사 하강을 통해 학습하며, 판별기를 속이는 방향으로 가짜 데이터를 점점 더 진짜 데이터처럼 생성합니다. 생성기의 학습은 판별기가 생성된 데이터를 실제로 판단하도록 유도하며, 생성된 데이터의 품질을 점차 향상시킵니다. 궁극적으로, 생성기가 생성하는 데이터는 판별기가 구별할 수 없을 만큼 실제 데이터와 유사해지고, GAN은 균형 상태에 도달하게 됩니다.

Gradient ascent on D

$$\max_{\theta_d} [\mathbb{E}_{x \sim p_{data}} \log D_{\theta_d}(x) + \mathbb{E}_{z \sim p_z} \log(1 - D_{\theta_d}(G_{\theta_g}(z)))]$$

Gradient descent on G

$$\min_{\theta_g} \mathbb{E}_{z \sim p_z} \log(1 - D_{\theta_d}(G_{\theta_g}(z)))$$

GAN의 학습 과정은 생성기와 판별기가 교대로 학습하며 상호작용하는 방식으로 진행됩니다. 두 신경망은 각자의 목표를 달성하기 위해 번갈아 학습하면서 서로의 성능을 점차 향상합니다. 판별기는 데이터의 진위 여부를 더 정확하게 구별할 수 있게 되고, 생성기는 점점 실제 데이터와 유사한 가짜 데이터를 생성할 수 있게 됩니다. 이러한 과정을 거쳐 두 신경망은 시간이 지남에 따라 균형 상태에 도달하며, 이때 생성된 데이터는 판별기가 실제 데이터와 거의 구별할 수 없을 정도로 진짜처럼 보이게 됩니다.

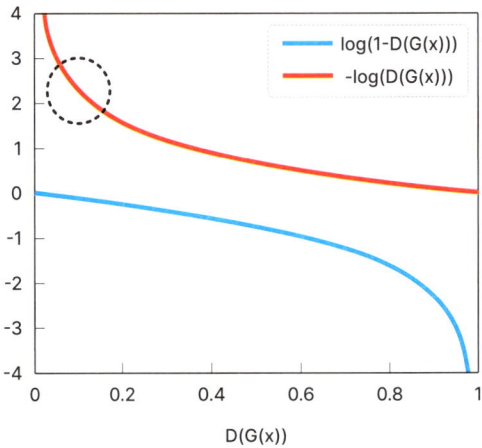

▎ 그림 6.11. GAN에서 학습 방법에 따른 판별기의 수렴 속도

그러나 기존 목적 함수는 그림 6.11에서 나타난 것처럼, 학습 초기 단계에서 샘플 품질이 낮을 때 판별기에 대한 경사 신호가 약하다는 문제가 있습니다. 이는 생성기가 초기 학습에서 데이터를 개선하기 어렵게 만드는 주요 요인으로 작용합니다. 이 문제를 해결하기 위해 기존 목적 함수를 새로운 형태로 대체하는 방식을 제안합니다. 새로운 판별기의 목적 함수는 다음과 같은 형태로 정의되며, 학습 초기 단계에서 더 강한 경사 신호를 제공합니다.

$$\min_{\theta_g} - \mathbb{E}_{z \sim p_z}[\log D_{\theta_d}(G_{\theta_g}(z))]$$

이러한 새로운 목적 함수는 생성기가 품질이 낮은 가짜 데이터를 더 빠르게 개선할 수 있도록 돕는 역할을 합니다. 또한, 생성 초기부터 판별기가 생성된 데이터를 진짜 데이터로 판단하도록 유도함으로써, 초기 학습에서 효과적으로 데이터를 개선할 수 있도록 합니다.

8. 생성 AI 기반 분자 설계 사례 연구

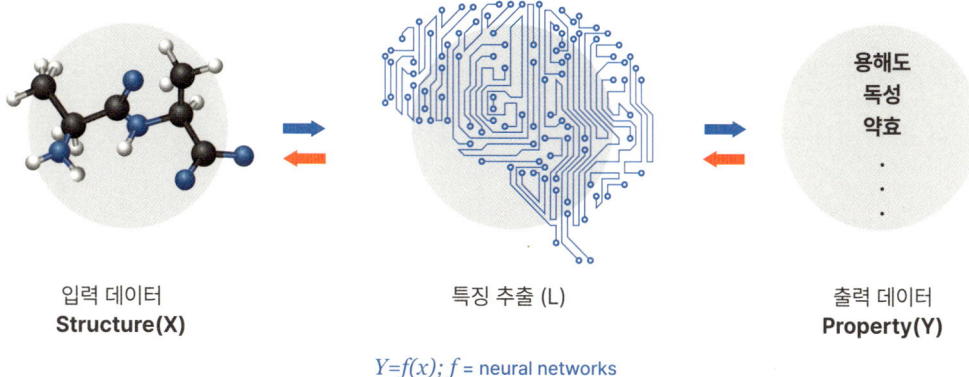

$Y=f(x); f$ = neural networks
$X=f^{-1}(Y); f^{-1}$ = neural networks

그림 6.12. 딥러닝 기반 분자 성질 예측 및 분자 구조 역설계 개념도

딥러닝은 분자의 구조를 바탕으로 특정 물성을 예측하거나, 원하는 물성을 만족하는 새로운 분자 구조를 설계하는 데 중요한 역할을 합니다. 딥러닝 모델은 주어진 분자 구조 X로부터 물성 Y를 예측할 수 있습니다. 예를 들어, 분자의 용해도, 독성, 효능과 같은 물리적, 화학적 특성을 계산할 수 있습니다. 이러한 예측은 심층 신경망을 통해 이루어지며, 이 신경망은 분자의 구조와 물성 간의 관계를 학습하여 분자 설계 과정을 혁신하고 있습니다.

이 과정에서 두 가지 주요 설계 방식이 소개됩니다. 첫 번째는 순방향 예측으로, 수식으로는 $Y=f(x)$ 로 표현됩니다. 여기서 f는 신경망 함수로 근사되며, 분자 구조 X를 입력 받아 물성 Y를 출력합니다. 이 과정은 그림 6.12에서 파란색 화살표로 표시되어 있으며, 주어진 분자 구조에서 물성을 예측하는 데 활용됩니다.

두 번째는 역방향 설계로, $X=f^{-1}(Y)$ 라는 수학적 관계를 따릅니다. 이때 f^{-1} 역시 신경망으로 근사되며, 원하는 물성 Y를 입력 받아 이를 만족하는 분자 구조 X를 생성합니다. 그림 6.12에서 빨간색 화살표로 표시되어 있으며, 특정한 물성을 만족하는 새로운 분자를 설계하는 데 활용됩니다.

이 과정에서 인공 신경망은 분자 구조로부터 유용한 특징을 추출합니다. 이 과정에서는 분자의 복잡한 고차원적 특성이 분석되며, 이를 통해 물성을 정확히 예측하거나 새로운 분자 구조를 설계할 수 있습니다. 이러한 접근 방식은 기존의 복잡하고 시간이 많이 소요되던 분자 설계 과정을 단축시키며, 특히 신약개발, 소재 발견, 화학적 특성 예측 등과 같은 분야에서 매우 효과적으로 활용될 수 있습니다. 인공 신경망은 데이터를 바탕으로 학습하기 때문에 고품질의 분자 설계와 발견을 가능하게 합니다.

본 장에서는 그중에서 2018년 Journal of Cheminformatics (10:31)에서 소개된 조건부 VAE(Conditional VAE; CVAE)에 대해 자세히 살펴보고자 합니다.

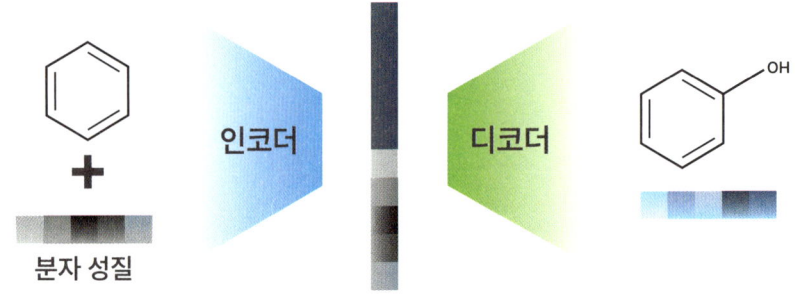

| 그림 6.13. CVAE 기반 분자 생성 모델

CVAE는 VAE의 확장 모델로, 데이터에 특정 조건을 부여하여 원하는 특성을 가진 데이터를 생성할 수 있는 모델입니다. VAE와 마찬가지로 CVAE는 데이터의 잠재 공간을 학습하지만, 그림 6.13에서 보듯이 특정 조건을 잠재 벡터와 함께 입력하여 조건에 맞는 결과물을 만들어낸다는 점이 다릅니다. 예를 들어, 일반적인 VAE는 다양한 데이터를 학습한 후 이와 유사한 새로운 데이터를 생성하는 반면, CVAE는 사용자가 설정한 특정 조건을 만족하는 데이터를 생성합니다. 이러한 특성은 약물 설계에서 매우 유용하게 활용됩니다.

여기서 말하는 '조건'은 모델이 특정한 특성을 가진 데이터를 생성할 수 있도록 유도하는 역할을 합니다. 약물 설계와 같은 분야에서 이 조건은 생성할 분자가 가져야 할 특정 물리적, 화학적 특성들을 의미합니다. 예를 들어, 약물이 가져야 하는 용해도(수용성 여부), 독성(인체에 미치는 유해 정도), 활성도(치료 효과) 등을 특정 값이나 범위로 지정하여 모델에 입력할 수 있습니다. 이렇게 조건이 설정되면 CVAE는 이 조건을 반영하여 그 특성을 만족하는 분자 구조를 생성하게 됩니다.

잠재 공간은 CVAE나 VAE와 같은 생성 모델이 데이터를 압축하여 내재된 특성을 표현한 공간으로, 이 공간에서의 위치는 특정 데이터의 특징을 반영합니다. 잠재 공간을 활용하면 기존 분자뿐 아니라, 특정 속성을 점진적으로 변화시키며 새로운 분자를 생성할 수 있습니다. 예를 들어, 그림 6.13과 같이 아스피린에서 타미플루로 이어지는 변화를 목표로 할 때, 잠재 공간에서 두 분자 사이를 연결하는 경로를 따라 벡터를 추출하고, 이를 디코더를 통해 분자 구조로 변환하여 원하는 방향으로 분자의 속성을 점진적으로 변화시킬 수 있습니다.

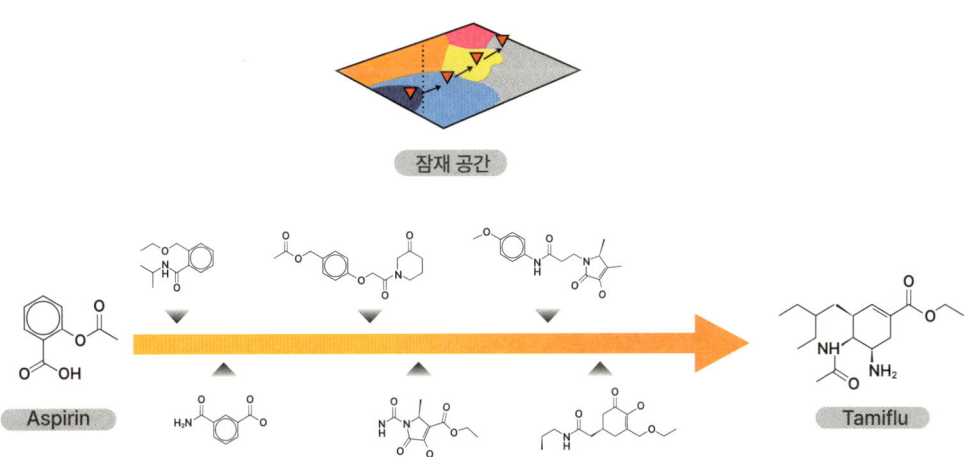

| 그림 6.14. 잠재 공간에서 두 분자를 연결하는 경로를 따라 새로운 분자 생성

이러한 잠재 공간의 조작은 약물 설계에서 큰 가능성을 제공합니다. 연구자는 잠재

공간에서 위치 이동을 통해 다양한 특성을 갖는 새로운 분자를 생성할 수 있으며, 이를 통해 실험적으로 유효한 약물 후보를 빠르게 탐색할 수 있습니다. 또한, 잠재 공간 내 연속적인 이동은 분자 특성의 점진적 변화를 반영하기 때문에 특정 특성 조합을 가지는 약물 후보를 찾는 데 유용합니다. 예를 들어, 특정 용해도와 독성을 가진 분자를 찾기 위해 잠재 공간의 특정 경로를 따라 이동함으로써 원하는 특성을 서서히 조합한 새로운 분자를 생성할 수 있습니다.

또한, 잠재 공간의 활용은 기존에 존재하지 않는 독창적인 분자를 설계하는 데 도움이 됩니다. 기존 분자들을 단순히 결합하거나 변형하는 방식보다 더 창의적이고 혁신적인 분자를 설계할 수 있어, 약물 개발에 있어서 혁신적인 발견을 가능하게 합니다. 이를 통해 신약 후보를 발굴할 때 특정 질병의 치료 효과를 높이면서도 부작용을 줄이는 방향으로 분자를 변화시키는 작업이 쉬워집니다. 예를 들어, 잠재 공간의 특정 경로에서 새로운 잠재 벡터를 샘플링함으로써 기존 약물보다 더 높은 효능과 낮은 독성을 가진 새로운 화합물을 설계할 수 있습니다.

이와 같은 잠재 공간의 활용은 분자 간의 유사성과 차이를 반영하여, 연속적인 분자 변형을 가능하게 합니다. 약물 설계 과정에서 연구자는 잠재 공간의 특정 위치를 선택하거나 이동하며 다양한 조합의 화학적 특성을 가진 분자를 실험할 수 있게 됩니다. 이 접근 방식은 특히 복잡한 분자 구조를 설계할 때 유용하며, 다수의 화학적 및 물리적 특성을 동시에 최적화할 수 있는 가능성을 열어줍니다. 잠재 공간을 조작하는 이 방식은 신약개발의 시간을 단축하고 성공 확률을 높이는 데 기여할 수 있습니다.

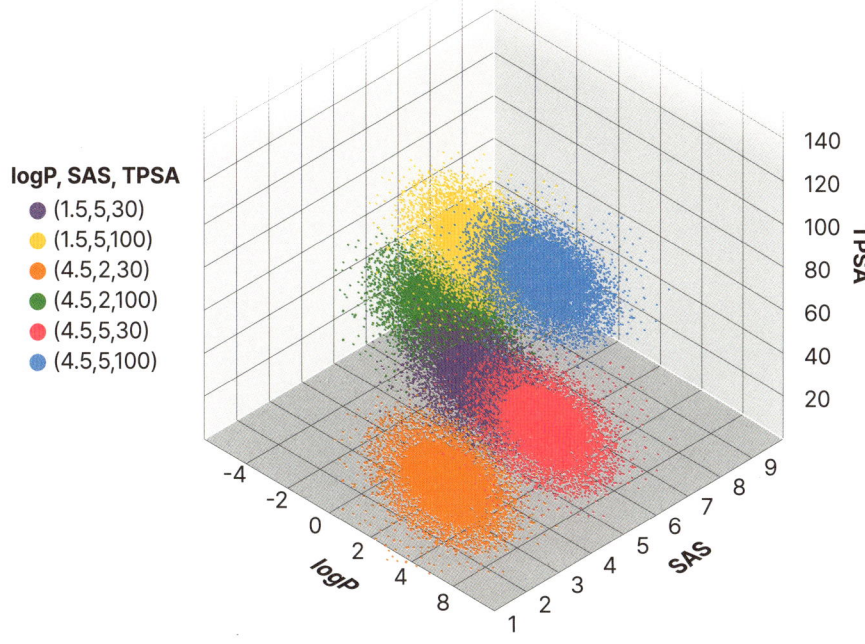

그림 6.15. CVAE 기반으로 TPSA, logP, SAS와 같은 물성을 조절하여 분자 생성한

그림 6.15에 제시된 그래프는 조건부로 생성된 분자들의 물성 분포를 나타낸 3차원 그래프입니다. 그래프의 각 축은 분자의 물성을 나타내며, 세 가지 축으로 구성되어 있습니다. 첫 번째 축은 LogP로, 이는 분자의 친수성과 소수성을 나타내는 분배 계수를 의미합니다. 두 번째 축은 SAS(Synthetic Accessibility Score)로, 분자의 합성 용이성을 나타냅니다. 세 번째 축은 TPSA(Topological Polar Surface Area)로, 분자의 극성의 표면적을 나타냅니다. 그래프에서 서로 다른 색상으로 표시된 클러스터들은 각기 다른 물성 조합을 가진 분자 집단을 나타냅니다. 예를 들어, 특정 색의 클러스터는 특정한 LogP, SAS, TPSA 값을 가지는 분자들을 의미합니다. 이 클러스터 구조는 CVAE가 조건으로 주어진 물성을 잘 반영하여 분자를 생성했음을 보여주며, 이를 통해 정밀한 분자 설계가 가능하다는 점을 알 수 있습니다.

Chapter 7.
향후 전망

1. 바이오 분야에서 딥러닝의 급격한 발전

2. 멀티모달 AI의 출현

3. 합성 및 실험 자동화 로봇의 등장

4. 자율 약물 설계 (Autonomous drug design)

5. AI 에이전트

6. AI 기반 신약개발의 약속과 한계

Chapter 7.
향후 전망

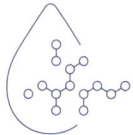

    인공지능은 신약개발 과정 전반에 걸쳐 큰 변혁을 일으키고 있으며, 그 중심에는 최신 기술들이 자리하고 있습니다. 본 장에서는 AlphaFold를 비롯한 단백질 구조 예측, 생성형 유전체학(generative genomics), 멀티모달 AI, 자율 실험실, 양자컴퓨팅, AI 에이전트 기술 등 미래 신약개발을 이끌 핵심 기술들을 다룹니다. 각 기술의 원리와 신약개발에서의 활용 가능성을 살펴보고, 현재 한계와 향후 도전과제를 논의합니다.

1. 바이오 분야에서 딥러닝의 급격한 발전

    2018년 AlphaFold1의 발표 이후, 단백질 접힘 예측 분야에서 눈부신 혁신이 이루어졌습니다. 단백질 구조 예측은 질병 이해 및 치료제 개발에 매우 중요하나, 정확한 예측이 어려워 많은 연구자들에게 도전 과제가 되었습니다. AlphaFold1의 발표는 이러한 문제에 큰 첫걸음을 내딛었으며, 이후 발표된 AlphaFold2는 딥러닝 기술에 진화 정보를 결합하여 이 문제를 실질적으로 해결하는 데 성공했습니다. AlphaFold2는 입력 단백질의 아미노산 서열에 대한 다중 서열 정렬(Multiple Sequence Alignment, MSA)를 구축하고, Evoformer라 불리는 심층 신경망 아키텍처를 통해 MSA 정보와 아미노산 쌍 사이의 관계 정보를 반복적으로 주고 받으며 학습합니다. Evoformer 모듈은 진화적 공변이(covariation) 신호를 활용하여 아미노산 사이의 거리와 위치 관계를 추론함으로써 궁극적으로 3D 구조를 예측합니다. 이렇게 생성된 아미노산 쌍 표현(pair representation)을 기반으로, AlphaFold는 역접힘 과정을 모사하여 단백질의 입체구조를 계산합니다. 그 결과 이전의 물리 기반 계산에 비해 빠르게 구조 예측 문제를 풀 수 있게 되었습니다.

후속 발전으로 2024년에는 AlphaFold3 모델이 등장하였습니다. 이는 개선된 Evoformer와 확산 모델(diffusion network, 생성형 AI의 한 종류)을 활용하여 단백질과 DNA, RNA, 리간드 등 다양한 생체 분자의 결합구조까지 예측하는 획기적인 성능을 보여주었습니다. AlphaFold3 모델은 입력으로 여러 종류의 분자 목록을 받아 이들의 복합체 구조를 예측할 수 있게 되었습니다. 기존 AlphaFold2의 Evoformer를 향상시킨 새로운 아키텍처와 이미지 생성에 쓰이는 확산 확률 모델 기법을 도입함으로써, 무작위 초기 구조에서 시작해 분자 간 최적 결합 형태를 단계적으로 찾아가는 방식으로 학습합니다. 이로써 단백질-리간드 결합이나 항체-항원 결합 같은 상호작용 예측 정확도가 기존 방법 대비 50% 이상 향상되었으며, 일부 분야에서는 두 배에 달하는 정확도 향상을 보였습니다. 과거 50년간 해결되지 않던 단백질 구조 예측 문제를 극복하여 다양한 생체 분자의 결합 구조를 정확히 예측하는 수준에 도달했습니다. 이는 생명과학 분야에서 단백질의 역할을 이해하고 활용하는 데 중요한 진전을 이뤄냈습니다. 이러한 기술적 발전은 질병 이해, 신약 표적 연구 및 표적-약물 결합력 예측에 실제 활용되고 있습니다. 예를 들어, 인체 단백질 중 구조가 알려지지 않았던 GPCR, 이온통로, 병원성 미생물 단백질 등도 AlphaFold로 예측하여 신약 표적 검증에 활용한 사례들이 보고되고 있습니다. 또한 구조 예측은 단백질-단백질 상호작용 억제제 설계나 항체 엔지니어링(예: 안정화 변이 설계)에도 기여하고 있습니다.

대회(CASP)	연도	모델 또는 그룹	GDT_TS (Sum Zscore)
CASP10	2012	ProQ2	20.20
CASP11	2014	Kiharalab	41.60
CASP12	2016	BAKER	55.82
CASP13	2018	AlphaFold	61.76
CASP14	2020	AlphaFold2	88.06

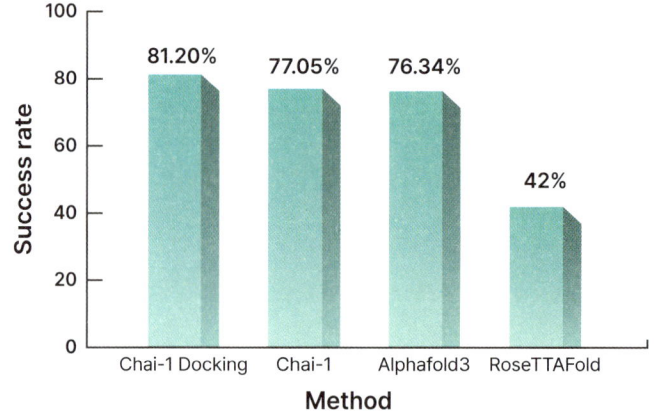

▎ 그림 7.1 AlphaFold 1, 2, 3 및 Chai Discovery 모델의 단백질 구조 예측 성능

AlphaFold의 성공은 AI가 복잡한 과학적 문제를 해결하는 데 있어 얼마나 큰 잠재력을 가지고 있는지를 보여준 중요한 사례로, 다른 분야의 AI 발전에도 큰 영향을 미쳤습니다. 이러한 공로를 인정받아 단백질 구조 예측에 기여한 연구자들은 2024년 노벨 화학상을 수상하게 되었습니다.

특히 2024년 9월에는 직원 9명으로 구성된 작은 스타트업 'Chai Discovery'가

AlphaFold3를 능가하는 AI 모델을 개발하여 큰 주목을 받기도 하였습니다. 이 모델은 AlphaFold3의 성능을 초월하는 정확도를 자랑하며, AI 기반 예측의 정확도와 기능이 얼마나 빠르게 발전할 수 있는지를 증명했습니다. Chai Discovery의 성과는 대형 연구기관이 아닌 소규모 팀도 최신 AI 기술을 활용해 중요한 성과를 낼 수 있음을 보여주었고, 이는 AI 연구의 경쟁력을 더욱 높이는 계기가 되었습니다.

이와 더불어, 생성형 유전체학은 인공지능의 생성 모델을 유전체 데이터에 적용하여, 새로운 유전 정보를 생성하고 그 기능을 예측하는 첨단 분야입니다. 이는 기존에 존재하는 생물학 데이터를 분석하던 방식을 넘어, DNA, RNA, 단백질 등 생물학적 서열을 인공지능이 원하는 기능과 특성을 갖도록 새롭게 디자인하고 합성해낼 수 있음을 의미합니다. 유전체 서열을 하나의 생명의 언어로 간주하여 거대한 유전체 언어모델을 학습시키는 데, 이를 통해 생물학을 보다 예측 가능하고 공학적인 분야로 전환시키는 패러다임 변화가 일어나고 있습니다.

2. 멀티모달 AI의 출현

신약개발은 성공 확률이 매우 낮으며, 데이터가 부족한데, 데이터가 실험 분야 별로 사일로(silo) 현상으로 분절되어 활용되는 한계가 있었습니다. 이러한 문제를 해결하기 위해 멀티모달 AI가 주목받게 되었습니다. 멀티모달 AI는 텍스트, 이미지, 분자구조 등 서로 다른 형태의 데이터를 동시에 처리하고 학습하는 인공지능 모델로, 기존에 한 가지 유형의 정보만 분석하던 접근법의 한계를 극복합니다. 다양한 데이터 소스를 통합하여 숨겨진 상관관계를 찾아내고 전체적인 맥락에서 문제를 이해함으로써, 정밀 의학과 맞춤 신약 설계를 가속화할 수 있다는 것이 멀티모달 AI의 강점입니다. 실제로 멀티모달 모델은 유전체 서열, 의료 영상, 과학 문헌과 같은 이질적 정보를 동시에 분석하여 인간 연구자가 수년 걸릴 상호작용 이해를 빠르게 밝혀내고, 새로운 분자의 구조를 생성하여 후보물질의 특성을 예측합니다.

멀티모달 AI의 작동 원리는 딥러닝 기반의 표현 학습과 교차 모달 변환 기술에 있습니다. 예컨대 멀티모달 언어 모델(Multimodal Language Model; MLM)은 거대한 파라미터를 가진 신경망을 훈련시켜 서로 다른 모달리티의 데이터를 공통된 벡터 표현 공간으로 변환하고, 텍스트와 이미지를 함께 이해하고 생성할 수 있습니다. 이를 통해 단일 모달 데이터만 볼 때 놓치기 쉬운 복합 패턴을 포착할 수 있습니다. 한 가지 예로, 멀티모달 AI는 오믹스 데이터와 임상 데이터를 동시에 탐색하여 약물의 유효성, 안전성, 생체이용률 등을 향상시킬 수 있는 조건을 찾아낼 수 있습니다. 이러한 통합적인 접근 방식으로 다양한 소스의 정보를 한꺼번에 분석하면, 복잡한 생물학적 상호작용과 약물-표적 간 동적 관계를 더 완전하게 파악할 수 있고, 다중 조건을 병렬로 고려하여 최적의 해답을 제시할 수도 있습니다. 이러한 이유로 멀티모달 AI는 표적 발굴에서 신규 화합물 디자인, 환자 하위군 분석, 임상 시험 계획에 이르기까지 신약개발 전 단계에 혁신을 불러오고 있습니다.

AI는 기존에 개별 작업으로 수행된 데이터 분석과 패턴 인식을 자동화하여, 멀티모달 데이터를 효율적으로 처리하고 표적 발굴, 분자 구조 생성, 약물 특성 및 바이오마커 등을 예측하는 데 강점을 나타냈습니다. 그 결과, AI가 새롭게 발굴한 후보 약물들이 효율적으로 임상시험에 진입하고 있습니다. 이러한 사례는 AI가 신약개발의 성공률을 높이는 잠재력을 보여주며, 제약바이오 업계는 AI 도입을 점차 가속화하고 있습니다. 그림 7.2는 주요 글로벌 AI 신약개발 회사들이 개발 중인 신약 파이프라인 현황을 보여줍니다.

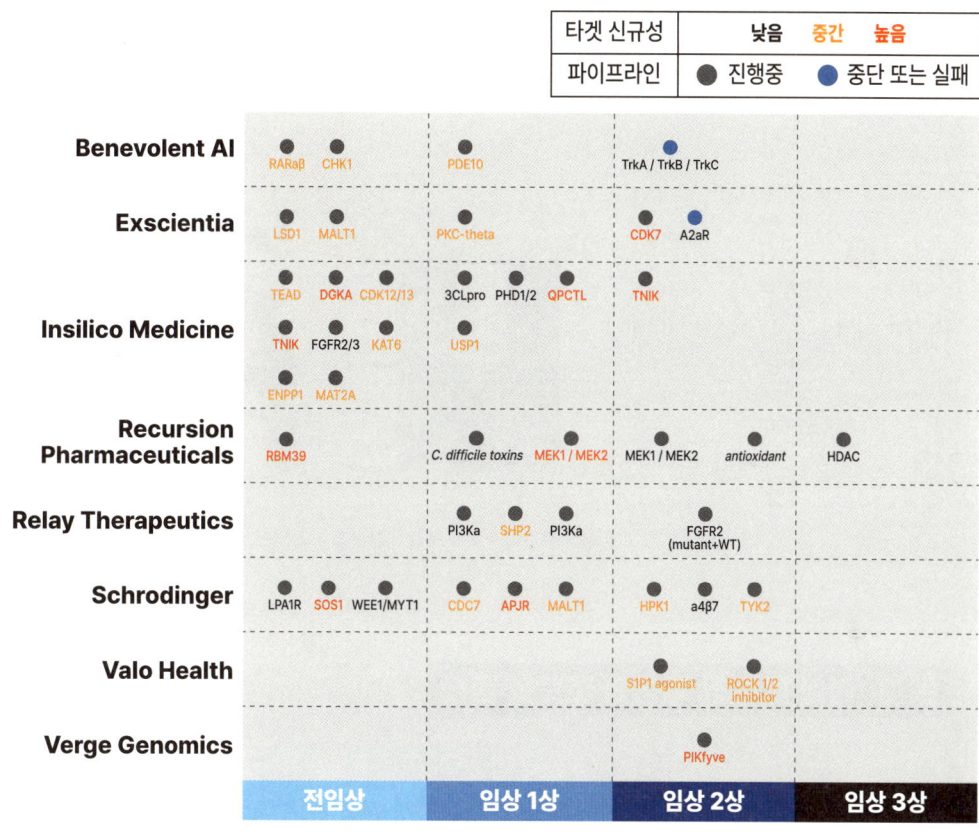

그림 7.2. 글로벌 주요 AI 신약개발 회사들의 파이프라인 현황

    AI 알고리즘은 분자 구조와 약리학적 특성을 고려해 신약 후보를 설계하고, 효력 및 독성 예측, 약물 반응성 등을 평가하는 데 뛰어난 성능을 발휘하고 있습니다. 이를 통해 개발 과정에서 비용과 시간을 절감할 수 있게 되었습니다. 뿐만 아니라 전통적인 연구 방식으로는 발견하기 어려운 독창적인 약물 후보를 찾아내는 역할도 하고 있습니다. 이러한 발전은 단순히 기존 연구 방법을 개선하는 것에 그치지 않고, AI가 새로운 방식의 신약개발을 가능하게 했다는 점에서 중요한 의미가 있습니다. 이와 같은 성과는 앞으로 AI가 신약개발 과정에서 필수적인 역할을 하게 될 가능성을 시사합니다. 향후 제약바이오 산업에서 AI의 역할은 더욱 확대될 전망입니다.

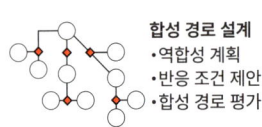
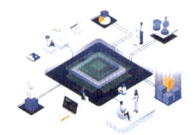
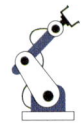
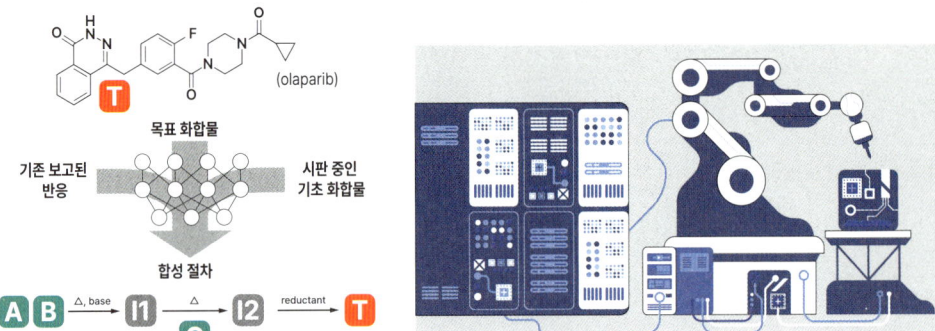

그림 7.3. AI 기반 합성 경로 예측 및 로봇을 이용한 합성 자동화

3. 합성 및 실험 자동화 로봇의 등장

과거의 신약개발은 반복적인 실험과 결과 해석에 많은 시간과 자원이 소요되는 수작업 중심의 과정이었습니다. 약물의 효능과 독성을 확인하기 위해 연구자들은 수많은 실험을 직접 수행해야 했고, 그로 인해 개발 주기는 길어지고 데이터 분석의 효율성도 제한적이었습니다. 특히 다수의 후보물질을 평가하는 과정에서는 기계적 반복이 불가피해, 인력과 비용의 부담이 컸습니다.

그러나 최근 AI와 로봇 기술의 발전으로 실험실 자동화가 가능해지면서 이러한 비효율성이 크게 개선되고 있습니다. AI는 약물 구조 및 합성 경로를 예측할 수 있으며, 로봇 시스템과 결합해 약물 설계부터 합성, 실험 수행까지 통합 자동화를 실현하고 있습니다. 이를 통해 신약개발 주기는 단축되고, 연구자는 반복 업무에서 벗어나 창의적 문제 해결과 전략적 의사결정에 집중할 수 있는 환경이 조성되고 있습니다.

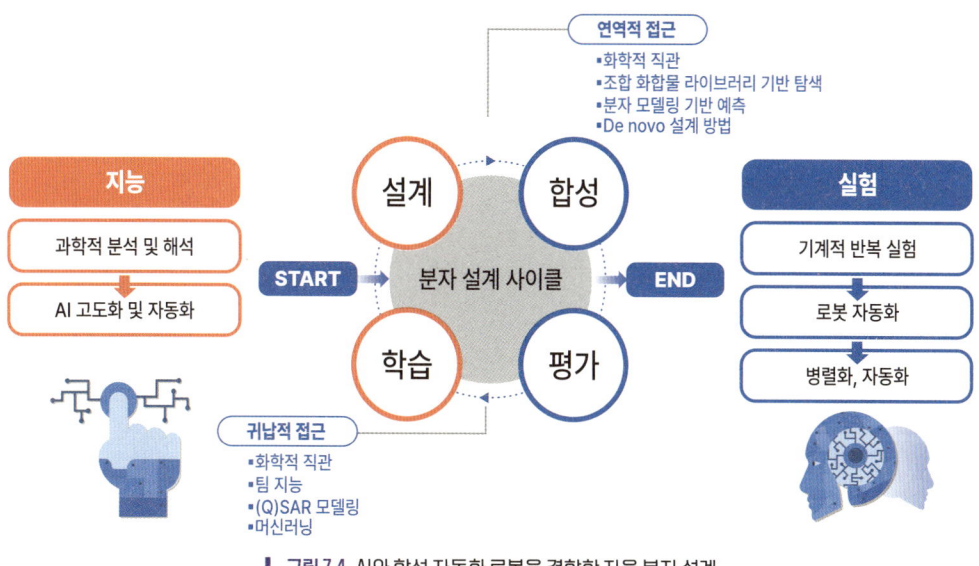

그림 7.4. AI와 합성 자동화 로봇을 결합한 자율 분자 설계

4. 자율 약물 설계 (Autonomous drug design)

그림 7.4는 자율적인 신약 설계 과정을 구성하는 네 가지 주요 단계—설계, 제작, 테스트, 학습—를 중심으로, 이를 가능하게 하는 핵심 기술들을 보여줍니다. 이 순환 과정은 초기 가설 설정부터 실험 결과의 학습을 통해 설계를 점진적으로 개선해 나가는 폐 루프(closed-loop) 방식으로 운영됩니다. 과거 수작업에 의존했던 실험 과정이 AI와 로봇 기술의 도입으로 자동화되면서, 신약 설계의 효율성과 정밀도가 획기적으로 향상되고 있습니다.

(1) 설계

신약 설계의 첫 단계인 설계 과정에서는 후보물질의 구조와 특성을 결정합니다. 이때 화학적 직관, (Q)SAR 모델링, 머신러닝 기반 예측 모델, 전문가 피드백 등이 활용되어 약물의 효능, 독성, ADME-T 특성 등을 예측합니다. 설계는 데이터 기반의 귀납적 접근과 전문가 지식에 기반한 연역적 접근이 결합되어 수행되며, AI는 대규모 생물학·화학 데이터를 학습해 보다 정교한 분자 설계를 가능하게 합니다.

(2) 제작

설계된 후보물질은 제작 단계에서 실제 분자로 구현됩니다. 이 과정에는 조합 화학(combinatorial chemistry), de novo 합성, 컴퓨터 기반 분자 모델링 등의 기법이 사용됩니다. 최근에는 AI가 예측한 분자 구조를 바탕으로 로봇 플랫폼이 자동으로 물질을 합성하거나 조합하여 실험 재료를 준비하는 시스템이 도입되고 있습니다. 이를 통해 합성 속도를 높이고, 사람의 반복 작업을 줄일 수 있습니다.

(3) 테스트

제작된 물질은 테스트 단계에서 물리화학적 성질, 생물학적 활성, 독성 등 다양한 특성을 검증받습니다. 로봇 팔, 액체 처리 장비, 자동화된 분석기기 등을 활용한 실험 자동화 시스템은 고처리량의 반복 실험을 빠르고 정확하게 수행하며, 이 과정에서 생성된 데이터는 실시간으로 수집·정제됩니다. 실험 단계의 자동화는 전체 개발 기간을 수개월에서 몇 주까지 단축시킬 수 있습니다.

(4) 학습

AI가 설계한 약물의 테스트 결과 데이터를 분석하여 설계 단계로 다시 피드백합니다. 이 과정을 통해 유망하지 않은 후보는 걸러지고, 유효성이 높은 후보는 더욱 개선된 구조로 재설계됩니다. 이처럼 실험 결과를 기반으로 지속적으로 모델을 학습시키고 설계를 최적화하는 방식은 AI-로봇 연계형 자율화 설계 사이클의 핵심입니다. 이 과정에서는 머신러닝, 강화학습, 베이지안 최적화 등 다양한 기법이 사용되어, 실험 데이터로부터 설계 방향을 정량적으로 도출합니다.

앞의 일련의 과정에는 귀납적 추론(데이터 기반 학습)과 연역적 설계(이론 기반 구조 탐색)가 조화롭게 결합되어 있습니다. AI는 데이터를 통해 반복적으로 학습하고 패턴을 도출하는 한편, 연구자는 기존의 지식과 생물학적 기전을 바탕으로 초기 구조를 제안하거나 AI의 출력을 해석·보완합니다. 이러한 인간-AI 협력 모델은 신약 설계의 정밀도와 창의성을 동시에 향상시킬 것입니다.

5. AI 에이전트

최근 인공지능 분야에서 주목받는 개념 중 하나는 에이전트형 AI(Agentic AI)입니다. 이는 대형 언어모델(LLM)을 기반으로 한 인공지능이 주어진 목표를 스스로 분석하고, 이를 달성하기 위한 하위 작업을 계획·실행하는 자율형 시스템을 의미합니다. 에이전트 AI는 단일 작업에 국한되지 않고, 외부 도구나 인터넷 자원까지 활용하며 연속적이고 목적 지향적인 작업 흐름을 스스로 관리할 수 있는 것이 특징입니다.

이러한 기술은 신약개발 분야에도 빠르게 도입되고 있습니다. 특히 전문 지식을 갖춘 도메인 특화형 에이전트의 개발이 활발히 이루어지고 있으며, 일례로는 ChemCrow가 있습니다. ChemCrow는 저분자 신약개발에 특화된 AI 에이전트로, 분자 구조 설계, 물성 예측, 합성 경로 추천 등 다양한 화학 도구들을 통합하여 복잡한 실험적 과제를 자동화하는 기능을 수행합니다. 이 에이전트는 인간 연구자의 지시 없이도 여러 단계를 자율적으로 실행하며, 연구 효율성을 크게 향상시킬 수 있는 가능성을 보여주고 있습니다.

더 나아가, 멀티 에이전트 협력 시스템도 등장하고 있습니다. 예컨대 구글이 공개한 Co-Scientist는 여러 AI 에이전트가 협업하며 실험 설계, 문헌 조사, 결과 해석 등을 분담 수행하도록 설계된 플랫폼으로, 실제 실험실 환경에 통합되어 활용되고 있습니다.

이와 같은 시스템은 AI가 단순한 도구를 넘어, 가상의 공동 연구자(co-researcher)로서 과학 연구에 참여할 수 있는 가능성을 제시합니다.

향후에는 신약개발 프로젝트 팀에 인간 과학자와 AI 에이전트가 하나의 팀원으로 함께 참여하여, AI는 반복적인 데이터 분석과 실험 설계 업무를, 인간은 창의적 사고와 전략적 의사결정을 담당하는 지능 협업 체계가 일반화될 것으로 예상됩니다. 이러한 변화는 신약개발의 지적 노동 구조를 혁신하며, 생산성과 연구 속도의 획기적 향상을 이끌 수 있을 것입니다.

6. AI 기반 신약개발의 약속과 한계

인공지능 (AI)은 신약개발의 전주기에서 혁신적인 가능성을 보여주고 있습니다. 그러나 AI 기술이 모든 과정을 자동화하거나, 단독으로 승인된 의약품을 완성한 사례는 아직 존재하지 않습니다. 현재 AI가 제안한 수백 개의 후보 중 일부만이 임상시험 단계에 진입한 상태입니다. 이는 AI의 예측이 실험 및 임상 시험에서 반드시 그대로 검증되는 것은 아니라는 점을 보여줍니다. AI 모델은 약물의 효능과 독성, 약동학적 특성을 정량적으로 예측할 수 있으나, 실제 생체 내 환경은 훨씬 복잡하고 다변적이기 때문에, 실험적·임상적 검증이 필요합니다.

또한, 현재 AI 모델의 한계는 예측의 신뢰성과 일반화 가능성 부족에 있습니다. 학습에 사용된 데이터의 품질과 범위에 따라 결과가 달라질 수 있으며, 특히 희귀 질환이나 신규 표적에 대해서는 충분한 성능을 보장하기 어렵습니다.

AI 기반 신약개발의 실질적인 성공을 위해서는, 정확도 높은 예측 모델, 고품질의 실험 데이터, 그리고 검증 중심의 연구 환경이 유기적으로 결합되어야 합니다. 향후 AI가 신약개발의 전 과정을 포괄적으로 지원하려면, 기술적 정밀성뿐만 아니라 생물학적, 임상적 해석과의 통합이 필수적입니다. AI와 인간의 협력 구조가 잘 구축될 때, 신약개발의 생산성과 성공률은 획기적으로 향상될 수 있을 것입니다. 향후 위에서 언급된 기술들은 융합되며 신약개발 프로세스 전반을 혁신할 것으로 기대됩니다. 이를 통해 난치성 질병 치료제 개발의 성공률을 높이고 개발 기간을 단축하는 등 실질적인 성과가 가시화될 것입니다.

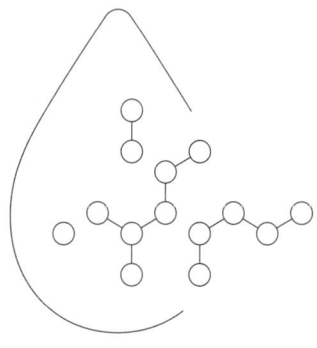

참고문헌

- Kantelis, K. F., Asteriou, V., Papadimitriou-Tsantarliotou, A., Petrou, A., Angelis, L., Nicopolitidis, P., ... & Vizirianakis, I. S. (2022). Graph theory-based simulation tools for protein structure networks. Simulation Modelling Practice and Theory, 121, 102640.

- Boas, F. E., & Harbury, P. B. (2007). Potential energy functions for protein design. Current opinion in structural biology, 17(2), 199-204.

- Morocho-Cayamcela, M. E., Lee, H., & Lim, W. (2019). Machine learning for 5G/B5G mobile and wireless communications: Potential, limitations, and future directions. IEEE access, 7, 137184-137206.

- Sarvepalli, S. K. (2015). Deep learning in neural networks: The science behind an artificial brain. Liverpool Hope University, Liverpool.

- Manning, C., Socher, R., Fang, G. G., & Mundra, R. (2017). CS224n: Natural Language Processing with Deep Learning1.

- Whitaker, Shane. (2019). Solving Inverse Kinematics Using Neural Networks. 10.13140/RG.2.2.20137.01129.

- Shiffman, D. (n.d.). Chapter 10: Evolutionary systems. The Nature of Code – Unity Edition. Retrieved July 24, 2025, from https://natureofcodeunity.com/chapterten.html

- Russakovsky, O., Deng, J., Su, H., Krause, J., Satheesh, S., Ma, S., ... & Fei-Fei, L. (2015). Imagenet large scale visual recognition challenge. International journal of computer vision, 115(3), 211-252.

- Thapar, V. (2023). Applications of machine learning to modelling and analysing dynamical systems. arXiv preprint arXiv:2308.03763.

- Watson, D. (2019). The rhetoric and reality of anthropomorphism in artificial intelligence. Minds and Machines, 29(3), 417-440.

- Santhosh, K. (n.d.). Machine learning: Bias and variance tradeoff [Slide presentation]. SlideShare. https://www.slideshare.net/slideshow/machine-learning-bias-and-variance-tradeoff/232993110

- Drass, M., Berthold, H., Kraus, M. A., & Müller-Braun, S. (2021). Semantic segmentation with deep learning: detection of cracks at the cut edge of glass. Glass Structures & Engineering, 6(1), 21-37.

- Mehraban, M. H., Alnaser, A. A., & Sepasgozar, S. M. (2024). Building Information Modeling and AI Algorithms for Optimizing Energy Performance in Hot Climates: A Comparative Study of Riyadh and Dubai. Buildings, 14(9), 2748.

- Hemmat Esfe, M., & Afrand, M. (2020). Predicting thermophysical properties and flow characteristics of nanofluids using intelligent methods: focusing on ANN methods. Journal of Thermal Analysis and Calorimetry, 140(2), 501-525.

- Wiktorowicz, K., & Krzeszowski, T. (2020). Training high-order takagi-sugeno fuzzy systems using batch least squares and particle swarm optimization. International Journal of Fuzzy Systems, 22 (1), 22-34.

- Khorram, A., Khalooei, M., & Rezghi, M. (2021). End-to-end CNN+ LSTM deep learning approach for bearing fault diagnosis. Applied Intelligence, 51 (2), 736-751.

- Kim, S., Chen, J., Cheng, T., Gindulyte, A., He, J., He, S., ... & Bolton, E. E. (2025). PubChem 2025 update. Nucleic acids research, 53 (D1), D1516-D1525.

- Stanford University. (2017, April 27). Lecture 7: Training neural networks, part 1 – CS231n Spring 2017 [Video]. YouTube. https://www.youtube.com/watch?v=JiN9p5vWHDY

- Stanford University. (2017). CS231n: Convolutional neural networks for visual recognition. https://cs231n.stanford.edu/2017/

- Choe, H. O., & Lee, M. H. (2023). Artificial intelligence-based fault diagnosis and prediction for smart farm information and communication technology equipment. Agriculture, 13 (11), 2124.

- Battaglia, P. W., Hamrick, J. B., Bapst, V., Sanchez-Gonzalez, A., Zambaldi, V., Malinowski, M., ... & Pascanu, R. (2018). Relational inductive biases, deep learning, and graph networks. arXiv preprint arXiv:1806.01261.

- Shen, C., Ding, J., Wang, Z., Cao, D., Ding, X., & Hou, T. (2020). From machine learning to deep learning: Advances in scoring functions for protein–ligand docking. Wiley Interdisciplinary Reviews: Computational Molecular Science, 10 (1), e1429.

- Ragoza, M., Hochuli, J., Idrobo, E., Sunseri, J., & Koes, D. R. (2017). Protein–ligand scoring with convolutional neural networks. Journal of chemical information and modeling, 57 (4), 942-957.

- Horňák, M. (2017). 3D Digital Recording of Archaeological, Architectural and Artistic Heritage. Znanstvena založba Filozofske fakultete.

- Mahe, P. (2006). Fonctions noyaux pour molécules et leur application au criblage virtuel par machines à vecteurs de support (Doctoral dissertation, Paris, ENMP).

- Ostrovskaya, A. A., Semenov, N. E., & Rubtsov, A. O. (2019). Determination of the Requirements for the Neural Network for Recognition Algorithm UHRSI. In IOP Conference Series: Materials Science and Engineering (Vol. 476, No. 1, p. 012021). IOP Publishing.

- Herzig, R., Raboh, M., Chechik, G., Berant, J., & Globerson, A. (2018). Mapping images to scene graphs with permutation-invariant structured prediction. Advances in Neural Information Processing Systems, 31.

- Lim, J., Ryu, S., Park, K., Choe, Y. J., Ham, J., & Kim, W. Y. (2019). Predicting drug–target interaction using a novel graph neural network with 3D structure-embedded graph representation. Journal of chemical information and modeling, 59 (9), 3981-3988.

- Goodfellow, I. (2016). Nips 2016 tutorial: Generative adversarial networks. arXiv preprint arXiv:1701.00160.

- Gómez-Bombarelli, R., Wei, J. N., Duvenaud, D., Hernández-Lobato, J. M., Sánchez-Lengeling, B., Sheberla, D., ... & Aspuru-Guzik, A. (2018). Automatic chemical design using a data-driven continuous representation of molecules. ACS central science, 4 (2), 268-276.

- Segler, M. H., Kogej, T., Tyrchan, C., & Waller, M. P. (2018). Generating focused molecule libraries for drug discovery with recurrent neural networks. ACS central science, 4 (1), 120-131.

- Popova, M., Isayev, O., & Tropsha, A. (2018). Deep reinforcement learning for de novo drug design. Science advances, 4 (7), eaap7885.

- De Cao, N., & Kipf, T. (2018). MolGAN: An implicit generative model for small molecular graphs. arXiv preprint arXiv:1805.11973.

- Li, Y., Zhang, L., & Liu, Z. (2018). Multi-objective de novo drug design with conditional graph generative model. Journal of cheminformatics, 10 (1), 33.

- Lim, J., Ryu, S., Kim, J. W., & Kim, W. Y. (2018). Molecular generative model based on conditional variational autoencoder for de novo molecular design. Journal of cheminformatics, 10 (1), 31.

- Hong, S. H., Ryu, S., Lim, J., & Kim, W. Y. (2019). Molecular generative model based on an adversarially regularized autoencoder. Journal of chemical information and modeling, 60 (1), 29-36.

- Prediction Center. (n.d.). Prediction Center: CASP – Critical Assessment of Structure Prediction. https://predictioncenter.org/index.cgi

- Boitreaud, J., Dent, J., McPartlon, M., Meier, J., Reis, V., Rogozhnikov, A., & Wu, K. (2024). Chai-1: Decoding the molecular interactions of life. BioRxiv.

- Savchuk, D. (2024, February 15). A landscape of AI-discovered molecules and target novelty analysis. BioPharmaTrend. https://www.biopharmatrend.com/post/789-a-landscape-of-ai-discovered-molecules-and-target-novelty-analysis/

- Coley, C. W., Thomas III, D. A., Lummiss, J. A., Jaworski, J. N., Breen, C. P., Schultz, V., ... & Jensen, K. F. (2019). A robotic platform for flow synthesis of organic compounds informed by AI planning. Science, 365 (6453), eaax1566.

- Schneider, G. (2018). Automating drug discovery. Nature reviews drug discovery, 17 (2), 97-113.

- Raghu, M., Poole, B., Kleinberg, J., Ganguli, S., & Sohl-Dickstein, J. (2017, July). On the expressive power of deep neural networks. In international conference on machine learning (pp. 2847-2854). PMLR.

보충자료

- 초보자를 위한 AI 신약개발 "Introduction to AI-based drug discovery" 김우연. [온라인 강의]. LAIDD.

- QSAR(Quantitative Structure Activity Relationship) – 3강. QSAR를 위한 기계학습법 part1 김동섭. [온라인 강의]. LAIDD.

- AI in Predicting Protein-Ligand Interaction (structure-based) – 4강. 3D CNN for virtual screening 김우연. [온라인 강의]. LAIDD.

- AI in Predicting Protein-Ligand Interaction (structure-based) – 5강. GCN for virtual screening 김우연. [온라인 강의]. LAIDD.

- 신규물질디자인을 위한 가상분자생성기술 – 과정1. Deep Learning Based Molecular Generation – 2강. ChemicalVAE리뷰 및 VAE 이론 김우연. [온라인 강의]. LAIDD.

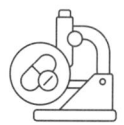
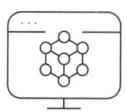
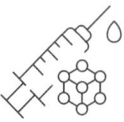
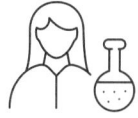

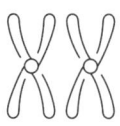
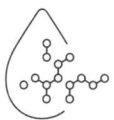

AI 신약개발 첫걸음: 이론부터 응용까지

초판 1쇄 인쇄일 2025년 10월 1일
초판 1쇄 발행일 2025년 10월 17일

지은이 김우연 · 한국제약바이오협회 AI신약연구원

발행인 조윤성

발행처 ㈜시공사　**주소** 서울시 성동구 광나루로 172 린하우스 4층 (04791)
대표전화 02-3486-6877　**팩스 (주문)** 02-598-4245
홈페이지 www.sigongsa.com / www.sigongjunior.com

ISBN 979-11-7125-658-7 (93510)

글 ⓒ 한국제약바이오협회, 2025

이 책의 출판권은 ㈜SIGONGSA에 있습니다. 저작권법에 의해
한국 내에서 보호받는 저작물이므로 무단 전재와 무단 복제를 금합니다.

*SIGONGSA는 시공간을 넘는 무한한 콘텐츠 세상을 만듭니다.
*SIGONGSA는 더 나은 내일을 함께 만들 여러분의 소중한 의견을 기다립니다.
*잘못 만들어진 책은 구입하신 곳에서 바꾸어 드립니다.

WEPUB 원스톱 출판 투고 플랫폼 '위펍' _wepub.kr
위펍은 다양한 콘텐츠 발굴과 확장의 기회를 높여주는
시공사의 출판IP 투고·매칭 플랫폼입니다.